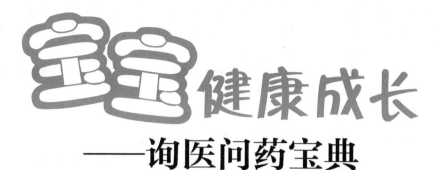

健康成长

——询医问药宝典

王晓玲 主编

清华大学出版社

北京

内 容 简 介

儿童健康科普，惠润祖国未来。本书是面向儿童家长的科普手册，全书共三篇二十三章，以儿童常见的疾病和用药为切入点，对一些常见病、多发病的用药安全及注意事项进行详细讲解，并从医药学角度对儿童患病，护理及用药中的热点、焦点、难点，以及一些传言、谣言等进行一一拆解。书后还列举了一些特殊药物的简要使用说明，供读者查阅。

本书的特点是：用通俗易懂的语言讲解深奥的医药学理论，用风趣幽默的语言阐述高深莫测的医药专业知识，内容深入浅出，实用性强。

图书在版编目（CIP）数据

宝宝健康成长：询医问药宝典 / 王晓玲主编 . 一北京：清华大学出版社，2020.10
ISBN 978-7-302-56616-8

Ⅰ.①宝… Ⅱ.①王… Ⅲ.①小儿疾病—用药法 Ⅳ.① R720.5

中国版本图书馆 CIP 数据核字（2020）第 192690 号

责任编辑： 周婷婷
封面设计： 何凤霞
责任校对： 王淑云
责任印制： 沈　露

出版发行： 清华大学出版社
　　　　　网　　址：http://www.tup.com.cn，http://www.wqbook.com
　　　　　地　　址：北京清华大学学研大厦 A 座　　邮　　编：100084
　　　　　社总机：010-62770175　　　　　邮　　购：010-62786544
　　　　　投稿与读者服务：010-62776969，c-service@tup.tsinghua.edu.cn
　　　　　质量反馈：010-62772015，zhiliang@tup.tsinghua.edu.cn
印 装 者： 三河市龙大印装有限公司
经　　销： 全国新华书店
开　　本： 165mm×235mm　　　**印　张：** 22　　　**字　数：** 327 千字
版　　次： 2020 年 12 月第 1 版　　　**印　次：** 2020 年 12 月第 1 次印刷
定　　价： 68.00 元

产品编号：088490-01

编者名单

主　编　王晓玲

副主编　吴学新　徐晓琳

编　者　（按姓氏拼音排序）

陈　敏　　陈冠儒　　黄　凤　　李　英

李秀云　　李艳晨　　林滨滨　　刘小会

卢诗扬　　鲁卓林　　宋子扬　　王晓玲

魏　婷　　吴学新　　徐晓琳　　杨婷婷

周　波　　朱慧娟

序

近年来，我国儿童权益保护事业取得长足进步，儿童生存权、健康权的保护都取得了重要进展，尤其在儿童药品管理制度、临床用药规范、用药信息完善和药品研发等方面，由于全社会的积极参与，正让更多的孩子受益。儿童作为一个相对特殊的群体，由于机体组织器官的生理功能发育尚未完全，免疫力低下，药物代谢酶分泌不足或缺少，血浆蛋白结合能力差，故药物在儿童体内的分解、吸收、代谢和排泄等与成人不同，儿童对药物的敏感性和耐受性与成人差别较大，故儿童用药需要医生和药师的指导，切不可盲目用药。

保障药品使用安全，除了政策制度、组织机构的保障外，还需要借助科普的力量，将安全用药意识普及全社会。不少家长在面对儿童生病时往往表现出惊慌、焦虑，这很大程度上和家长不了解儿科常见病症及缺乏安全用药意识有关。儿童不是"缩小版的成人"，有的家长认为儿科疾病就是内科病的"缩小版"，用药就是将内科药 1 片掰成 1/2 片或 1/4 片的大小给儿童用就可以了；有的家长为了让小孩子吃下药，将药掺和在牛奶、糖水、饮料、粥汤里服用；还有的家长担心药品的不良反应，认为"是药三分毒"，一旦症状减轻，就擅自给孩子停药。这些做法都是错误的。另外，一些药对成人可能不会造成明显影响，但却会严重影响儿童健康。

作为专业的药师，对百姓的用药安全负有重要责任，也应该是公众用药安全的真正"守门人"。因此，我们组织全国多家儿童医院的药师以"儿童安全用药"为主题编写了该本科普读物。希望通过该书使公众了解儿童安全用药的相关知识，提高家长安全用药的意识和能力，并将科学准确的儿童安全用药信息传递给家长。让我们共同呵护儿童健康成长，托起健康中国的未来。

王天有

2020 年 10 月

前　言

孩子们的成长非常不可思议。他们活泼又可爱，当然偶尔也会出现一些问题，和大人相比，他们需要更为频繁的医疗帮助。

儿童是祖国的未来、民族的希望。儿童强，中国强，保障近 3 亿儿童健康成长，是每一位儿科医务工作者的心愿。

儿科药师作为多学科治疗团队中的一员，除了参与制定药物治疗方案外，应以患儿为中心，从药学角度提供专业信息咨询，为临床合理用药保驾护航。

儿童作为特殊人群，被称作"治疗学的孤儿"。在临床药物治疗学领域，儿童用药信息常常匮乏。从不足 1 千克的早产儿到几十千克的青少年，患儿不但体重差异巨大，生理功能、器官发育亦呈现动态的变化，对药物处置、反应、耐受均不同，因此，儿童并不是"缩小版的成人"。在临床治疗过程中，患儿的病程发展、特殊病理生理状态，使药物的种类选择、给药方案的确定、剂量的调整更具挑战性，更需要专业指导。

儿童用药安全是全社会一直非常关注的话题。儿童用药后发生不良事件时，应判断用药是否合理，是否系不良反应，是否需要停药或调整剂量……儿科药师应结合患儿实际情况，给予相应的专业意见。

党的十九大提出了"实施健康中国战略"。2019 年 7 月 9 日健康中国行动推进委员会发布了《健康中国行动（2019—2030 年）》，共提出 15 项重大行动，"健康知识普及行动"是其中的重大行动之一。该项重大行动中，提出"建立并完善健康科普'两库、一机制'"，即建立并完善健康科普专家库和资源库，构建健康科普知识发布和传播机制。本书正是在此背景下完成的一部儿童用药科普图书。

不知不觉，笔者在儿科药学圈已经摸爬滚打了 20 余年。从最初的"小心翼翼"，到中途的"疲惫不堪"，再到现在的"乐在其中"，这一路走来有汗水、泪水，也有收获和满足。

医务人员的工作就是不断地重复那些老生常谈的道理，比如"不要感冒了就给孩子打抗生素""孩子发热大概率不会'烧坏脑子'"……我们是儿科医务工作者，面对患儿家长的咨询，每天将相同的道理重复几百遍的同时，也在寻求与患儿家长沟通的更高效的方法。

有幸，我们登上了互联网的顺风车。早在2017年5月，首家"福棠儿童用药咨询中心"微信平台正式开通，由30多家理事单位，来自不同专业的十几位儿科临床药师组成的精锐团队，全年不间断地义务为患儿家长提供人性化、延伸化、全程化的健康科普宣传，累计已为6万人次儿童（家长）提供药学服务。

近几年，笔者和团队药师多次做客电视、电台，在报纸、互联网上开展医药科普宣传。其实，这些线上、线下的活动，都是我们忙里偷闲、见缝插针去完成的。我们做这些科普的初衷很简单，就是希望更多的家长能了解，儿童安全用药不仅是医生要考虑的问题，也是家长要注意的。

本书是面向儿科基层医务工作者和儿童家长的科普手册，其中大部分内容正是由我们的这些日常科普宣教、咨询凝练而成。全书共有三篇二十三章，以儿童常见的疾病和用药为切入点，把这些常见病、多发病的常用药物的安全合理使用及注意事项进行详细讲解。

最后，笔者想对看到这本书的家长们说，做一个学习型的父母，避开不合理用药的大坑。因为家长才是孩子健康成长的第一保驾护航人！

2020年7月

目　录

第一篇　疾病篇

宝宝健康成长——询医问药宝典

第二篇 药物篇

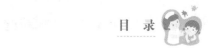

第三篇　常见问题

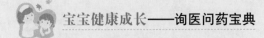

第一篇　疾病篇

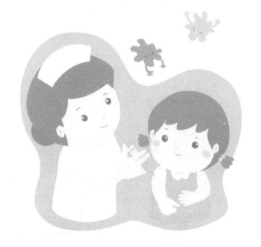

第一章　倔强的消化系统

第一节　凶猛的腹泻

"腹泻"这头凶猛的"怪兽",它不攻击我们的大脑,不攻击我们的四肢,也不攻击我们的心肺,它只攻击我们的胃肠道,使我们的大便变成了稀便、水样便、黏液便或者脓血便,次数也增加到每24小时3次甚至更多[1],让我们深受其害。尤其是当它把目标锁定在可爱的宝宝身上的时候,让我们的宝宝更是苦不堪言,严重时甚至危及生命,大家一定要小心防范。

一、怪兽"腹泻"的诞生

"腹泻"这头凶猛的怪兽相信大家都曾碰到过,它之所以容易侵犯我们的宝宝,主要是因为宝宝消化系统发育尚未成熟,肠道尚未建立正常的菌群或由于各种原因发生菌群紊乱,以及喂养不当等多种因素,才给了"腹泻"可乘之机[2]。

引起儿童腹泻的主要原因分为感染因素和非感染因素[1],当宝宝的肠道被细菌、病毒、真菌、寄生虫等侵染时,"腹泻"就会"闻风而来",也可能是因为喂养不当、过敏反应、天气变化等其他因素导致"腹泻"乘虚而入(图1-1)。

二、"腹泻"的来龙去脉

怪兽"腹泻"攻击我们的宝宝后,会导致宝宝的大便发生次数和形状的变化,这主要有以下四个机制(表1-1):第一,宝宝肠腔内出现了大

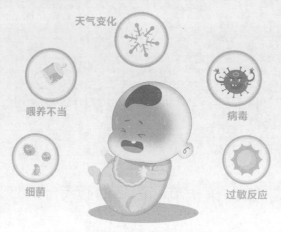

图 1-1　儿童腹泻的主要原因

量不能吸收的物质；第二，宝宝肠腔内分泌了过多的电解质；第三，由于宝宝肠道发生了炎症反应，导致大量液体渗出；第四，宝宝肠道蠕动功能发生了异常变化。它们分别被称作"渗透性腹泻""分泌性腹泻""渗出性腹泻"和"肠道功能异常性腹泻"[1]，江湖人称"腹泻四剑客"。

表 1-1　腹泻的机制

分类	机制
渗透性腹泻	肠腔内渗透活性物质过多
分泌性腹泻	肠腔内电解质分泌过多
渗出性腹泻	炎症反应的液体渗出
肠道功能异常性腹泻	肠道蠕动功能异常

三、"腹泻"的三六九等

　　"腹泻"虽然都侵犯宝宝的肠道，导致宝宝大便发生变化，但是不同机制的腹泻引起的表现却不尽相同，因此根据宝宝发生腹泻的持续时间，把腹泻分为三大类（表 1-2）：病程持续在 2 周以内的腹泻称为"急性腹泻"；病程在 2 周至 2 个月的腹泻称为"迁延性腹泻"；病程在 2 个月以上的腹泻称为"慢性腹泻"[1]。

表 1-2　**腹泻的分类**

分类	病程
急性腹泻	2 周以内
迁延性腹泻	2 周至 2 个月
慢性腹泻	2 个月以上

四、"腹泻"的五花八门

怪兽"腹泻"除了发病机制多种多样外，还会引起宝宝出现各种各样的症状，除了大便次数增加和形状发生改变外，还包括食欲减退、呕吐、脱水、发热、精神烦躁或萎靡、嗜睡，甚至昏迷、休克[2]。宝宝一旦发生腹泻，家长应该及时带宝宝就医，积极对症治疗，切不可麻痹大意。

五、"腹泻"的御敌之策

"调整饮食、整治脱水、合理用药、加强护理、防治并发症"是击退"腹泻"的秘籍[1]。宝宝腹泻时可能会发生进食减少的情况，此时应该注意继续饮食，满足生理需要，同时补充疾病所导致的消耗，这样可以缩短腹泻后的康复时间，对此家长们可以在医生的指导下根据宝宝腹泻的具体病情、个体消化吸收功能以及平时的饮食习惯进行合理调整[2]。而对脱水的预防和治疗则是击退"腹泻"的重要手段，宝宝如果发生脱水会有精神萎靡、哭时少泪、口腔干燥、眼眶凹陷、尿量减少等表现。一旦发现宝宝发生腹泻，就应立即给宝宝口服足够的液体，以预防脱水，建议选择去医院或者药房购买口服补液盐Ⅲ并按照药品说明书给宝宝服用[1]。家长们如果无法判断是否脱水或者自行处理几小时后宝宝脱水未见好转，应立即就医，通过输液等方式进行治疗。

另外，在治疗宝宝腹泻的时候还应注意合理用药：第一，细菌引起的感染性腹泻才需要使用抗菌药物进行抗感染治疗，否则可能适得其反[2]；第二，应在医生的指导下使用益生菌、蒙脱石、补锌剂等治疗药物[3]；第三，急性腹泻应注意避免使用包括洛哌丁胺等在内的止泻药，因为这些止泻药会抑制胃肠动力，增加细菌繁殖和毒素吸收的风险[4]。

六、"腹泻"的预防法宝

"腹泻"虽然凶猛，但通过多次与之交战，医生已经总结出了一套较为完善、合理的预防之道：第一，合理喂养，及时建立宝宝强大的胃肠功能；第二，合理用药，避免不适当的药物治疗；第三，注意手卫生，保持宝宝生活环境的干净整洁；第四，消毒隔离，宝宝发生腹泻时应注意防止交叉感染；第五，接种疫苗，科学预防特定病毒，如轮状病毒等[5]。相信通过这些预防措施，我们的宝宝一定会很大程度地避免"腹泻"的攻击，凶猛的"腹泻"则将不再可怕，我们的宝宝也必将健康、快乐地成长。

参考文献

［1］江载芳，申昆玲，沈颖.诸福棠实用儿科学[M].8版.北京：人民卫生出版社，2015：1378.

［2］中华医学会儿科学分会消化学组.中国儿童急性感染性腹泻病临床实践指南[J].中华儿科杂志，2016，54（7）：483-488.

［3］FLOCH M H，WALKER W A，SANDERS M E，et al. Recommendations for probiotic use-2015 update：proceedings and consensus opinion[J]. J Clin Gastroenterol，2015，49（Suppl 1）：69-73.

［4］《中国国家处方集》编委会.中国国家处方集——化学药品与生物制品卷（儿童版）[M].北京：人民军医出版社，2013：153.

［5］中华医学会感染病学分会.儿童轮状病毒胃肠炎预防诊疗专家共识（2020年版）[J].中华预防医学杂志，2020，54（4）：392-405.

第二节　正确解锁宝宝便秘

儿童便秘很常见，孩子在各个年龄段都可能会遇上便秘的问题，几乎所有父母都有这样的困扰。宝宝几天没有排便了，肚子胀胀的，小脸憋得通红就是拉不出来，更有甚者，宝宝太用力还会拉出血来，疼得哇哇大哭，这个时候真的是宝宝受罪，家长着急。那么，宝宝为什么会便秘？出现了便秘又该怎么办呢？下面就和大家一起来揭秘宝宝的便秘。

一、宝宝便秘的常见原因

（1）饮食结构不合理：摄入大量的蛋白质和脂肪，而碳水化合物摄入不足；饮食过于精细，食物中纤维成分太少；水分摄入不足，喜欢碳酸饮料。常见的如儿童偏食，喜欢吃肉类、油炸类食物，不吃或者少吃蔬菜，都会导致儿童出现便秘。

（2）没有养成规律的排便习惯，肠道未形成定时排便的条件反射，从而导致便秘。

（3）焦虑、恐慌等不良情绪也会引起排便障碍。

二、宝宝出现便秘怎么办？

（一）非药物治疗

（1）调节饮食。鼓励孩子多喝水，给予低脂、易消化的食物。增加膳食纤维的摄入（多食蔬菜、水果、谷薯类等）。

（2）培养定时排便的习惯。清除坚硬的粪块后鼓励儿童养成规律排便的习惯，使扩张的直肠恢复到正常。

（3）增加运动量。适量运动可促进肠道蠕动，有利于排便。

（4）缓解情绪。缓解儿童紧张、焦虑的情绪，保持心情愉悦。

（二）药物治疗

（1）开塞露。开塞露能润滑并刺激肠壁，软化大便，使粪便易于排出，对粪便嵌塞的儿童可进行直肠给药，达到通便目的。但需要注意的是，开塞露是高渗性泻药，对结肠黏膜有刺激作用，不适合长期使用。给儿童使用前首先检查注药口是否光滑，若不光滑可涂抹一些油脂，避免损伤小儿肛周、直肠黏膜。注药时让儿童侧卧、屈膝，一般插入肛门深度为 2 ~ 3cm，缓慢挤入半支，同时让儿童保持卧位一段时间，使药物与粪便、肠壁充分接触，以便更好地发挥作用。

（2）乳果糖。乳果糖可通过保留粪便水分，软化粪便、防止粪便再聚集和再次嵌塞，缓解宝宝排便时的疼痛感。乳果糖很少吸收入血，儿科临床使用较多，1岁以下的婴儿也可服用，每日剂量 5mL；1 ~ 6 岁儿童每日 5 ~ 10mL。需要注意该药中含乳糖成分,乳糖不耐受患儿慎用。乳果糖可以缓慢软化粪便,这种维持治疗需要持续一段时间,当儿童确信排便不会引起疼痛时,功能性便秘就会缓解。

(3)微生态调节剂。补充适量的有益菌可促进肠道恢复生态平衡,增强肠黏膜屏障功能。根据《益生菌儿科临床应用循证指南》[1],对于儿童功能性便秘,益生菌可缩短粪便在肠道的运输时间,增强肠道的运动频率,使排便次数和粪便黏稠度明显改善,并且可以缓解排便困难和疼痛症状,降低功能性便秘的复发率。推荐双歧杆菌三联活菌散、双歧杆菌三联活菌肠溶胶囊、双歧杆菌乳杆菌三联活菌片、枯草杆菌二联活菌颗粒、酪酸梭菌二联活菌散、布拉氏酵母菌散等。家长们需要注意,给孩子服用此类药物时用温开水冲服,有些品种的药物未使用时需放冰箱冷藏。

便秘已经成为儿童常见的胃肠道疾病,便秘的出现是由多种因素造成的,长期便秘会影响儿童生活质量,所以当儿童出现便秘时应及时查找原因,积极治疗。儿童便秘重在预防,合理膳食、适量运动、保持心情愉悦有助于预防和缓解便秘。

参考文献

[1]陈洁,程茜,黄瑛,等.益生菌儿科临床应用循证指南[J].中国实用儿科杂志,2017,32(2):6-15.

第三节 伪装者:消化不良

很多家长认为孩子排便不正常就应该是消化不良了,但事实并非如此,严格来说排便不正常并不都是消化不良。

一、什么是消化不良?

儿童消化不良常见的症状包括:上腹痛、腹胀、早饱、嗳气(俗称"打饱嗝")、厌食、胃灼热(俗称"烧心")、反酸、恶心和呕吐。消化不良又可分为器质性消化不良和功能性消化不良。器质性消化不良经过有关检查能显示相关的病因，如消化性溃疡病、糜烂性胃炎、食管炎及恶性疾病等。根据病因，医生会给予适当的治疗方案。而功能性消化不良可以理解为通过各种检查后不能显示相关病因，难以用胃镜等检查来解释的症状。

二、消化不良常见的原因有哪些？

消化不良的常见原因见图 1-2。

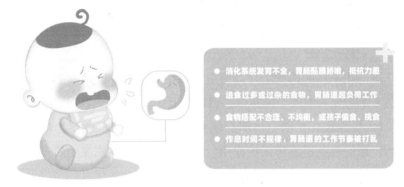

- 消化系统发育不全，胃肠黏膜娇嫩，抵抗力差
- 进食过多或过杂的食物，胃肠道超负荷工作
- 食物搭配不合理、不均衡，或孩子偏食、挑食
- 作息时间不规律，胃肠道的工作节奏被打乱

图 1-2　消化不良的常见原因

三、宝宝消化不良有哪些表现？

（一）呕吐、厌食

婴幼儿表现为溢奶；儿童可表现为食欲差，无论家长怎样"威逼利诱"，孩子对食物就是不感兴趣。

（二）腹胀、腹痛

婴幼儿会出现异常哭闹，睡觉不安稳；儿童则表现为在吃过饭后喊肚子胀、肚子痛。

（三）腹泻、便秘

婴幼儿粪便中会含有奶瓣；儿童表现为大便次数增多、性状改变。如果孩子长期消化不良，就会出现肠道功能紊乱，进而会出现便秘。

（四）营养不良

长期消化不良的儿童，无法正常吸收足够的热能、蛋白质、维生素和微量元素，继而会导致营养不良，瘦弱。

四、宝宝消化不良怎么办？

（一）非药物治疗

（1）饮食调节。调整饮食结构，做到荤素搭配，粗细结合，多给孩子吃容易消化和纤维含量丰富的食物，如水果、蔬菜等，避免过多食用油腻难以消化的食物。

（2）生活和心理调节。规律作息，按时就餐；给予孩子有效、规范的心理干预，避免焦虑、忧伤等负面情绪，让孩子保持愉悦和健康的心理状态。

（二）药物治疗

儿童消化不良的药物治疗需要根据每个儿童的不同情况来选择，具体的用药方案需要听取医生的建议，可能涉及的治疗药物包括以下几类。

（1）胃黏膜保护药。口服后能在胃肠黏膜表面形成保护膜，防止外界刺激，增强胃肠道黏膜保护作用。儿童常用的胃黏膜保护药有枸橼酸铋钾颗粒、L–谷氨酰胺呱仑酸钠颗粒等。

（2）抗酸药。无机弱碱性物质，口服后在胃内直接中和胃酸，缓解疼痛、反酸等不适症状。儿童常用的抗酸药有氢氧化铝凝胶、铝碳酸镁颗粒、磷酸铝凝胶、碳酸钙口服混悬液等。

（3）抑酸药。抑制胃酸分泌的药物，通常包括 H_2 受体拮抗药和质子泵抑制剂，这类药物需要严格按照医嘱用药，家长们不要自行在家给儿童使用。儿童常用的 H_2 受体拮抗药有盐酸雷尼替丁口服溶液（8 岁以上儿童使用）、法莫替丁分散片等；儿童常用的质子泵抑制剂有奥美拉唑肠溶片（婴幼儿禁用）等。

（4）助消化药。能促进胃肠消化过程的药物，且多数是消化液中的主要成分，如盐酸和多种消化酶制剂等。儿童常用的助消化药物有胃蛋白酶口服溶液、乳糖酶片等。

（5）微生态调节剂。如果宝宝消化不良的同时伴有腹泻症状，较长期的腹泻很可能会导致肠道菌群失调，这时可以考虑服用一些微生态调节剂，有助于恢复肠道正常菌群的生态平衡。儿童常用的微生态调节剂有双歧杆菌三联活菌散、枯草杆菌二联活菌颗粒、布拉氏酵母菌散等。

家长们要注意，孩子出现了消化不良的症状一定要通过专业医生诊治，千万不要根据网络上的信息自行判断病情，因为有些疾病虽然症状相似，但治疗方案截然不同，比如消化不良引起的腹泻和感染引起的腹泻。并且每种药物都有自己的适应证，服用药物一定要在专业医生或药师的指导下进行。

第四节　宝宝肚里有个虫？

在宝宝的生长发育过程中，或多或少会有不爱吃饭的时候。而这个时候恰巧碰到宝宝白天爱吃手，晚上睡觉又磨牙，家长们就会担心是不是宝宝肚子里有虫子，从而选择给宝宝吃"打虫药"。在民间也有这样的传言"夜里磨牙，肚里虫爬"。事实上，宝宝一挑食、磨牙就打虫，不可取！

一、什么是肚子里有虫子？

家长们常常说宝宝肚子里有虫子指的是寄生虫病，常见的有蛔虫、蛲虫感染。这些虫子寄生在人体不同位置，生活方式也不同，但均可掠夺机体营养或造成机体损伤。

（一）蛔虫病[1-3]

蛔虫是寄生在人体内最大的线虫，雄虫长 15 ~ 30cm，雌虫长 20 ~ 35cm，形状和蚯蚓相似。雌虫产出的虫卵随粪便排出体外，发育成熟为具有感染性的虫卵。虫卵被人吞食后至小肠发育为成虫，寄生在小肠。

1. 感染有哪些症状？

人群普遍易感染。大多数蛔虫感染无症状，大量蛔虫感染可能会引起食欲减退或多食但却易饥饿，造成营养不良。脐周腹痛不剧烈，部分蛔虫感染的宝宝烦躁不安，夜里易惊醒、磨牙。

2. 感染途径有哪些？

通过饮食吞入感染期虫卵是宝宝们感染蛔虫的主要方式。宝宝生吃没有洗干净且附有感染期虫卵的水果、蔬菜，或者用已污染的手去拿食物是主要的感染途径。以前农田使用粪便施肥，虫卵可以在泥土里存活几个月，宝宝喜欢下田玩泥也是易感染的一个途径。

（二）蛲虫病[1-2]

蛲虫的成虫很细小，雄虫长 2 ~ 5mm，雌虫长 8 ~ 13mm。主要寄生在宝宝的盲肠、结肠和回肠下端。由于肠内温度和低氧环境，雌虫一般不在肠内排卵，所以粪便上不易检测到虫卵。当被蛲虫感染的宝宝睡着的时候，肛门括约肌松弛，雌虫就会下移到肛门处，在肛门周围或会阴皮肤褶皱处产卵。与蛔虫不同，蛲虫没有外界土壤发育阶段。

1. 感染有哪些症状？

人群普遍易感染。轻度蛲虫感染者一般无症状，重症多数表现为肛门或会阴部剧烈瘙痒，晚上更明显，睡眠不安。感染的宝宝们表现出磨牙、夜惊、烦躁不安、食欲缺乏、消瘦等症状。

2. 感染途径有哪些？

感染者是唯一的传染源，排出体外的虫卵具有传染性。由于在肛门或会阴部蠕动刺激引起瘙痒，宝宝用手挠痒，后经粪－口方式传播。虫卵如果散落在被子、衣服、玩具上，经手－口吞食引起感染。

二、当怀疑宝宝感染了寄生虫，该怎么办？

当宝宝有恶心、呕吐、腹痛、食欲减退、晚上易惊醒等表现时，家长们需要特别注意。但是不能单纯通过宝宝出现的部分症状（磨牙、挑食、指甲白斑）就判断宝宝感染了寄生虫。医生也是先通过观察宝宝的临床表现，再结合相关的实验室检查才可确诊。根据不同寄生虫特点，在其感染人体后的常见寄生部位采集标本，用相应方法进行检测，最终发现寄生虫病原体是确诊寄生虫感染的最直接依据。

三、该如何预防宝宝感染肠道寄生虫？

（1）树立预防为主的观念。

（2）不喝冷水，不吃生食和不洁瓜果。

（3）做好宝宝粪便管理，养成饭前、便后洗手的好习惯。

（4）勤剪指甲，纠正吸手指、咬手指的习惯。

（5）最好不要给宝宝穿开裆裤睡觉，以防止他们抓挠肛门。

（6）及时清洗碗筷、玩具。

四、驱虫药物有哪些?

（1）阿苯达唑。广谱驱肠虫药，常用剂量为200mg。2岁以下儿童禁用。2岁以上儿童及成人每次400mg。如果是单纯蛲虫感染或单纯轻度蛔虫感染，则一次服用200mg即可。药片需用水吞服，如果药片完整吞服有困难，可以将药片压碎或咀嚼，并用少量水服用。

（2）甲苯达唑。广谱驱肠虫药，常用剂量为100mg。不建议2岁以下儿童服用。2~4岁儿童一次服用100mg。4岁以上一次服用200mg。2岁以下儿童只有当肠虫感染严重影响营养状态及生长发育时，才可在医生或药师的指导下使用。

五、何时服用驱虫药效果好?

服药最好选择空腹或晚上睡觉前服用，可减少人体对药物的吸收，增加药物与虫体的直接接触，增强疗效。服用后可适当走动，以提高杀虫效果。驱虫后要多喝水，多吃含植物纤维的食物。水和植物纤维能加强胃肠的蠕动，促进排便，可及时将被药物麻痹的肠虫排出体外。为有效将虫子消灭，一般建议首次服用间隔2周后再服用一次。

六、海淘驱虫药一定安全吗? [4]

"Combantrin"儿童驱虫巧克力（图1-3）是各大海淘网站推荐的驱虫药。外形及口感似巧克力，广告说它成分天然，一次性将蛲虫、蛔虫和钩虫全驱除。事实上这是款药物，有2种规格，"Combantrin"成分是双羟萘酸噻嘧啶，"Combantrin-1"成分是甲苯达唑，国内也有同样成分的药品，可以用于治疗蛔虫病、蛲虫病、钩虫病、鞭虫病。双羟萘酸噻嘧啶禁用于1岁以下的儿童，甲苯达唑不建议2岁以下儿童使用，该药在澳大利亚也是有严格剂量限制的。但因为披着巧克力的外衣，很多家长忽略了其药物的本质，宝宝服药过量的情况时有发生。

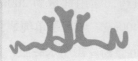

图 1-3　海淘驱虫药"Combantrin"

随着人们生活水平和卫生意识的提高，种植栽培选择无公害的化肥。宝宝们也都有专人照看，喝的水多是经过净化器过滤的水，再加上平时注意卫生，勤洗手，消毒湿巾、免洗消毒液随身带，手心擦完手背擦，感染寄生虫的概率已经大大降低了。简而言之，面对肠道寄生虫病我们应该以预防为主，做好日常卫生，一旦感染应科学驱虫。

参考文献

［1］王卫平．儿科学 [M]．8 版．北京：人民卫生出版社，2013：231–234.
［2］李兰娟，任红．传染病学 [M]．8 版．北京：人民卫生出版社，2013：325–327.
［3］诸欣平，苏川．人体寄生虫学 [M]．8 版．北京：人民卫生出版社，2013：158–160.
［4］舒畅．打虫药应该怎么吃？[J/OL]．（2018–08–27）[2020–07–01]. https://www.sohu.com/a/249737713_100169988.

第五节　细数急性胃肠炎那些事

说起急性胃肠炎，想必家长们都不陌生吧，它是儿童常见的疾病之一，其发病具有明显的季节性，病因各异，但是共同特点就是起病急、进展迅速，临床常表现为腹泻、呕吐，可能会伴随恶心、腹痛、发热等症状。

儿童急性胃肠炎的治疗一般采用药物对症治疗，针对不同的症状采用不同的药物。但是面对上吐下泻、浑身不自在的小宝宝们，家长们自然是乱了阵脚，不知如何是好。那么，面对来势汹汹的急性胃肠炎，家长们该如何做呢？

一、儿童急性胃肠炎的病因是什么？

儿童急性胃肠炎的病因，分为感染因素和非感染因素。

感染因素主要包括胃肠道病毒（75% ～ 90%）、细菌、寄生虫和真菌感染，病毒主要是轮状病毒、诺如病毒等，细菌主要是大肠埃希菌属、弯曲菌属、沙门菌属、志贺菌属等。

非感染因素主要是宝宝饮食不规律、暴饮暴食，或天气变化、腹部受凉等。

儿童急性胃肠炎每年通常有两个高发季节，其中，6 ～ 8 月高发季节以致泻性大肠埃希菌和痢疾杆菌为主要致病原，10 ～ 12 月高发季节以轮状病毒为主要致病原。在这两个高发季节，家长们要提高警惕，避免宝宝们遭到急性胃肠炎的侵害。

二、儿童急性胃肠炎的临床表现有哪些？（图 1-4）

（1）一般症状：轻症患儿通常会表现为大便次数明显增加，粪便稀薄，呈黄色或黄绿色，并伴有食欲减退，伴或不伴有呕吐。中、重度患儿通常会伴有呕吐，每日大便可达十余次，且便液中可带血丝或黏液等。

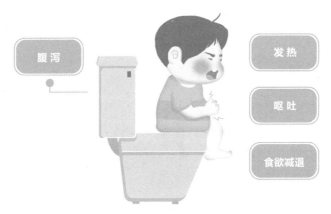

图 1-4　儿童急性胃肠炎的临床表现

（2）全身中毒症状：轻症患儿偶有低热，中、重度患儿常伴有高热、精神萎靡、烦躁不安、意识模糊等。

（3）水、电解质和酸碱平衡紊乱：腹泻可能会诱发脱水、代谢性酸中毒、低钾血症、低钙血症和低镁血症等。

三、儿童急性胃肠炎怎么治疗?

（1）病情评估：首先应该评估患儿有无脱水症状或电解质紊乱，根据脱水程度进一步评估患儿病情严重程度，具体评估内容见表1-3、图1-5。

表1-3　患儿不同程度脱水时的表现

表现	轻度	中度	重度
丢失体液占体重比例 / %	3 ~ 5	5 ~ 10	> 10
精神状态	稍差	烦躁、易激惹	萎靡、昏迷
皮肤弹性	尚可	差	极差
口唇	稍干、口渴	干燥	明显干燥
前囟、眼窝	稍凹陷	凹陷	明显凹陷
肢端温度	正常	稍凉	四肢厥冷
尿量	稍少	明显减少	无尿
脉搏	正常	增快	明显增快
血压	正常	正常或稍降	降低或出现休克

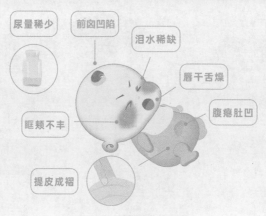

图1-5　患儿脱水症状

（2）补液治疗：急性胃肠炎患儿首先要补充水分和电解质，通常使用新一代的低渗口服补液盐进行补液。若患儿呕吐严重无法口服，经医生评估可考虑静脉补液。在疾病的恢复期，适合食用易消化及营养丰富的流质或半流质食物，并且一定要注意少食多餐。

（3）抗菌药物治疗：75%～90%的急性胃肠炎都是由病毒感染引起的，有自愈性，因此只需要对症治疗，一般不主张使用抗菌药物。但是对于有明确细菌感染的患儿，应该足量、足疗程使用抗菌药物。

（4）输液治疗：若患儿服药困难、持续呕吐且伴有发热，而此时使用退烧（热）药可能会进一步加重患儿的脱水程度，所以这种情况下可以尽早选择给患儿静脉补液，以纠正水、电解质代谢紊乱。

第六节　"冰箱肠炎"你了解吗？

"冰箱肠炎"是什么？难道冰箱还像人一样，会生病吗？

当然不是，"冰箱肠炎"是指食物在冰箱中储存不当，人们食用后出现呕吐、腹泻等不适。特别是在炎热的夏季，我们习惯把家里多余的食材、剩饭剩菜直接放进冰箱存放，但是冰箱并不是食品安全的保险箱，放进冰箱也不代表食物就能一直安全、卫生，长期存放在冰箱里的食物容易滋生细菌，吃了这种食物就很有可能患上"冰箱肠炎"[1]。

一、什么是"冰箱肠炎"？

生活中，我们缺乏对冰箱的关心，对它的卫生也不重视，造成了冰箱中细菌生长繁殖，污染了存放的食物，然后这些食物最终会进到我们的肚子里，于是我们会出现恶心、呕吐、腹泻、腹痛等不适。

二、冰箱冷藏室温度那么低，难道不能杀死细菌吗？

冰箱冷藏室的温度很低，能够抑制多数微生物的生长繁殖，但是对于某些"顽固分子"来说，这丝毫不影响它们"逍遥法外"。

那么，哪种"顽固分子"最经常危害我们呢？最常见的是耶尔森菌，它非常顽强，在零下低温的恶劣环境下依然可以生长繁殖。这个"顽固分子"广泛存在于猪、狗、羊、鸽等动物的体内，我们如果接触了被它污染过的食物、水源，就会出现腹痛、腹泻、呕吐、发热等不适症状，也就是说，我们被这个"顽固分子"感染了，这就是"冰箱肠炎"。

三、怎么才可以躲过"冰箱肠炎"？

（1）定期给冰箱"洗澡"：定期清洁冰箱卫生，最好每月一次，尤其是排气口和蒸发器。

（2）温度控制很重要：调节好冰箱温度，冷藏室温度控制在4～10℃，如果有剩余食物，应该在其冷却至室温后及时放入冰箱，避免细菌在室温下快速繁殖。

（3）保鲜产品来帮你：可以使用保鲜盒或保鲜膜将冰箱内生、熟食物分开放，避免交叉污染。

（4）存放时间要掌握：肉类食物的冷藏时间不宜超过2天，瓜果蔬菜不宜超过5天，如果需要放置更长时间，可以放在冷冻室。

（5）冰箱食物要加热：食物在冰箱放置后，再次食用前要彻底加热。

（6）反复解冻要避免：肉类食物反复解冻会加剧细菌滋生，尽量避免解冻后的二次冷冻。

四、得了"冰箱肠炎"莫慌张

知己知彼，百战不殆。首先我们要了解我们的对手，耶尔森菌属，这个顽强的大怪物，它属于肠杆菌科，是一种短小杆菌，革兰染色阴性。目前为止，手下有11名干将，其中对人和啮齿动物有杀伤力的干将有3名：鼠疫耶尔森菌、假结核耶尔森菌和小肠结肠炎耶尔森菌[2]。

假结核耶尔森菌和小肠结肠炎耶尔森菌主要是通过粪－口传播，常见于婴儿和儿童感染。对于不同年龄层次的患儿它们的杀伤力也是不同的：5岁以下患儿常以急性水泻起病，可有黏液便、脓血便，伴里急后重，大便镜检有红细胞、白细胞；5岁以上患儿除腹泻外可伴有发热、头痛、呕吐、腹痛等症状[3]。

若出现类似"冰箱肠炎"的腹泻症状，可去医院做粪便的相关检查，若明确为假结核耶尔森菌或小肠结肠炎耶尔森菌感染，需要使用抗菌药物治疗，常用的药物有头孢噻肟、环丙沙星、氧氟沙星、庆大霉素等，其中环丙沙星和氧氟沙星儿童禁用，庆大霉素儿童慎用。治疗过程中，需要警惕腹泻引起的脱水症状，必要时及时补充水和电解质[4-5]。

参考文献

［1］李同春.夏季谨防"冰箱病"[J].山东食品科技，2004，7（4）：24.

［2］古文鹏，景怀琦.耶尔森菌致病机理研究[J].中国人兽共患病学报，2010，26（9）：862-866.

［3］马古田，邵丽娜.小儿耶尔森菌小肠、结肠炎导致肠套叠1例报告[J].中外健康文摘，2009，6（33）：78.

［4］周旭.腹泻粪便中小肠结肠炎耶尔森菌检验的价值结果分析[J].中国医药指南，2014，12（14）：102-103.

［5］景怀琦，徐建国.小肠结肠炎耶尔森菌感染性疾病[J].疾病监测，2005，20（9）：449-450.

第二章　我们的老朋友：流感／感冒

第一节　发热二三事

发热是常见的临床症状之一，占儿科急诊病因的 30% 以上[1]，也是令家长非常头疼的一个问题。很多家长对儿童发热很恐惧，不知所措，有的甚至为了降温盲目给药。现将发热概念、退热机制及方法、儿童常用的解热镇痛药的选用及注意事项介绍如下。

一、什么是发热？

发热是指机体在各种原因或致热原作用下引起体温调节中枢的功能障碍，体温升高超出正常波动上限。其实，人体的温度是指身体深部的平均温度，因此大多数医学研究采用肛温 ≥ 38℃的标准诊断为发热。但是在临床工作中通常采用腋温 ≥ 37.5℃的标准定义为发热[2]。

二、发热的分类有哪些？

（一）按照体温高低分为 4 类（图 2-1）

（二）按照发热时间长短分为 4 类[3]

（1）短期发热：指发热时间 < 2 周。

（2）长期发热：发热时间 ≥ 2 周。

（3）原因不明的发热：发热持续 2 周以上，体温 37.5℃以上，但是检查找不到原因。

（4）慢性低热：低热持续 1 个月以上。

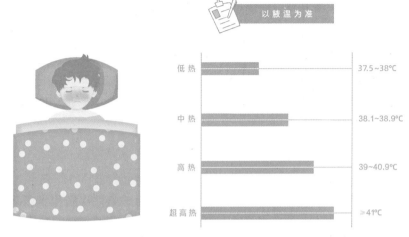

图 2-1 按照体温高低将发热进行分类

（三）按照发热的热型分为 6 类[3]

（1）稽留热：多为高热，常持续 40℃左右，24 小时体温波动范围不超过 1℃。

（2）弛张热：常超过 39℃，波动浮动大，24 小时体温波动范围超过 2℃。

（3）间歇热：体温迅速升到峰值持续数小时之后迅速降至正常水平。不发热可以持续 1 天到数天，高热期与不发热期交替出现。

（4）波状热：体温逐渐上升到 39℃以上，持续数天后又逐渐下降至正常水平，持续数天后又逐渐升高，如此反复。

（5）回归热：体温迅速升到 39℃以上，持续数天后又急剧下降至正常水平。高热期与不发热期各持续若干天后规律性交替一次。

（6）不规则热：发热的体温曲线无规律。

虽然热型有助于医生对疾病的判断，但是热型和个体反应强弱有关，儿童的热型也没有成人典型。而抗菌药和解热镇痛药的使用也使某些疾病的热型变得不典型。

三、发热的机制是什么？

人体下丘脑体温调节中枢下有个体温调定点，这个调定点类似于家里的一个空调温度调节器。体温调定点通过神经、体液因素调节产热和散热过程，从而保持产热和散热的动态平衡，维持相对恒定的体温。我们通常说的发热就是由于体温调定点受到致热原的作用后，对温度敏感性降低，体温调定点上移。比如体温从37℃上升到38.5℃，在38.5℃环境下，机体产热增加，散热减少，直到38.5℃以后机体维持一个动态平衡，保持在38.5℃[4]。

四、发热的原因有哪些？

临床上导致发热的致病因素有很多，主要为感染性疾病和非感染性疾病两大类。感染性疾病是最常见、最主要的原因，如呼吸道、胃肠道、泌尿系统、皮肤软组织和中枢神经系统的感染，其中病毒和细菌感染最常见。病毒和细菌多为大分子物质，不容易通过血脑屏障直接作用于体温调节中枢，而是通过激活血液中的单核细胞、巨噬细胞、淋巴细胞等，使之产生和释放内生致热原作用于体温调节中枢，使体温升高。非感染性的疾病诊断较为复杂，如风湿免疫病、恶性肿瘤、疫苗接种的不良反应、药物热等。

五、发热对身体有害吗？

发热对机体防御功能的影响利弊并存。发热本身是机体抵抗致病原的自然反应，是一种保护性的反应。发热本身也不会导致病情恶化或神经系统损害，中等程度的发热可以促进免疫系统的成熟和免疫功能的增强，提高宿主对病原体或肿瘤的防御能力。但是，持续高热可引发细胞变性坏死，甚至引发发热相关的细胞因子风暴，危及生命。

六、体温越高疾病越严重吗？

对于1月龄到3岁的儿童不明原因引起的发热，我们不能单纯凭借体温高低预测疾病的严重程度。高温与疾病严重程度的相关性并不是那么密切，在临床上预测疾病严重程度的价值也有限。高热并不代表病情一定严重，低热或者暂时使用退烧药的退烧效果好也不能排除严重的细菌感染的可能。

七、使用退烧药的目的是什么？

不能单纯地将体温恢复正常作为我们使用退烧药的目的，降温治疗也不能降低发热性疾病的病死率。由于儿童很多时候不会表述，使用退烧药更多的是减轻发热所致的不适，退烧药还具有一定的镇痛效果，从而改善儿童的舒适度。

八、物理降温可以使用吗？

退烧不是唯一的目的，物理降温作为药物降温的辅助手段，温水擦浴物理降温退烧效果有限而且短暂。更主要的是家长们可能操作不好，反而增加了儿童着凉受寒的风险。目前关于5岁以下儿童是否推荐使用温水擦浴等物理降温存在争议。已经有指南不再推荐使用温水擦浴退烧，更不推荐冰水或乙醇擦浴方法退烧[3]。

九、退烧药有哪些？

世界卫生组织（World Health Organization，WHO）和国内的指南推荐儿童可选择的退烧药只有两种：对乙酰氨基酚和布洛芬。不低于2月龄、腋温超过38.2℃、因发热出现了不舒适和情绪低落的发热儿童，推荐口服对乙酰氨基酚，剂量为10~15mg/kg，2次用药的最短间隔时间为4~6小时，24小时内不超过4次。不低于6月龄的儿童，推荐使用对乙酰氨基酚或布洛芬，布洛芬的剂量为每次5~10mg/kg，2次用药的最短间隔时间为6~8小时，24小时内不超过4次。在推荐的剂量区间里，药物有明显的量效关系，即剂量增加，药效增加。但不可超剂量使用，以免造成肝脏损伤。这两种药物的安全性相对较高，推荐剂量下一般不会出现严重的不良反应。仅有胃肠道不适、大量出汗、皮疹等常见不良反应。从现有报道总体上来看，布洛芬在退烧效果上与对乙酰氨基酚相似。

十、对乙酰氨基酚和布洛芬能否交替或联合使用？

对乙酰氨基酚和布洛芬不建议交替或联合使用，也不推荐与含有解热退烧药的感冒药合用。对乙酰氨基酚联合或交替使用布洛芬的退烧效果比单一使用其中任一药物的效果稍微好点，但并不能改善舒适度，而且家长们不知道如何交替使用，容易增加不良反应。除非严重高热不退的情况才在医生或药师指导下考虑交替使用，疗程不能超过3天。如果一个交替使用的循环不能减轻发热儿童的痛苦，再持续使用也不会明显改善临床效果。

发热只是一种表象症状，但是很多家长把退烧作为判断孩子病情好转的唯一标准，这其实是一个误区。医生需要诊断并找到发热原因，区分轻、中度或更严重的疾病。家长们则需要科学评估孩子的身体状况，慎用退烧药，过早和（或）过多地使用退烧药不仅会增加药物不良反应，甚至会影响疾病的诊断与治疗。

参考文献

[1] 樊灵艳，程成，李彦卿. 护士对儿童发热认知现状及影响因素分析 [J]. 中国药物与临床，2016，16（2）：300-302.

[2] 国家呼吸系统疾病临床医学研究中心，中华医学会儿科学分会呼吸学组，中国医师协会呼吸医师分会儿科呼吸工作委员会，等. 解热镇痛药在儿童发热对症治疗中的合理用药专家共识 [J]. 中华实用儿科临床杂志，2020，35（3）：161-169.

[3] 罗双红，舒敏，温杨，等. 中国0至5岁儿童病因不明急性发热诊断和处理若干问题循证指南（标准版）[J]. 中国循证儿科杂志，2016，11（2）：81-96.

[4] 张文武. 急诊内科学 [M]. 2版. 北京：人民卫生出版社，2007：3-11.

第二节 宝宝发热会烧坏脑袋吗？

家长们面对宝宝发热，最紧张的就是担心发热会把宝宝的脑袋烧坏。其实这是一个误区，倒置了因果。

一、什么是烧坏脑袋？

宝宝们在出现发热症状的过程中或者发热之后，表现出意识障碍、智力行为障碍、精神改变、惊厥、嗜睡、目光呆滞，甚至出现昏迷、高热惊厥表现，脑细胞受损，留下后遗症，常常被认为"烧坏脑袋"。

二、烧坏脑袋是发热引起的吗？

长时间过高的体温确实会影响脑细胞正常新陈代谢，使其兴奋性增加，造成损伤，这种极端体温至少要达到41℃（超高热）以上，正常情况下宝宝发热很少会达到这么高的温度。另外，当机体受某些细菌、病毒感染时，可能引起脑炎、脑膜炎等损伤神经系统的疾病，病程中可能还会出现抽搐、癫痫、行为障碍等，同时伴有发热症状。这是由于疾病损伤脑部，引起发热，而不是发热烧坏了脑部。另外，在临床上某些代谢性疾病不表现出发热也可能会对脑神经系统有伤害。

三、为什么宝宝脑部容易感染呢？

细菌或病毒引起呼吸道感染进入中枢系统是脑部感染的主要原因。宝宝机体免疫力较弱，血脑屏障功能也不完善。当本身易感的身体发生呼吸道感染时，致病菌或者病毒进入血液，穿过血脑屏障甚至损伤血脑屏障到达脑膜，对脑膜或脑实质进行侵害，继而表现出神经系统症状。

在宝宝表现发热症状的时候，如果有睡眠增多或者昏迷，体温恢复后仍然精神、饮食差。特别是出现头颈僵硬、头痛、抽搐、精神异常、胡言乱语，甚至有攻击行为时，家长们需要足够重视并及时带宝宝就医。

第三节　并不平庸的感冒

普通感冒是一种由鼻病毒等感染引起的常见的自限性疾病，一般不用药也可以自行好转。但是小感冒也着实让人闹心，比如孩子不能去上学以防传染给其他小朋友；家长需要在家照顾孩子造成岗位缺勤；鼻涕太多堵塞鼻子出不了气，孩子烦躁；咳嗽影响孩子睡眠……所以很多家长一直把希望寄托在药物上，希望能够药到病除。但是事实却不见得是这样。

一、常用复方感冒药的成分

大众常使用的非处方复方感冒药一般包括以下成分：解热镇痛药（用于缓解发热，代表成分对乙酰氨基酚）、减充血剂（用于疏通鼻塞，代表成分伪麻黄碱）、祛痰药（用于降低痰液黏性使其易于咳出，代表成分愈创甘油醚）、抗组胺药（用于改善打喷嚏和流鼻涕，代表成分氯苯那敏）和镇咳药（用于镇咳，代表成分右美沙芬）。

二、不同国家对于复方感冒药的规定

美国食品药品监督管理局（Food and Drug Administration，FDA）强烈建议咳嗽和感冒非处方药不应用于2岁以下儿童和婴儿，因为可能会出现严重和潜在的危及生命的不良反应，包括死亡、抽搐、心跳加速和意识水平下降等。

加拿大卫生管理部门以缺乏疗效证据和对不良反应日益关注为由，建议6岁以下儿童不要使用所有非处方药普通感冒制剂，并建议6岁以上儿童使用这些制剂时应谨慎。

英国药品和保健品管理局认为含有上述成分的咳嗽和感冒药不应再用于6岁以下儿童，因为收益和潜在风险并不令人满意。

澳大利亚药品管理局已经对儿童咳嗽和感冒药的使用进行了审查，并因此建议消费者和卫生专业人员注意以下变化：咳嗽和感冒药不应给6岁以下的儿童使用。

中国目前只针对可待因有明确的声明，禁止18岁以下儿童使用，对其他成分并没有明确禁止。

很多国家之所以出台了相应的文件，是因为发生了感冒药相关的安全性事件，危害人群主要集中在小年龄组儿童，因此，6岁以下的儿童，应慎重使用复方感冒药。

三、感冒症状的处理

普通感冒一般无须药物治疗，可以自行痊愈。对于咳嗽的症状，除非严重影响孩子日常生活，一般不需要使用镇咳药，因为咳嗽本身是有益的，可以帮助儿童排出呼吸道分泌物；化痰药一般用于有大量呼吸道分泌物的儿童，对于鼻塞、流鼻涕的症状可以采用生理性海水洗鼻子或者用吸鼻器进行处理；如果有发热，可以使用退烧药物。

四、使用复方感冒药的注意事项

（1）对于2岁以下儿童，一定请医生评估后给予相应治疗，家长不要自作主张。

（2）能选用单一成分的药物，就不选择复方成分，因为药物种类越多，带来不良反应的风险越高。

（3）如需联合使用药物时，注意药物成分，防止类似成分用药过量。

（4）给药时一定看清说明书，防止用药过量。

（5）药物存储在孩子拿不到的地方，防止药物误服。

第四节　感冒与心肌炎的纠葛

经常有家长问到一类问题，宝宝的肌酸激酶同工酶数值稍高，是不是得了心肌炎？是不是因为感冒时间长，拖成了心肌炎？下面，让我们共同了解一下，感冒和心肌炎之间到底有什么样的纠葛。

一、什么是"感冒"？什么是"心肌炎"？

上呼吸道感染（俗称"感冒"），可由多种病毒引起，病原体中90%以上是病毒，其中柯萨奇病毒（也是引发手足口病的常见病毒）[1]、腺病毒、巨细胞病毒、单纯疱疹病毒、流感病毒、副流感病毒是上呼吸道易感的病原体，同时也是诱发病毒性心肌炎或者心肌损害的致病原。感冒的临床表现为鼻塞、打喷嚏、流涕、发热、咳嗽、头痛、全身不适等，多数情况下可以自愈。

病毒性心肌炎是由各种病毒引起的心肌急性或慢性炎症，引起感冒的柯萨奇等病毒亦可引发病毒性心肌炎。病毒可以直接侵袭心肌细胞，同时导致心脏自身炎症反应、心肌细胞坏死，导致心功能障碍、心律失常、肝肾脑各器官功能受损。

病毒性心肌炎多见于 2 岁以上儿童，属于重症儿童疾病，这主要是因为儿童正处于生长发育阶段，心脏等器官的功能还不完善，本身抵抗力不强，容易受到各种外来细菌、病毒侵袭。特别是柯萨奇病毒和埃可病毒对心肌有特殊的亲和力，在引起感冒的同时还可向心肌发难——病毒性心肌炎就是这样得来的。人体内血液循环的动力主要来自心脏，小儿患上病毒性心肌炎后，心脏的功能会受到影响，如果延误了病情，心脏可能会处于"瘫痪"状态，生命就会受到威胁。

所以，当儿童感染了相关病毒感冒后，若未能得到及时休息和合理治疗，伴有心慌、气短、胸闷、胸痛等症状，要引起家长重视，是有可能发生心肌炎或心肌损害并发症的。

二、病毒性心肌炎有哪些症状？

病毒性心肌炎在心脏症状出现前数天可有发热、头痛、咳嗽、咽痛、关节痛、肌肉痛、全身不适等表现，这些表现与感冒颇有相似之处，而当这些症状好转或消失后，心脏异常的征象开始显现，出现心跳加快或减慢、胸闷、胸痛、头晕、呼吸困难、精神萎靡或烦躁不安、面色苍白、出冷汗、食欲减退或反复出现恶心、呕吐、上腹部疼痛；严重时可出现气促、反复晕厥，甚至猝死[2]（图 2-2）。

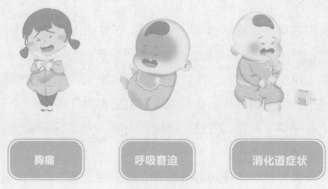

图 2-2　**病毒性心肌炎的症状**

因此，尽早发现孩子是否得了病毒性心肌炎对于疾病的治疗是十分重要的。年龄小的儿童特别是刚刚出生的新生儿，得了病毒性心肌炎时表现为反应较差、阵发性的面部发绀或苍白、出汗多、气急、烦躁、拒奶、四肢发凉等；年龄大些的儿童能够诉说的表现为身体乏力、头晕、心慌、胸闷、心前区不适或疼痛、腹痛、出冷汗等，大多数患儿在发病前期或发病同时有呼吸道或肠道病毒感染史[3]。

三、病毒性心肌炎的药物治疗有哪些？

小儿病毒性心肌炎的药物治疗主要有：

（1）可以应用静脉用免疫球蛋白，通过免疫调节作用来减轻患儿的心肌细胞损害。

（2）糖皮质激素通常不使用，只有对重症患儿合并心源性休克、致死性心律失常等才可足量、早期应用。

（3）合并有心律失常的患儿还需服用抗心律失常药物。

（4）其他治疗：改善心肌营养，如1,6-二磷酸果糖、维生素C、辅酶Q10等；也可根据患儿病情联合应用利尿剂、洋地黄、血管活性药物等。

四、家长们还应注意什么？

最重要的一点就是要让孩子充分休息，住院期间应尽量卧床，出院后在家或上学都不能过度劳累，运动也不能太剧烈；对于婴儿应避免使其过度啼哭，以免增加心脏负荷。

在患病初期要少给孩子吃脂肪类的食物，且不要让孩子吃得过饱，可以少食多餐，保证营养均衡，多吃富含维生素C的水果、蔬菜，补充粗粮以及瘦肉、牛奶、豆类等优质蛋白，增加膳食纤维，补充多种维生素[4]。

要保持家里的空气新鲜，患儿所在房间要避免嘈杂。还需注意的是，家长尽量不要带孩子去人多拥挤的公共场所，比如电影院、超市等，避免再次感染，加重病情。

总之，家长们在护理孩子的时候要注意，不要把感冒当成小事，在积极治疗的同时，严密观察其他症状，一旦发现心脏异常的蛛丝马迹，及时就医，接受住院诊治，以免延误病情。

参考文献

［1］马官福，马连华，刘哲伟，等.测定病毒性心肌炎患儿柯萨奇病毒 B 特异性 IgM 的病原学意义 [J]. 中华儿科杂志，1996，34（1）：29-31.

［2］庄士心，黄国英.儿童暴发性心肌炎早期诊断及治疗进展 [J]. 中国小儿急救 医学，2019，26（10）：777-781.

［3］中华医学会儿科学分会心血管学组，中华医学会儿科学分会心血管学组心肌 炎协作组，中华儿科杂志编辑委员会，等.儿童病毒性心肌炎诊断建议（2018 年版）[J]. 中华儿科杂志，2019，57（2）：87-89.

［4］郭静.优质护理对小儿病毒性心肌炎治疗效果和生活质量的影响 [J]. 临床医 药文献电子杂志，2018，5（11）：114-115.

第三章 无法沉默的咳嗽 / 哮喘

第一节 咳嗽：别和我死磕

咳嗽是一种呼吸道常见症状，由气管、支气管黏膜或胸膜受炎症、异物等刺激引起。咳嗽具有清除呼吸道异物和分泌物的保护性作用。但患病时咳嗽不停，由急性转为慢性，常给患儿带来巨大的困扰。

一、宝宝总咳嗽，没想到是过敏

明明是个健康活泼的孩子，可是最近一年，他总是一阵一阵地干咳，有时候晚上睡着了也会因为一阵咳嗽而惊醒，影响睡眠。妈妈带他去医院，打了各种各样抗感染的针，可是治疗的效果并不好。后来医生询问明明的妈妈，得知明明平时喜欢揉鼻子，进而考虑明明的咳嗽可能和过敏相关。医生给明明做了相关检查，包括各种过敏原的检查和支气管激发试验，检查结果显示支气管激发试验阴性，过敏原检查显示他对花粉、尘螨、牛奶、鸡蛋等都不过敏，但明明血清免疫球蛋白 E（immunoglobulin E，IgE）超过正常值范围，提示明明目前身体处于一种过敏的状态。

医生建议妈妈寻找明明生活环境中存在的可能刺激呼吸道的物质，比如含有真菌孢子、细菌产物、动物蛋白质或昆虫抗原的有机物尘埃颗粒，或者家附近是不是有排放有害气体的工厂等。在医生的建议下，妈妈对家里进行了彻底的清洁，清洁过程中，明明睡的小床引起了妈妈的注意。这个小床是一年前亲戚送给明明的生日礼物，似乎家里有了这个小床，明明就开始咳嗽了。不管小床是不是无辜的，妈妈都决定给明明换张床。换了床后，明明的咳嗽症状明显减轻，2 周后他就不再一阵一阵地干咳了。

原来明明患的是一种叫"过敏性咳嗽"的疾病，这种疾病的发生与季节性大气污染、室内微生物污染有关。患儿大多数合并过敏体质，常合并有过敏性鼻炎（阵发性鼻痒、打喷嚏、流鼻涕）、过敏性皮炎等过敏症，或有过敏家族史。有的家长可能有疑问，为什么过敏原检查不提示过敏，孩子仍然会处于过敏状态呢？自然界中的过敏原种类众多，目前检查的只是最常见的过敏原，如鸡蛋、牛奶、花生等，孩子对这些物质不过敏不代表对其他过敏原不过敏。

对于过敏性咳嗽，早期诊断并避免接触过敏原是治疗的关键，从患者接触的环境中除去致敏原对于治疗和预防都有关键作用。但是查找出孩子的过敏原其实并不容易，这需要家长细心加耐心，逐个排查生活中可能的过敏原。

脱离过敏原之后，症状一般在几小时内改善，但完全恢复需几周，反复发作的过敏性咳嗽可致肺纤维化。

二、宝宝反复咳嗽，小心变异性哮喘

支气管哮喘的典型症状为咳嗽、胸闷、喘息及呼吸困难，特别是上述症状反复出现并常在夜间或清晨加重。但如果儿童出现慢性或反复咳嗽时，需要警惕咳嗽变异性哮喘，咳嗽是其唯一或主要的表现，尤以夜间咳嗽多见。

（一）咳嗽变异性哮喘有哪些特征？

①咳嗽持续4周以上，通常为干咳，常在夜间和（或）清晨发作，运动、遇冷空气后加重；②临床上无感染征象，或经较长时间抗菌药物治疗无效；③抗哮喘药物诊断性治疗有效；④肺通气功能正常，支气管激发试验提示存在气道高反应性；⑤有过敏性疾病病史，以及过敏性疾病阳性家族史；⑥排除其他原因引起的慢性咳嗽。

（二）咳嗽变异性哮喘的治疗

咳嗽变异性哮喘是一种特殊类型的哮喘，部分变异性哮喘患儿最终会发展成典型哮喘，为了达到最佳预后，诊断为咳嗽变异性哮喘后，应尽可能坚持长期、持续、规范、个体化的哮喘治疗原则。

三、导致宝宝经常咳嗽的病因有哪些?

宝宝咳嗽持续超过4周称为慢性咳嗽。有很多原因都可能导致慢性咳嗽,及早明确病因是治疗的关键。不同的病因应采取不同的治疗方案,日常护理也随之不同,千万不能千篇一律,觉得咳嗽就应该喝镇咳药。

(一)呼吸道感染

年龄小于5岁的宝宝很容易感染呼吸道病毒,由呼吸道感染导致的慢性咳嗽为感染后咳嗽。感染后咳嗽一般都有近期的呼吸道感染史,咳嗽呈刺激性干咳或者咳白痰,过一段时间咳嗽会减轻,检查X线胸片、肺功能均正常。

(二)咳嗽变异性哮喘

咳嗽变异性哮喘在学龄前和学龄期的儿童中比较常见。咳嗽变异性哮喘的特点有:①咳嗽常在夜间或清晨发作,活动后咳嗽加重,用消炎药治疗无效;②医院检查提示有高气道反应;③对某种食物或者吸入的东西过敏。

(三)上气道咳嗽综合征

上气道咳嗽综合征也叫鼻后滴漏综合征,就是鼻腔分泌物顺着鼻子后面流向咽部引起的咳嗽。常由各种鼻炎、咽炎、腺样体肥大等疾病引起。特点有:可伴有咳痰,清晨最严重,常有鼻塞、流涕、咽干并有异物感,总想反复清嗓子。医生检查鼻子时有分泌物流出。

除此之外,过敏、先天呼吸道疾病、异物吸入、胃食管反流等也会导致慢性咳嗽。

四、如何家庭护理?

(一)去除诱发病因

家长应注意查找诱发或者加重咳嗽的原因,尽量去除。宝宝的生活环境一定要干净卫生,经常通风,经常清洁。如果宝宝对螨虫过敏,那么家里最好备有除螨仪,被褥经常清洗、晾晒。如果宝宝对冷空气过敏,家中的空气最好保持一定的温度和湿度;冬天外出可通过戴口罩,给空气"加温"。

（二）注意饮食

平时饮食应清淡，少吃辛辣、冷饮及油炸食物，多饮水。多吃富含维生素的蔬菜和水果，保证宝宝充足的睡眠。

（三）慢性鼻炎可清洗鼻腔

有慢性鼻炎的宝宝可进行鼻腔灌洗，也可以用生理性海水喷鼻。生理性海水由于浓度比较高，能够有效缓解鼻黏膜水肿，减少黏液分泌，并且可以冲走在鼻腔里大量繁殖的细菌。

五、慢性咳嗽需要吃药吗？

宝宝咳嗽很长时间了，想让咳嗽自愈似乎有点难，给宝宝服点对症的药是必要的，具体用什么药还取决于宝宝的症状和实验室检查结果。常用的药物类别如下。①祛痰药：如果宝宝咳嗽有痰，以祛痰为主，不主张单纯镇咳，以免加重气道阻塞。②抗组胺药：也叫抗过敏药。如果宝宝是由过敏因素引起的咳嗽，需要加用如氯雷他定、西替利嗪等抗过敏药。③抗菌药：由细菌或支原体感染引起的慢性咳嗽考虑使用抗菌药，儿童常用的有红霉素、阿奇霉素等。④平喘药：如果宝宝被诊断为咳嗽变异性哮喘，就需要使用平喘药了，一般是吸入的糖皮质激素和支气管扩张药。

第二节　咳嗽与痰液的相爱相杀：不顺从，不反抗

一位年轻的妈妈焦急地抱着 5 个月大的宝宝到医院看病。宝宝发热，呼吸的时候还能听见明显的"呼噜呼噜"声，有时还吐奶，妈妈看着都心疼。医生诊断为肺炎，告诉她"呼噜呼噜"声是因为有痰。可是这么小的宝宝不会咳嗽，不会吐痰怎么办呢？

咳嗽是机体的正常防御机制，有利于清除呼吸道分泌物或异物。有痰的咳嗽为湿性咳嗽，无痰的为干咳。咳嗽有助于痰液排出，应该鼓励孩子咳嗽，一般不使用祛痰药。只有不会咳嗽的婴幼儿或者有难以咳出的浓稠痰时，才需要使用祛痰药。找到咳嗽的病因，去除病因才是关键，比如细菌性急性支气管炎或肺炎，使用抗菌药物抑制或杀死细菌，痰自然就没有了。

一、常用祛痰药有哪些?

常用祛痰药及药理作用见表 3-1。

表 3-1　**常用祛痰药及药理作用**

药物名称	药理作用
愈创甘油醚	可刺激胃黏膜,反射性引起气道分泌物增多,降低黏滞度,有一定的舒张支气管的作用,达到增强黏液排出的效果
氨溴索、溴己新	破坏黏蛋白的酸性黏多糖结构,使痰黏滞度下降,还可促进纤毛运动和增强抗菌药物在呼吸道的浓度
稀化黏素	能促进气道和鼻窦黏膜纤毛运动
乙酰半胱氨酸	使黏液糖蛋白多肽链的硫键断裂,降低痰的黏滞度
羧甲司坦	可使黏蛋白的二硫键断裂,降低分泌物黏滞度
高渗盐水、甘露醇	可提高气道黏液分泌的水合作用,改善黏液的生物流变学,从而促进黏液清除

二、雾化祛痰

雾化吸入是一种特别适合儿童且常用的给药方法,年龄越小优势越大。常用的雾化吸入祛痰药物主要是黏液溶解剂。儿科常用的吸入用黏液溶解剂有:盐酸氨溴索、乙酰半胱氨酸。有研究表明,速效 β_2 受体激动剂如沙丁胺醇、特布他林与氨溴索联合使用比单用氨溴索的祛痰效果更好。

三、湿性咳嗽要使用镇咳药吗?

镇咳药分为中枢性镇咳药和外周性镇咳药。儿童常用的福尔可定、右美沙芬为中枢性镇咳药,适用于干咳,但福尔可定有较弱的成瘾性。可待因禁用于治疗儿童的各种咳嗽。儿童慢性咳嗽尤其在未明确病因前不主张使用镇咳药,因为使用不当会出现严重不良反应。湿性咳嗽应祛痰治疗。

第三节　支气管病了

刚入冬,天气骤冷。今年刚上幼儿园的小花又生病了。小花一开始有点鼻塞、咽痛，接着又出现咳嗽伴少量黏痰，后来痰量逐渐增多、咳嗽症状加剧。妈妈带她去看医生，医生诊断为急性支气管炎（图 3-1），主要症状为咳嗽，可伴有咳痰、气喘、胸痛。医生说小花的咳嗽和咳痰可能延续 2 ~ 3 周，一般不会超过 30 天。

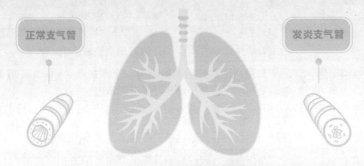

正常支气管 　　发炎支气管

图 3-1　支气管炎示意图

小花妈妈想起小花爷爷每到冬天就咳嗽，每次咳嗽都要 2 ~ 3 个月，担心小花也会这样。医生说爷爷这是慢性支气管炎，老年人发病率高。而小花是急性支气管炎，发生在寒冷季节或气温突然变冷时，一般预后良好，不会反复发作，不用过于担心。

一、急性支气管炎的病因

（1）感染。多由病毒引起，较少由细菌、支原体和衣原体引起，也可在病毒感染的基础上继发细菌感染，形成混合感染。本病多数发生于受凉、淋雨、过度疲劳时。

（2）物理、化学刺激。冷空气、粉尘、刺激性气体或烟雾的吸入，均可引起支气管黏膜的急性炎症。

（3）过敏反应。常见过敏原如花粉、有机粉尘、真菌孢子等，从而引起支气管的过敏反应；在肺内移行的钩虫、蛔虫的幼虫，以及细菌蛋白质也可引起机体的过敏。

二、急性支气管炎的治疗

急性支气管炎主要由病毒引起，治疗策略为对症治疗，最大限度地减轻症状，增加舒适感。常用药物见表 3-2。

表 3-2　急性支气管炎常用药物

治疗	指征	常用药物
镇咳	频繁咳嗽，可酌情应用	右美沙芬、喷托维林、苯丙哌林
祛痰	痰多不易咳出	溴已新、氨溴索、标准桃金娘油、桉柠蒎肠溶软胶囊、N–乙酰半胱氨酸、羧甲司坦、厄多司坦
解痉抗过敏	支气管痉挛（喘鸣音）	吸入用沙丁胺醇、马来酸氯苯那敏
抗感染	合并肺炎	青霉素类、头孢菌素类、大环内酯类等

三、慢性支气管炎

（1）病因。慢性支气管炎的病因分为外因和内因。外因主要包括吸烟，病毒、细菌感染，理化因素（刺激性烟雾、粉尘、大气污染等），气候变化及过敏等。内因主要包括呼吸道局部防御及免疫功能低下，自主神经功能失调等。

（2）病程。慢性支气管炎病程分为急性发作期、慢性迁延期、临床缓解期（表 3-3）。

表 3-3　慢性支气管炎病程

病程	时间	临床症状
急性发作期	初期 1 周内	脓性或黏液脓性痰，痰量明显增加，或伴发热等炎症表现，或咳、痰、喘等症状任何一项明显加剧
慢性迁延期	迁延 1 个月	常有不同程度的咳、痰、喘症状
临床缓解期	多数持续 2 个月以上	症状基本消失或偶有轻微咳嗽伴少量痰液

（3）治疗。慢性支气管炎的病理机制复杂，反复发作导致治疗的难度大，健康的生活习惯和生活环境有助于慢性支气管炎的康复。

第四节　难以呼吸的哮喘

支气管哮喘（简称"哮喘"）是儿科常见的呼吸道疾病之一，其患病率在国内外呈大幅上升趋势。儿童哮喘不但会影响患儿的正常生活和生长发育，严重者甚至会引起死亡。因此，儿童哮喘要早发现并及时规范化治疗，才能远离哮喘的危害，让孩子健康茁壮地成长[1]。

一、传说中的哮喘到底为何物？

哮喘是一种以慢性气道炎症和气道高反应性为特征的异质性疾病，常在夜间和（或）凌晨发作或加剧。它是儿童期最常见的慢性呼吸道疾病[2]。我国 14 岁以下的儿童哮喘漏诊率高达 46.67%，所以有上述症状应尽早到医院就诊。哮喘的临床特征见图 3-2。

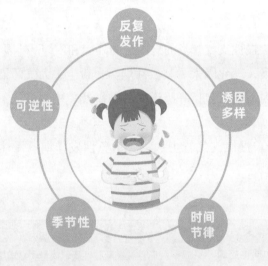

图 3-2　哮喘的临床特征

二、哮喘有哪些临床表现？

哮喘以反复发作的喘息、咳嗽、气促、胸闷为主要临床表现。

三、儿童哮喘的诱因有哪些？

儿童哮喘的诱因见表 3-4。

表3-4 **儿童哮喘的诱因**

类别	诱因
上呼吸道感染	病毒、细菌等
过敏原	尘埃、花粉、动物的毛屑、霉菌、食物等
刺激物	二手烟、厨房油烟、香水、化学制剂、消毒剂、杀虫剂等
剧烈运动或情绪波动	活动量大的运动、大笑大叫、大哭大闹等
季节变化	寒冷

四、儿童哮喘的症状有哪些？

儿童哮喘常见的症状见表3-5。

表3-5 **儿童哮喘常见的症状**

分期	症状
先兆期	发病前1～2天常常有过敏症状，如眼痒、鼻痒、打喷嚏、流清鼻涕，进一步表现为上腭痒、咽痒、干咳和呛咳
发作期	患儿会出现喘息、憋闷，严重者出现烦躁不安、呼吸困难、不能平卧、呼吸频率加快并伴有明显哮鸣音，更甚者可出现心力衰竭、呼吸衰竭
缓解期	患儿一般无任何症状，但部分患儿也会出现干咳、胸部不适，有的肺内可有哮鸣音

五、得了哮喘怎么办？

如果确诊为哮喘，需要遵循"评估—调整治疗—监测"的管理循环（图3-3），直至停药观察。这个过程需要医生、药师、家长多方合作，优化哮喘的长期用药管理。医生制定治疗方案，药师确保药物的合理使用，家长及时发现儿童哮喘发作，寻求帮助，请医生调整治疗方案。

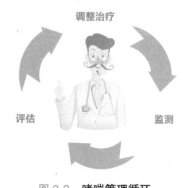

图3-3 **哮喘管理循环**

六、儿童哮喘的常用药物有哪些？

儿童哮喘的常用药物主要分为控制药物和缓解药物两大类。控制药物通过抗炎作用达到控制哮喘的目的，需要每日使用并长期坚持[1-2]。缓解药物按需使用，用于快速解除支气管痉挛，缓解症状。常用哮喘药物见表3-6。

表3-6　常用哮喘药物

作用类型	药物类型	典型药物	临床使用特点
控制药物	吸入用糖皮质激素（ICS）	丙酸倍氯米松、布地奈德、丙酸氟替卡松	是哮喘长期控制的首选药物
	白三烯受体阻滞剂（LTRA）	孟鲁司特、扎鲁司特	与ICS联合用于治疗中、重度持续哮喘患儿
	长效吸入β₂受体激动剂（LABA）	沙美特罗、福莫特罗	与ICS联合应用具有协同抗炎和平喘作用，尤其适于中、重度哮喘患儿的长期治疗
	茶碱	茶碱、氨茶碱	与ICS联合用于中、重度哮喘，尤其适用于预防夜间哮喘发作和夜间咳嗽
	长效口服β₂受体激动剂	沙美特罗、福莫特罗	可明显减轻哮喘的夜间症状
	抗过敏药物	西替利嗪、氯雷他定	对变应性鼻炎和湿疹等哮喘患儿，有助于过敏症状的控制
缓解药物	短效β₂受体激动剂（SABA）	沙丁胺醇控释片、特布他林控释片、盐酸丙卡特罗	吸入型SABA广泛用于哮喘急性症状的缓解治疗，适用于任何年龄的儿童
	糖皮质激素	泼尼松、甲泼尼龙、琥珀酸氢化可的松	哮喘急性发作较重时，吸入高剂量激素疗效不佳或近期有口服激素病史的患儿早期口服或静脉加用
	吸入用短效抗胆碱能药物（SAMA）	异丙托溴铵	常与SABA联用，尤其适于夜间哮喘和痰多患儿

七、怎样评价哮喘是否得到了控制?

哮喘得到控制应符合以下几点：①无（或≤2次/周）白天症状；②无日常活动（包括运动）受限；③无夜间症状或因哮喘憋醒；④无须（或≤2次/周）接受缓解药物治疗；⑤肺功能正常或者接近正常；⑥无哮喘急性加重。

八、家庭护理应注意什么?

（1）穿戴适宜衣物。哮喘患儿宜选择纯棉衣物，尽量避免毛绒装饰或化纤衣物，注意保暖，避免受凉感冒诱发哮喘发作。

（2）坚持适当锻炼。进行身体耐寒锻炼是较为有效的防止哮喘发作的方法，只有持之以恒才能见效。

（3）科学调整饮食。如果发现患儿对某种食品过敏，就应尽量避免食用。如花生、麦类、蛋、奶、番茄、海鲜等都可能引起哮喘发作。发作期多饮水对哮喘患儿十分重要。

（4）注意生活环境。在注意保暖的同时应注意开窗通风，保持室内空气清新。家中少用挂毯、地毯，不要养狗、猫、鸟等小动物，尽量不要玩毛绒类玩具。另外，尽量不要喷洒带刺激性气味的气雾剂，如消毒剂、杀虫剂、花露水、香水等。

九、哮喘的常见误区

（一）轻微哮喘不进行规范治疗，疾病缓解期不规律用药

哮喘即使症状轻微也提示气道炎症没有被完全控制。如果不规范治疗，这种慢性炎症会导致气道结构破坏，造成不可逆性、永久性肺功能损害，应当以"长治久安"为哮喘治疗的原则。

（二）谈"激素"色变

规律的吸入激素治疗是最常用的哮喘治疗方法，但有的家长担心吸入激素会对孩子身体产生不良反应。其实，吸入激素的用量比口服给药的剂量小得多，规范使用很少出现全身性的不良反应。

（三）哮喘患儿不能参加体育运动

事实上几乎所有运动项目中，都有运动员是哮喘患者。寒冷季节在户外竞走、跑步、爬山等运动最易诱发哮喘，而在夏季游泳、骑自行车、划船等运动则较少引起发病。为防止运动诱发哮喘，除按正规长期的哮喘治疗用药外，可在运动前15分钟吸入沙丁胺醇气雾剂，不但能预防运动诱发哮喘，还能使孩子呼吸通畅。哮喘患儿适当地参加运动的意义不仅在于增强体质，提高抗病能力，还能提高生活质量，使他们感到能像别的孩子一样正常地生活和学习。

（四）哮喘患儿要忌口

哮喘孩子往往是过敏体质，日常食物中的牛奶、鸡蛋、鱼、螃蟹、海鲜等确实有可能诱发哮喘，但是，保证营养均衡摄入，增强体质对生长发育期的孩子同样很重要。事实上，不是每个哮喘患儿都会对食物过敏，也不是对某一种食物过敏就意味着对其他食物也过敏，而且这种过敏有可能随着年龄的增长而逐渐减弱或消失。如果孩子的哮喘发作与饮食无关，那么大可不必严格忌口。

参考文献

[1] 中华医学会儿科学分会呼吸学组，《中华儿科杂志》编辑委员会. 儿童支气管哮喘诊断与防治指南（2016 年版）[J]. 中华儿科杂志，2016，54（3）：167-181.

[2] 全国儿科哮喘协作组，中国疾病预防控制中心环境与健康相关产品安全所. 第三次中国城市儿童哮喘流行病学调查 [J]. 中华儿科杂志，2013，51（10）：729-735.

第五节　百日咳，顾名思义

百日咳民间亦称"鸳鸯咳""疫咳"，是由百日咳杆菌所致的急性呼吸道传染病，其临床症状为阵发性痉挛性咳嗽伴吸气鸡鸣样回声，病程可迁延数月，故有百日咳之称。

一、百日咳的临床特点

典型的百日咳潜伏期为 6 ~ 20 天，大多数病例在接触病原后 7 ~ 10 天发病。典型病程可分为 3 个临床阶段：卡他期、痉咳期和恢复期，持续 8 ~ 10 周，偶尔更长（表 3-7）。

典型百日咳患儿多无发热等全身症状和体征，大多数不出现下呼吸道感染，少数引起肺炎，可伴有舌系带溃疡、颈静脉充盈、流泪及结膜充血或出血。

表 3-7　百日咳的 3 个临床阶段

临床阶段	持续时间 / 周	症状
卡他期	1 ~ 2	流鼻涕、打喷嚏和轻咳，随后咳嗽逐渐加重
痉咳期	大约 6	痉咳期以痉挛性咳嗽为主，咳后有呕吐和吸气性吼声；痉咳每天平均 15 次，夜间发作更明显
恢复期	1 ~ 2	咳嗽频次及程度逐渐减轻

二、百日咳再现

美国、加拿大、英国等国家发生百日咳再现，但并不是全球性的普遍现象。2008 年，发展中国家百日咳患儿病死率高达 95%，人数达 20 万人。中国百日咳的发病人数亦呈上升趋势，中国疾病预防控制中心报道，在 2016 年、2017 年和 2018 年的全国法定传染病报告中，百日咳发病人数分别为 5584 人、10390 人、22466 人[1]。百日咳再现的解释有[2]：①诊断标准的优化提高了认识和监测水平；②实验室诊断方法的完善；③年长儿和成人的发病率上升；④既往过高评估了百日咳疫苗免疫效果；⑤百日咳鲍特菌的适应性变化；⑥疫苗运用的长期人群效应。面对百日咳再现，专家建议对妊娠晚期（孕周 ≥ 20 周）的孕妇进行产前接种，对围生期孕产妇及其家庭成员和新生儿密切接触者进行接种，并对婴儿形成严密保护，称为"蚕茧策略"。也有很多专家建议增加年长儿和成人的免疫接种，美国、加拿大等国家已有增加青少年接种的策略。

三、百日咳的治疗

（一）一般疗法

一般疗法包括呼吸道隔离、保持空气新鲜、避免一切可诱发痉咳的因素。

（二）病原菌的治疗

大环内酯类是最常用的抗菌药物，在早期（卡他期起始阶段）即予治疗效果最好；阿奇霉素应用于1月龄以下的新生儿，1月龄以上可选用红霉素、阿奇霉素或克拉霉素。对于2月龄以上的患儿，若存在过敏或其他不耐受情况，可选用复方新诺明。

（三）对症治疗

对症治疗主要有缓解痉挛性咳嗽、分解黏稠痰液等作用[3]。①黏痰分解药：如乙酰半胱氨酸可分解黏稠痰液。②解痉镇咳药：维生素 K_1 肌内注射可减轻痉咳，减少出血，每日一次，疗程5～7日；β受体激动剂沙丁胺醇、特布他林口服或雾化吸入，可减轻痉咳。③镇静药：痉咳影响睡眠可选择镇静药如水合氯醛灌肠，苯巴比妥口服或肌内注射。④激素：病情严重的婴幼儿可使用糖皮质激素。⑤其他：对于新生儿、婴幼儿及重症百日咳患儿，可静脉给予免疫球蛋白，疗程3～5日；也可应用普鲁卡因静脉封闭疗法，疗效显著。

四、百日咳的预防

（一）疫苗的预防接种

目前，世界范围内预防和控制百日咳最有效的手段仍然是接种百日咳疫苗（全细胞疫苗和无细胞疫苗）。有些国家改变了接种策略，增加了青少年和成人的接种[4]。我国的预防接种程序是3、4、5月龄基础免疫3剂，18～24月龄加强免疫1剂。

（二）药物预防

作为疫苗接种以外控制疫情暴发的辅助手段，推荐使用大环内酯类抗菌药物，药物的预防仅限在发病前3周使用[4]。限制疾病的传播可缩短排菌期及预防继发感染，但不能缩短百日咳的临床病程。

（三）切断传播途径

百日咳具有较强的传染性，病原菌可以在人的鼻咽部聚集，做好呼吸道隔离，保持室内空气流通，可以阻断或减少百日咳的传播。

五、关于百日咳的几点疑问

1.百日咳通过什么途径传播？

百日咳主要传播途径为飞沫传播，也不能忽视接触传播[4]。

2. 百日咳易感人群只有婴幼儿吗？

婴幼儿易感性最强，但青少年和成人仍然易感，且接种过疫苗的年长儿和成人百日咳表现出非典型的症状，他们症状较轻，易被忽视，成为重要传染源[4]。

3. 百日咳与普通感冒咳嗽有什么区别？

百日咳咳嗽的特点是阵发性、痉挛性咳嗽，常常表现为不咳则已，一咳便是连续短促地咳嗽十余声甚至数十声，常伴有涕泪交流、面红耳赤、静脉怒张、身体缩成一团等表现。阵咳完毕时，接着有一深长的吸气，发出一种特殊的高调鸡鸣样吸气声，犹如公鸡的叫声，阵咳每日数次至数十次，一次较一次剧烈；普通感冒引起的咳嗽特点：多为一声声刺激性咳嗽，是一种为了排出呼吸道分泌物或异物而做出的一种机体防御反射动作。

4. 百日咳日常护理有什么需要注意的？

①作为传染性疾病，百日咳家庭聚集性罹患率高，应及时进行呼吸道隔离，一般需隔离至发病后 4 周。②避免各种刺激因素，给予易消化、富含营养的食物，少食多餐，注意补充维生素和钙剂。③体弱婴幼儿痉咳严重时，常伴发惊厥和窒息，应加强夜间护理。

参考文献

[1] 刘艳芹，于华凤，马香，等.百日咳再现及其应对措施的研究进展[J].国际儿科学杂志，2020，47（2）：91-95.

[2] 刘莹，姚开虎.百日咳再现的研究进展[J].中华儿科杂志，2018，56（4）：313-316.

[3] 中华医学会.临床诊疗指南·小儿内科分册[M].北京：人民卫生出版社，2005：163-164.

[4] 王静敏.百日咳与百日咳疫苗[J].中华实用儿科临床杂志，2013，28（20）：1530-1535.

第四章　留意身边的过敏

第一节　抓狂的过敏

过敏，大家再熟悉不过了。近年来，中国儿童过敏性疾病的患病率呈逐年上升趋势，已成为 21 世纪常见疾病之一，不仅影响患儿的生活质量，严重者甚至危及生命[1]。

世界变态反应组织白皮书估计全球过敏性疾病的患病率为 10% ~ 40%，其中包括 3 亿支气管哮喘患者，4 亿过敏性鼻炎患者，2 亿 ~ 2.5 亿食物过敏症患者，以及众多的结膜炎、荨麻疹、湿疹、嗜酸性粒细胞性疾病、昆虫过敏症和过敏性休克等患者[1]。

2005 年 6 月 28 日，WHO 联合各国（地区）变态反应机构共同发起了对抗过敏性疾病的全球倡议，将每年的 7 月 8 日定为世界过敏性疾病日。旨在通过增强全民对过敏性疾病的认识，共同来预防过敏反应的发生。下面我们就来聊聊这令人抓狂的过敏。

一、相关概念

（一）过敏原和（或）变应原
过敏原和（或）变应原是指诱导机体产生过敏的抗原物质。

（二）超敏反应与过敏
机体受到生理剂量的过敏原刺激后，出现异于常人的生理功能紊乱或组织细胞损伤的反应称为超敏反应。超敏反应可由免疫和非免疫机制介导，免疫机制介导的超敏反应称为过敏。

（三）过敏性疾病

过敏性疾病系一组由于机体免疫系统对环境中典型无害物质产生的超敏反应性疾病[2]，包括食物过敏、过敏性鼻炎、过敏性结膜炎、特应性皮炎、过敏性哮喘等。

（四）严重过敏反应

严重过敏反应系在接触过敏原后数分钟到数小时内迅速发生的危及生命的严重反应，累及两个或以上器官和（或）系统，严重时可发生过敏性休克，必须给予紧急救治。

二、过敏性疾病介绍

（一）食物过敏

食物过敏是指进食某种特定食物后引起机体过敏，再次进食此种食物后可导致机体对之产生异常免疫反应。其症状涉及消化系统、呼吸系统、皮肤、心血管系统和神经系统等。其中60%的儿童食物过敏累及消化系统，主要表现为呕吐、反流、喂养困难、拒食、腹痛、腹胀、腹泻、便秘、消化道出血等，严重者可导致生长发育迟缓、贫血和低蛋白血症。食物过敏在儿童中的发病率为 0.02% ～ 8%[2]。

（二）过敏性鼻炎

过敏性鼻炎是人的机体接触过敏原后以鼻痒、连续打喷嚏、流清鼻涕等为主要症状的鼻黏膜非感染性炎症疾病。它是全球性的健康问题，影响着 10% ～ 20% 的人群，据保守估计，全球有超过 5 亿的患者。

（三）过敏性结膜炎

过敏性结膜炎是结膜对外界过敏原产生的一种超敏反应。主要表现为眼痒、异物感、畏光流泪、视物模糊、眼睑痉挛、有黏丝状分泌物、打喷嚏、流涕等症状。婴幼儿以揉眼和流泪为主要症状。

春天是过敏性结膜炎的高发季节，各种花粉很容易进入并刺激眼睛，导致过敏。一些过敏体质的儿童很容易发生过敏性结膜炎。儿童过敏性结膜炎早期表现为季节性发病，但如果治疗不及时，有可能变成常年的、一年四季都出现的疾病。

（四）特应性皮炎

特应性皮炎是一种慢性、复发性、瘙痒性、炎症性皮肤病，严重影响患者及其家庭成员的生活质量。本病与遗传过敏有关，常伴有皮肤屏障功能障碍。通常初发于婴儿期，有研究显示，1 岁前发病者约占全部患者的50%，部分患者病情可迁延到成年[3]。

（五）过敏性哮喘

过敏性哮喘是指由过敏原引发和（或）触发的一类哮喘，是支气管哮喘中的重要类型，占支气管哮喘的 60% ~ 80%。是儿科常见呼吸道疾病之一，其患病率在国内外呈大幅上升趋势[4]。儿童哮喘若置之不理，不但会影响患儿的正常生活和生长发育，严重者甚至会引起死亡。因此，儿童哮喘要早发现并及时规范化治疗，这样才能远离哮喘的危害。

三、对抗过敏，家庭护理很重要

成年人的身体机能发育比较成熟，对抗过敏原的能力比较强，而儿童与成人不一样，其身体机能尚未发育完全，容易发生过敏，那么家长可以做什么来预防和治疗孩子的过敏呢？

首先以预防为主，杜绝过敏的发生。尽量避免接触过敏原，包括花粉、粉尘以及毛屑、致敏的食物等；另外要穿棉质的内衣，尽量不要穿化纤的衣服；勤洗内衣，也要避免接触其他的病原微生物。

如果不幸发生了过敏，则可以通过药物来治疗。作为家长要了解过敏性疾病长期用药的必要性，克服激素恐惧，增强治疗依从性，切勿自行停药，导致过敏反应的反复发生。

参考文献

[1] 中华儿科杂志编辑委员会，中华医学会儿科学分会. 儿童过敏性疾病诊断及治疗专家共识 [J]. 中华儿科杂志，2019，57（3）：164-171.

[2] 中华医学会儿科学分会消化学组. 食物过敏相关消化道疾病诊断与管理专家共识 [J]. 中华儿科杂志，2017，55（7）：487-492.

[3] 中华医学会皮肤性病学分会免疫学组. 中国特应性皮炎诊断和治疗指南 [J]. 中华皮肤科杂志，2008，41（11）：772-773.

［4］中华医学会呼吸病学分会哮喘学组. 中国过敏性哮喘诊治指南 [J]. 中华内科杂志，2019，58（9）：636-655.

第二节　讨厌的过敏性鼻炎

春天的柳絮、夏天的螨虫、秋天的花粉、冬天的雾霾，有过敏性鼻炎的宝宝们常在鼻塞、鼻痒、流鼻涕和打喷嚏中度过四季。患有过敏性鼻炎的儿童由于不会表达，不会很好地自我护理，同时，这些症状与感冒引起的症状又容易混淆，往往得不到及时、正确的治疗，对宝宝的健康和生活质量有很大影响。

一、什么是儿童过敏性鼻炎？

儿童过敏性鼻炎指机体敏感的儿童在接触变应原刺激后使机体处于"致敏"阶段，再次接触的时候变应原与鼻黏膜肥大细胞上的 IgE 抗体结合，肥大细胞脱颗粒，释放炎性物质（白三烯、组胺等）作用于细胞和血管腺体，引起鼻炎的临床症状[1]。

二、过敏性鼻炎有哪些分类？

（1）按照症状发作时间分为间歇性过敏性鼻炎（症状发作＜4天/周，或＜连续4周）和持续性过敏性鼻炎（症状发作≥4天/周，且连续≥4周）。

（2）按照过敏原种类分为季节性过敏性鼻炎（发作呈季节性）和常年性过敏性鼻炎。

（3）按照症状严重程度分为轻度过敏性鼻炎（症状轻，对包括睡眠、日常生活、学习等生活质量未产生明显影响）和中、重度过敏性鼻炎（症状较重或严重，对包括睡眠、日常生活、学习等生活质量产生明显影响）[1]。

根据发病特点，按症状发作时间和严重程度分类的方法较为适用于儿童。

三、儿童过敏性鼻炎有哪些症状？

鼻部主要以突发和反复发作性鼻塞、鼻痒、打喷嚏、流涕等症状为主，眼部可能还有眼痒、流泪、结膜充血、总有异物感等症状，有的患者甚至还有咽喉不适、咳嗽等呼吸道症状，常有过敏史[2-3]。

四、过敏性鼻炎发病机制是什么？

大多数抗原为吸入性抗原，以尘螨和花粉最常见。抗原进入体内，释放相关炎症物质，引起鼻黏膜组织反应。收缩阻力血管，表现为鼻黏膜苍白；扩张容量血管，表现为鼻塞；增加毛细血管通透性，表现为鼻黏膜水肿；增加副交感神经活性，表现为鼻涕分泌增多；增强感觉神经敏感性，表现为连续打喷嚏[4]。

五、过敏性鼻炎与普通感冒的区别

过敏性鼻炎与普通感冒的区别见表 4-1。

表 4-1　**过敏性鼻炎与普通感冒的区别**

疾病	发作季节	症状持续时间	发热及全身不适	咽痛	眼痒	鼻涕颜色
普通感冒	冬、春季高发	7～10天	多数有	多数有	无	初为白色，后可变为黄色
过敏性鼻炎	每年固定时期或常年	一般＞2周	无	无	多数有	清水样

鼻痒/打喷嚏	白细胞	嗜酸性粒细胞	过敏原检测	个人及家族史
轻或中度	正常或略低	正常	阴性	无特殊
较明显	正常	多数升高	阳性	可有湿疹、反复咳嗽及过敏史，可有家族过敏史

六、过敏性鼻炎有哪些治疗方法？

过敏性鼻炎可通过抗组胺药物、糖皮质激素、白三烯受体拮抗剂、免疫治疗、中药、鼻腔冲洗、手术等予以治疗[1-3]。

（一）口服抗组胺药物

第二代抗组胺药为儿童过敏性鼻炎的一线治疗药物，不但可以治疗过敏性疾病，还能减少呼吸道病毒感染和喘鸣次数，在哮喘的二级预防中有非常重要的作用。这类药物起效快速，持续作用时间较长，能显著改善鼻痒、打喷嚏和流涕等鼻部症状，对合并眼部症状也有效，但是改善鼻塞的效果有限。因此伴有湿疹、眼部过敏症状的患儿更适用口服抗组胺药治疗。一般每天只需用药1次，疗程不少于2周。5岁以下年幼儿童推荐使用糖浆。目前，临床上治疗儿童过敏性鼻炎常用的口服二代抗组胺药物为氯雷他定及西替利嗪。6个月以上幼儿使用西替利嗪或氯雷他定是比较安全的。

（二）鼻用抗组胺药

鼻用抗组胺药物起效快，季节性或常年性过敏性鼻炎可以使用此药。对于轻度过敏性鼻炎的患儿可选用鼻用抗组胺药进行治疗，6岁以下可选用盐酸左卡巴斯汀鼻喷雾剂，6岁以上首选盐酸氮卓斯汀鼻喷雾剂。对于中度过敏性鼻炎的患儿，可选用鼻用抗组胺药或者激素，而对于重度患儿应选择盐酸氮卓斯汀鼻喷雾剂联合鼻用糖皮质激素治疗。

（三）鼻用糖皮质激素

鼻用糖皮质激素是儿童过敏性鼻炎的一线治疗药物，如丙酸氟替卡松、糠酸氟替卡松、糠酸莫米松对儿童过敏性鼻炎的鼻部症状包括打喷嚏、流涕、鼻痒和鼻塞均有显著改善作用（优于抗组胺药物），主要用于中、重度儿童过敏性鼻炎。轻度间歇性过敏性鼻炎使用鼻用糖皮质激素的疗程为2～4周；中、重度持续性患者与抗组胺药联合应用疗程为8～12周。掌握正确的鼻腔喷药方法可以减少鼻出血的发生，应避免朝患儿鼻中隔喷药。

（四）白三烯受体拮抗剂

白三烯受体拮抗剂更为适用于学龄前期鼻塞较重的患儿。对于中、重度过敏性鼻炎的患儿，白三烯受体拮抗剂可作为联合用药，特别是与鼻用糖皮质激素一起使用。常用的有孟鲁司特钠，但是它不能取代哮喘的吸入激素和过敏性鼻炎的鼻用糖皮质激素，只作为轻度哮喘的替代治疗，中、重度过敏性鼻炎的联合用药。哮喘患者可以在睡前服用。过敏性鼻炎患者可根据自身的情况在需要时服药。同时患有哮喘和过敏性鼻炎的患者应每晚用药一次。

（五）免疫治疗

免疫治疗是针对 IgE 介导的 I 型变态反应性疾病的对因治疗。它分为皮下免疫治疗和舌下免疫治疗。由于儿童表达能力有限，交流不易，加上免疫注射为有创治疗，较小的儿童难以接受，所以 5 岁以下儿童不推荐使用皮下免疫治疗。目前可供临床使用的舌下含服标准化过敏原疫苗仅有粉尘螨滴剂一种，故对花粉等其他种类过敏原致敏的过敏性鼻炎患者尚不能进行有针对性的免疫治疗。

（六）其他用药

肥大细胞膜稳定剂和减充血剂为儿童过敏性鼻炎的二线治疗药物，平时用得不多。其中，色甘酸钠和曲尼司特对缓解儿童过敏性鼻炎的打喷嚏、流涕和鼻痒症状有一定效果。对于有严重鼻塞症状的过敏性鼻炎患儿，可短期局部使用减充血剂，连续使用不超过 1 周，不推荐口服减充血剂（伪麻黄碱等）作为常规治疗。

（七）鼻腔冲洗

使用生理盐水、高渗盐水或生理性海水进行鼻腔冲洗是一种安全、方便的治疗方法，可有效清除鼻内刺激物、过敏原、炎性分泌物等，通常用于鼻腔和鼻窦炎性疾病的辅助治疗。生理性海水更适用于婴幼儿，一般在其他鼻用药物之前使用。

（八）手术治疗

对于大龄儿童过敏性鼻炎经药物保守治疗无效的，特别是鼻塞症状加重的，可以选择外科手术治疗。

七、平时如何预防过敏性鼻炎？

（1）接触过敏原是过敏性鼻炎的主要诱因，在日常生活中应尽量使患儿避免接触已知的过敏原。如果宝宝存在长期过敏，应考虑室内过敏原，做好床铺除螨、家具除霉菌、去除动物毛屑等工作；对宠物毛屑过敏的患儿应避免养宠物。如果是季节性的过敏，要注意草木花粉，在相应的季节尽量避免接触，减少外出，外出时戴好特制口罩、鼻腔过滤器。

（2）对于季节性过敏性鼻炎可提前 1～2 周用药。治疗时间一般不宜过长，长期使用减充血剂药物（伪麻黄碱等）会引起药物性鼻炎，使病情更为复杂。

（3）平时要带儿童多运动，加强锻炼，增强体质，提高自身免疫力。

儿童过敏性鼻炎治疗方案如何选择、药物如何使用，家长们一定要咨询医生，在医生的指导下进行。不可轻易凭自己的判断随意使用药物，甚至听信偏方。儿童过敏性鼻炎本身是儿童常见而难治的慢性疾病，容易反复，目前我们更多的是控制住其症状，还没有根治的有效方法。因此，家长们一定要调整好"根治"的期望值，与医生多沟通，了解过敏知识，接受健康教育，怀着平和的心态去面对过敏性鼻炎，保证患儿的生活质量。

参考文献

［1］中国医师协会儿科医师分会儿童耳鼻咽喉专业委员会.儿童过敏性鼻炎诊疗——临床实践指南 [J]. 中国实用儿科杂志，2019，34（3）：169–175.

［2］王智楠.《儿童过敏性鼻炎诊疗——临床实践指南》治疗部分解读 [J]. 中国实用儿科杂志，2019，34（3）：192–196.

［3］中华医学会变态反应学分会儿童过敏和哮喘学组，中华医学会儿科学分会呼吸学组哮喘协作组.抗组胺 H_1 受体药在儿童常见过敏性疾病中应用的专家共识 [J]. 中国实用儿科杂志，2018，33（3）：161–170.

［4］田勇泉.耳鼻咽喉头颈外科学 [M]. 北京：人民卫生出版社，2013：54–55.

第三节 我叫痱子，不叫湿疹

医学上痱子还被称为汗疹或红色粟粒疹，宝宝在炎热的夏季尤其爱出痱子，由于外界气温增高，湿度大，出汗过多不易蒸发，使汗腺导管口闭塞，导管内压增高发生破裂，汗液渗出刺激周围组织，出现丘疹、丘疱疹和小水疱。

湿疹是一种常见的过敏性炎症性皮肤病，具有明显渗出倾向，会出现在身体的任何部位，一般认为与过敏反应有一定关系，伴有明显瘙痒，易复发。

湿疹主要是由过敏引起的，而痱子是因为夏天天气热，机体出汗过多不易蒸发导致的。

在给宝宝祛痱时要注意以下几点。

1. 尴尬的痱子粉

很多人的第一反应就是长了痱子用痱子粉。其实不是。痱子已经形成，最好就不要过多使用痱子粉了。因为一些痱子粉中混有石棉，而石棉对孩子的皮肤、呼吸道等是有伤害的，而且痱子粉以滑石粉或玉米粉为基质，易堵塞毛孔，更不利于汗液排出，宝宝更容易长痱子。

2. 花露水不可取

有的家长会用花露水擦拭长痱子的皮肤，但是花露水里含有的酒精成分对宝宝的皮肤有刺激，特别是已经破溃的皮肤，会加剧宝宝的疼痛。直接用花露水涂抹防痱的方法不可取。

3. 洗凉水澡是误区

洗凉水澡会使皮肤毛细血管骤然收缩，汗腺孔闭塞，汗液排泄不畅，致使痱子加重。

痱子的预防至关重要。炎热夏季，每日应用温水洗澡或擦洗数次以散热，注意浴后擦干。室内宜通风，并采取适当的方法降低室内温度、湿度，以减少出汗。衣着宜宽大，并及时换下汗湿的衣物，以保持皮肤干燥和清洁。起了痱子千万不要抓挠。饮食宜清淡，避免过热的饭菜。热天多饮清凉饮料，如绿豆汤、西瓜汁等。

第四节　"紫色"疾病，并不是过敏

5 岁男孩壮壮两条腿和屁股上长出了不少紫红色皮疹，并且还嚷嚷膝盖疼。妈妈带他去附近诊所，开了一些抗过敏药。吃了几次后，壮壮不但病情没减轻，反而出现剧烈腹痛和呕吐。一家人赶紧去医院儿科就诊，经检查，医生诊断壮壮得的是"过敏性紫癜"。

妈妈很纳闷，过敏性紫癜听起来像过敏引起的。但为什么壮壮吃了抗过敏药，病情没有减轻反而加重了呢？为了解开壮壮妈妈的疑惑，也便于各位家长在孩子发生过敏性紫癜时，更好地识别和应对，下面我们就从疾病诱因、临床表现、应对治疗、预后观察等方面聊一聊吧。

一、过敏性紫癜是过敏引起的吗？

过敏性紫癜又称免疫球蛋白 A（immunoglobulin A，IgA）血管炎，是由于机体免疫功能紊乱、大量 IgA 免疫复合物沉积在全身小血管壁而致的血管炎[1]。此病多见于儿童和青少年，尤其是 5 ~ 10 岁儿童[2]。大多数研究显示本病多发于男性，男女比例为 1.2 : 1 ~ 1.8 : 1[1, 3]。

过敏性紫癜虽然带着"过敏"两字，但是跟过敏毫无关系。过敏性紫癜和过敏都属于变态反应。根据发生机制和临床特点，变态反应分为四型，过敏性紫癜属于Ⅲ型变态反应。而过敏是由Ⅰ型变态反应（如急性荨麻疹、过敏性鼻炎）和Ⅳ型变态反应（如接触性皮炎）引起的。过敏性紫癜的病因目前还不完全清楚，临床发现约一半患病的孩子在发病前 1 ~ 3 周有过上呼吸道感染，特别是链球菌引发的感染[4]，此外疫苗接种、药物、食物、遗传等因素虽有报道，但尚需可靠研究证据。

二、孩子得了过敏性紫癜都有哪些表现？需要去医院吗？

过敏性紫癜的表现有典型的"四联征"（图4-1），主要涉及皮肤、关节、胃肠道、肾脏等。如果出现下列症状，应该到医院就诊。

（1）皮肤：出现对称分布、按压不褪色的成群红色、紫红色皮疹，主要位于双下肢、臀部和踝关节周围。

（2）关节炎/关节痛：存在明显的关节周围肿胀和压痛。小宝宝可能会拒绝行走。

（3）胃肠道：约一半儿童可出现胃肠道症状，一般在皮疹出现后 8 日内发生。轻则出现恶心、呕吐、腹痛，少数严重者出现消化道出血、肠缺血和坏死、肠套叠和肠穿孔。

（4）肾脏病：20% ~ 54% 的儿童有肾脏受累症状，出现血尿、蛋白尿、管型尿等。

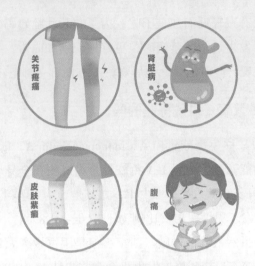

图 4-1　**过敏性紫癜的典型"四联征"**

（5）其他：2%～38% 的男孩有阴囊疼痛或肿胀。少见头痛、癫痫发作、脑病等中枢和周围神经系统症状。累及眼部还可出现角膜炎和葡萄膜炎等。

三、过敏性紫癜怎样治疗?

（1）仅有皮肤表现：可使用维生素 C、抗组胺药物，参考凝血指标可选用抗血小板凝聚药物，如双嘧达莫片及肝素。

（2）如有感染：使用相应的抗菌药物进行抗感染治疗。

（3）关节炎/关节痛：急性期需卧床休息，疼痛时给予非甾体抗炎药，严重者可应用糖皮质激素。

（4）胃肠道症状：暂时吃无渣或少渣、没有动物蛋白的食物，使用 H_2 受体阻滞剂、胃黏膜保护剂、解痉药物等；如出现严重腹痛或消化道出血时，需要禁食补液，同时应用糖皮质激素。

（5）肾脏病和其他：根据临床症状对症治疗[3]。

四、过敏性紫癜会复发吗? 出院后需要注意什么?

过敏性紫癜大多数不会复发，少数会复发 1 次或以上，通常发生在初次发病后 4 个月内。一般会比前次发作症状更轻和（或）持续时间更短。

　　由于出现肾脏问题的儿童 90% 发生在发病 2 个月内，97% 发生在发病 6 个月内，因此所有患病的儿童在发病最初 1 ~ 2 个月都应接受尿液分析和血压监测（图 4-2），1 周 1 次或 2 周 1 次，直到距最初发病 1 年为止。如果发现有明显的尿液异常或血压升高，还应测定血清肌酐来评估肾功能[1]。

　　最后让我们总结一下，过敏性紫癜并不是过敏。如果发病，家长们一定要带孩子到医院进行鉴别诊断并接受规范治疗。

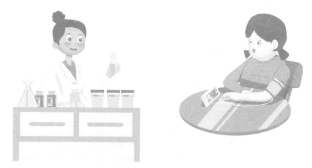

图 4-2　过敏性紫癜患儿在发病最初 1 ~ 2 个月应接受尿液分析和血压监测

参考文献

［1］KIM S，DEDEOGLU F. Update on pediatric vasculitis[J]. Curr Opin Pediatr，2005，17（6）：695-702.

［2］江载芳，申昆玲，沈颖 . 诸福棠实用儿科学 [M]. 8 版 . 北京：人民卫生出版社，2015：773-774.

［3］陈锐 . 过敏性紫癜临床路径（2010 年版）[J]. 中国社区医师，2011（14）：12.

［4］中华医学会儿科学分会免疫学组，《中华儿科杂志》编辑委员会 . 儿童过敏性紫癜循证诊治建议 [J]. 中华儿科杂志，2013，51（7）：502-507.

第五节　眼睛痒痒，我要眨眨

　　"妈妈，我的眼睛痒痒。"当听到孩子这样说或者是发现孩子频繁揉眼睛的时候，家长们就要加以注意了，要及时带孩子到医院眼科进行排查，看是否有结膜炎的情况。

结膜炎根据病情及病程，可分为急性、亚急性和慢性三类；根据病因又可分为细菌性、病毒性、衣原体性、真菌性和变态反应性等。下面主要介绍最常见的急性结膜炎和过敏性结膜炎。

一、急性结膜炎

人们俗称的"红眼病"是急性结膜炎的统称。它可由细菌或病毒引起，多发于春秋季节，发病急，易造成流行，发病后 3 ~ 4 天病情较重，10 ~ 15 天可以痊愈；一般为双眼先后发病，不影响视力，并发症少见。

本病传染性强，应注意消毒和隔离。若是患了"红眼病"，最好是到医院眼科检查后针对性治疗，不能自己随便滥用眼药，以免加重病情，耽误治疗。

二、过敏性结膜炎

过敏性结膜炎是结膜对过敏原刺激产生超敏反应所引起的一种疾病，季节性和常年性变应原都可触发。季节性变应原包括：树的花粉、草类、杂草花粉和室外真菌。过敏性结膜炎最常见的症状是眼痒，其他症状有流泪、灼热感、畏光及分泌物增加等。最常见的体征为结膜充血、水肿。过敏性结膜炎的治疗包括一般治疗和药物治疗，一般治疗为尽量避免与可能的过敏原接触，药物治疗还是交给专业医生。

三、滴眼液、眼膏、眼用凝胶，你用对了吗？

（一）滴眼液的使用

使患者头部稍后仰或平卧，眼向上注视。滴药者用手指轻轻向下拉开下睑，然后将药液缓慢地滴入下穹隆部（图4-3），一般滴用 1 滴即可。轻提上睑使药液在结膜囊内充分弥散。滴完后患者应轻轻闭合眼睑 2 ~ 3 分钟，并压迫内眼角以减少药物的全身吸收。

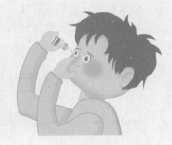

图4-3 滴眼液的正确使用方法

最后以干棉球拭去流出结膜囊的药液。轻拉下眼睑可以减少滴眼液外流，延长接触时间，增加滴眼液的效果。

（二）眼用凝胶或眼膏

眼用凝胶或眼膏涂入结膜囊的下穹隆部。用药后轻轻闭眼和按摩眼球有助于药物的扩散。

（三）两种不同眼用制剂同时使用

当两种不同的滴眼液同时使用时，如果用完一种后马上就用第二种，就会发生药物被稀释或药物溢出结膜囊的情况。因此当需要同时使用两种滴眼液时，应当在用完一种后至少 5 分钟再用另一种。若同时使用滴眼液和眼膏，间隔时间应为 10 ~ 20 分钟，先用滴眼液，后涂眼膏。

（四）怎样保存滴眼液？

拿到滴眼液后要关注一下贮藏条件，有些滴眼液是需要冷藏的。如果一次配了长期使用的滴眼液，要关注有效期，千万不要使用过期滴眼液。大部分滴眼液开封后只能使用一个月，超过一个月的要及时丢弃，可在瓶外标注滴眼液的打开时间。如果是单支不含防腐剂的滴眼液，一般使用 24 小时就应该丢弃。

（五）其他注意事项

（1）在使用眼用制剂之前，先检查药品，确定在保质期内，再看看有没有变色、异味、浑浊等情况，如果制剂本身就是浑浊型的，在使用前要将它轻轻摇匀，保证药液的浓度一致。

（2）准备好滴眼液后，要第一时间把手洗干净，避免使用过程中的细菌感染（这很重要！）。

（3）生活方式导致用眼习惯改变等引起的眼部不适，不应试图通过滴眼液来缓解，改变用眼习惯才是关键，滴眼液只起辅助治疗作用。要注意合理用眼，养成良好坐姿，做作业时注意保持正确的坐姿，不要长时间近距离读写、看电视、上网等，每 40 分钟休息（看远处）10 分钟，防止眼肌过度疲劳；做作业时光线不能太强或太弱，尽量减少异常视觉刺激，自觉做好眼保健操，多吃蔬菜瓜果，常吃富含维生素 A 的食品。切记滴眼液不是万能药，滥用无益，只有这样才能起到真正保护眼睛的作用。

第五章　皮肤大作战

第一节　虫子的"吻痕"——虫咬性皮炎

大家好，我是"虫咬性皮炎"，你们也可以叫我"丘疹性荨麻疹"，听我的名字就知道我是虫子留下的"吻痕"，是虫子送给孩子们的"礼物"，虽然这个礼物大家都不太喜欢。

一、我从哪里来?

我是一个坏朋友，也是一个没有秘密的朋友，关于我的来历，大家都很了解。我的存在与昆虫叮咬有关，是由叮咬引起的外因性变态反应，当孩子们被臭虫、跳蚤、蚊子、蠓虫类等节肢动物叮咬时，昆虫的唾液可注入皮肤，如果被咬的孩子具有过敏体质倾向，通过几天数次叮咬之后，我就会出现了。我最喜欢过敏体质或者免疫力低的孩子，一年四季中，我比较喜欢夏天和秋天。

二、哪些昆虫是我的"帮凶"?

我之所以这么猖狂，是因为我有很多朋友，它们都是我的"帮凶"。你们生活中常见的，比如蚊子、螨虫、飞蠓（小黑虫）、臭虫、蚂蚁都是和我一伙的；还有很多你们不经常遇见的，比如跳蚤、甲虫、蜘蛛、蜈蚣也是我的朋友。是不是不可思议？当然，我的朋友们中我最喜欢的是螨虫，我的螨兄，它最勤快，且非常小，无处不在，你们躲也躲不掉；它很狡猾，既可以直接叮咬皮肤引起虫咬性皮炎，也可以通过粪便、唾液等引起皮肤炎症。夏秋季节，我的朋友们就会活动猖獗、放飞自我，这时候你们遇到我的概率也会大一点。

三、你们如果遇见我，能认出我吗？

你们知道我，了解我，但是你们见到我的时候，能认出我来吗？下面给大家描述一下我的容貌：①当你们遇见我时，你们最常见的症状就是瘙痒，多数比较剧烈，一般没有全身症状。②一般在四肢、臀部、腰背部多见，常成批出现，多散点分布或群集分布，多不融合。③皮损症状为黄豆至花生大小，呈梭形的红色水肿性丘疹，中央可有丘疹、水疱或大疱。皮疹消退后，会有暂时性色素沉着。

四、当蚊虫伤害你们的时候，怎么办？

（1）避免搔抓。因为搔抓可能会造成继发感染（图5-1）。

（2）清洗或冰敷，必要时可以外搽。被叮咬后，可以用肥皂水清洗伤口或冰敷，也可以用炉甘石洗剂（用时摇匀，避免接触眼睛和其他黏膜）等外搽（图5-2）。

（3）必要时可口服抗组胺药。如果皮肤瘙痒，可用樟脑薄荷柳酯乳膏等外用乳膏，或者口服抗组胺药如氯雷他定、西替利嗪等。

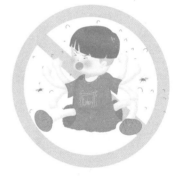

图 5-1　**蚊虫叮咬后应避免搔抓**

（4）严重时在医生指导下慎重使用糖皮质激素。对于持续性螫咬反应，局部使用糖皮质激素是必要的，儿童可

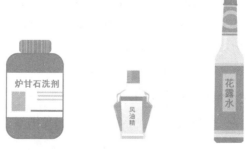

图 5-2　**蚊虫叮咬后可用炉甘石洗剂、风油精、花露水外搽咬伤部位**

以短期使用弱效至中效糖皮质激素，如0.1%糠酸莫米松乳膏等。

（5）如果合并感染，可以外用抗菌软膏，如莫匹罗星软膏等，病情严重者应到医院就诊，以免延误病情。

五、如何远离蚊虫？

（1）少带孩子去花草茂盛的地方玩耍，不在树林、杂草丛或潮湿处坐卧休息。

（2）若外出游玩，应减少皮肤暴露，可适当涂抹防虫药物，还要避免在黄昏蚊虫活动高峰时外出。

（3）夜间关好纱窗（图5-3），使用蚊帐，蚊子叮咬是虫咬性皮炎最大的致病原因，故室内灭蚊是重要措施。

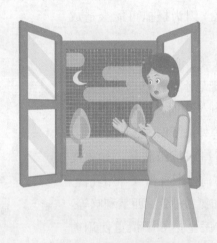

图5-3　夜间关好纱窗

（4）床上不用草编织品，因草编织品缝隙内容易藏匿小虫，肉眼看不见，当儿童接触后，小虫就会叮咬儿童，发生虫咬性皮炎。

（5）注意宠物身上是否有跳蚤等寄生虫，如有则及时处理。

（6）做好清洁卫生，衣服、被褥、床单、凉席要勤洗勤换，经常在太阳下暴晒可以减少螨虫、跳蚤滋生。

（7）居室内要保持空气流通、环境整洁，避免潮湿。

第二节　防晒秘籍

夏季的来临给孩子们带来了很多户外活动的机会，户外活动可以使孩子们心情愉悦，促进生长发育。然而夏季的紫外线较强，如果户外活动时防护不当，很容易会晒伤孩子们娇嫩的皮肤。家长们一定要充分认识到夏季防晒的重要性，才能保证宝宝们安全地度过夏日好时光。

一、儿童比成年人更应该防晒

我们成年人的身体拥有一些抵抗紫外线的自我保护机制。当我们美美地晒了一假期太阳后，会发现皮肤变得十分干燥，还产生了许多细小皮屑，即使涂抹身体乳也依然无济于事。其实，晒太阳后脱皮及表皮的增厚是在保护细胞，能有效削减射入人体的有害光照，人体的保护机制可以将自我防御紫外线的功能增加 2 ~ 4 倍[1]。

但婴幼儿尚不具备这一自我保护力。有研究证实，在 18 岁前，儿童会吸收他们一生接触紫外线的 80%。WHO 报告也证实，婴儿时期接收越多紫外线，累积的损伤就越多，因为紫外线使皮肤细胞的 DNA 受损，使皮肤以后出现皱纹、斑点，以及免疫力低下的风险增高。

二、宝宝防晒三原则

宝宝防晒三原则：规避、穿衣、涂防晒霜。

三、划重点：如何涂防晒霜

（一）对于儿童，如何选择防晒霜呢?

（1）1 岁以内的婴儿，尤其是 6 个月以内：尽量不使用防晒霜，推荐物理方式避光（防晒伞、帽子、衣服等）。

（2）长时间户外：当孩子长时间处于户外环境中，且紫外线强烈，同时实在不方便打伞、戴帽子时，比如在海滩游泳时，尽量选择使用安全度高的物理防晒霜。

（3）最适合儿童的防晒霜：含物理防晒成分的防晒霜。

市面上防晒霜的种类琳琅满目，家长往往不太会选择，到底哪种更适合孩子使用？防晒霜分为含物理成分的防晒霜和含化学成分的防晒霜。

化学防晒霜长久以来饱受争议。在动物实验中，一些防晒霜干扰小白鼠的激素分泌，但前提是超大剂量的使用。因此，对化学防晒霜会干扰人体激素分泌问题要客观看待：从每天的饮食中，我们都会摄入大量的植物雌激素，远远超出任何防晒霜所含的激素剂量。

儿童的化学防晒霜大多数情况下还掺有物理防晒成分，此处"物理"指的是"矿物"，即精磨成粉的二氧化钛与氧化锌等微粒，这些成分像小镜子一样将紫外线反射出去，那些精磨而成的微粒好似带有镜面反射功能的迷你遮阳伞。其优点在于：可以抵挡所有波长的辐射，保护皮肤不被紫外线损伤，而且不会过度深入皮肤，不会干扰人体激素水平，也不会引起过敏。但是物理防晒也不能完全让人高枕无忧。物理防晒成分是极细微的粉末，容易堵塞毛孔[2]。

还有防晒喷雾，看起来很方便，使用便捷，但是其大部分的成分都采用的是化学隔离，且在使用过程中，大部分喷雾都散落在空气中了，甚至还有造成眼睛、口、鼻不适以及吸入肺部的可能。

总结一下防晒安全性：打伞、穿衣服、戴帽子＞使用含物理防晒成分的防晒霜＞使用其他防晒霜。

（4）抗长波紫外线（ultraviolet A，UVA）标识的重要性。购买防晒霜时务必留心，在高倍防晒因子（50+）旁一定要有抗UVA的标识。根据相关标准，防晒霜的抗UVA功效需印在外包装上，且外有圆圈。如果一款防晒霜不能防UVA，那么尽管它可以抵御中波紫外线（ultraviolet B，UVB），防止皮肤晒伤，但却无法阻挡有害的UVA。所以一定要留心高倍防晒因子和UVA圆圈标识，保证同时抵抗两种不同辐射。

（二）如何涂抹防晒霜？

正确涂抹防晒霜的方法见图5-4，同时还要注意，出汗、衣物摩擦、室外游泳等都会让防晒霜损失，一定要记得补涂防晒霜。

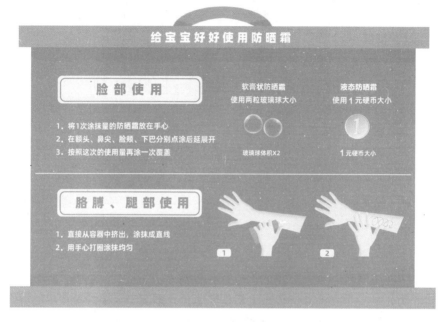

图 5-4　正确涂抹防晒霜

无论是多么"温和不刺激"的成分，都会给皮肤带来额外负担，特别是肌肤敏感的宝宝，易引起皮肤干燥[3]。

四、小结

（1）宝宝平时日常外出，尽量做到衣服、伞、帽子等齐上阵，用来遮蔽光线。

（2）长时间户外游玩时，有必要加涂防晒霜。

参考文献

［1］HOLICK M F. Vitamin D deficiency[J]. N Engl J Med，2007，357（3）：266-281.

［2］史钧 . 疯狂人类进化史 [M]. 重庆：重庆出版社，2016：98-103.

［3］刘立 . 皮肤的秘密 [M]. 北京：东方出版社，2019：131-140.

第六章　有传染性的信号

第一节　热退疹出——幼儿急疹

一、幼儿急疹是什么？

幼儿急疹真的是一个非常生动形象的名字。

幼儿——受害人群定了，主要是婴幼儿，多发于 3 个月至 4 岁的宝宝。

急——这里的急不是说爸爸妈妈着急的急，而是说整个病程是急性的，区别于慢性病程那种迁延数月的情况。

疹——可算说到重点了，最终落脚点是出疹子。

从这个疾病的名称我们就明白了，这是一种多发于婴幼儿的、急性的、以出疹子为主要表现的疾病。

从病因上来说，本病是由病毒感染引发的，最常见的是人类疱疹病毒，其次是肠道病毒。这些都可以通过亲密接触或飞沫传播，大人跟孩子亲密接触或者共用餐具就可能传染给孩子。也因为是病毒，所以前期会有来势汹汹的发热。

为什么又热退疹出了呢？那是因为机体免疫力战胜病毒的方式是激发体液免疫产生抗体，抗体与病毒上的抗原结合后被吞噬细胞彻底消灭。而伴随出现的皮疹，则认为是与这些抗原抗体的复合物的形成有关，但是更确切的机制还不清楚。

总之，随着疹子的出现，体温一般可以恢复正常，但孩子的精神状态不会立竿见影地好转，反而可能会更蔫，这是正常的，耐心等一等，宝宝重回活蹦乱跳指日可待。

二、为什么这么烦人?

幼儿急疹说到底不是什么大病,但讨厌就讨厌在"马后炮"属性上。不到热退疹出,谁也不能确定是它。而发热偏偏又是最没有特异性的炎症表现,太多幼儿常见甚至严重的炎症性疾病都可以表现为发热,比如流感、中耳炎,甚至脑炎等。家长们不由得担心,再观察下去会不会耽误了大事?提心吊胆的,情绪也随着孩子的体温忽上忽下。

三、怎样在家护理?

(1)对症退烧。体温上升时即可给予物理降温,比如穿薄一点的衣服、洗温水澡、喝温开水等,不要用酒精擦浴! 当体温超过 38.5℃时给孩子吃退烧药,如布洛芬混悬滴剂(按体重折算给药剂量)。吃完药后孩子可能会出一身汗,不用紧张,换身干净衣服,补充水分即可。再发热怎么办?重复以上步骤,需注意布洛芬用药间隔至少 4 小时。这期间,最重要的是补充水分,最好是喝水,实在不行果汁、牛奶都可以。

(2)可以洗澡。幼儿急疹的疹子是不痒的,虽然看起来可怕,摸起来不舒服,但不疼不痒,表面也不会破皮,可以正常洗澡、擦润肤霜。

(3)不怕见风。如果孩子精神状态可以,室外温度也适宜,完全可以出去活动。但尽量不去跟其他小朋友亲密接触,以免传染他人。

四、什么情况下需要去医院?

总体来说,两种情况需要去医院:①孩子发热加重。体温越来越高,或者是两次发热之间间隔的时间越来越短,或者孩子出现惊厥(俗称"抽风"),或者孩子在退烧后精神状态差,或是易激惹(可表现为易怒、爱哭等反常行为)。②有脱水表现。比如孩子喝不进去水,不肯喝或喝了就吐出来,出现尿量减少、烦渴等情况时,不能再在家观察,需要赶紧去医院。

五、预后怎么样？

预后较好。大多数的孩子只会得一次，自行恢复后没有后遗症。

第二节　手足口病

一、什么是手足口病？该如何防护？

手足口病在我国被归为丙类传染病，多发于 5 岁以下的宝宝，传染性强且重症病死率高，家长无不谈之色变。

能引起手足口病的肠道病毒家族很庞大，有 20 余种，但以柯萨奇病毒 A16 和肠道病毒 71 型为主。重症病例多由肠道病毒 71 型引起。

5 岁以下的宝宝比较易感，一方面是因为从母体获得的免疫力减退，自身免疫力成熟变强还需要时间；另一方面是防护做得不到位。

引起手足口病的肠道病毒喜欢湿热环境。密切接触是重要的传播方式，呼吸道飞沫也可传播。宝宝通过接触被污染的手、毛巾、玩具以及床上用品、内衣等引起感染，所以要勤洗手，不要让儿童喝生水、吃生冷食物。儿童玩具和常接触到的物品应当定期清洁消毒，还要避免与患手足口病的儿童接触，因为手足口病的患儿和隐性感染者为主要传染源。

二、手足口病的症状是什么？有没有生命危险？

引起手足口病的肠道病毒进入人体后喜欢寄居在肠道，肠道环境适宜、营养丰富，病毒繁衍特别快。一般 3 ~ 5 天庞大的子子孙孙就需要开辟新的定居场所了。这时宝宝就开始发病，出现了发热，手、足、口、臀部出疹，口中的疱疹溃破后会导致吃东西及吞咽疼痛。也有在全身其他部位出现较多大疱样皮疹的，不过多数为不疼不痒的红疹、凸起或水疱，恢复后不留瘢痕。偶尔还会出现指甲脱落和蜕皮。

绝大多数发病 5 ~ 7 天后缓解，只有少部分发展为重症并出现并发症，如脑炎、脊髓炎、肺水肿/肺出血和循环衰竭等，如不及早诊治则病死率较高。

三、针对手足口病有没有特效的抗病毒药物？

引起手足口病的肠道病毒虽然繁衍迅速但生命短暂，到目前还没有针对它们的特效抗病毒药物。对于轻症手足口病，只要治疗护理得当，一般来说依靠人体自身免疫即可消除。如果是重症则需及早识别，尽快住院开展救治。

四、手足口病疫苗的重要性

目前的手足口病疫苗是针对肠道病毒 71 型的。接种后促进人体产生抗体，免疫保护率可达 90% 以上。疫苗接种是预防重症手足口病最经济、有效的干预措施。手足口病疫苗适用于 6 月龄至 5 岁儿童，基础免疫程序为 2 剂次，间隔 1 个月，鼓励在 12 月龄前完成接种。但一些家长认为接种疫苗无效、疫苗不安全、没必要预防等，从而没有给宝宝接种。

家长认为接种疫苗无效，是因为手足口病疫苗是针对肠道病毒 71 型的，而对其他肠道病毒导致的手足口病没有预防效果。但是好钢用到刀刃上，预防引起重症和死亡的肠道病毒 71 型，就解决了最主要的问题。因而接种手足口病疫苗是非常有必要的！

手足口病疫苗是灭活疫苗，接种疫苗一般不良反应很小，只有 1% ~ 10% 的儿童可能发生一过性的发热、腹泻、局部红肿硬结等，且很快就可以康复。需注意有些疫苗中含有微量庆大霉素，如果对疫苗中成分或庆大霉素过敏等就不能使用。

五、总结与思考

手足口病是传染性疾病，每年 4 ~ 9 月是手足口病的高发季节，部分南方地区 10 ~ 11 月还会出现小高峰。轻症手足口病护理治疗得当，一般靠人体免疫可自愈，少数为重症且病死率高。目前针对手足口病没有特效的抗病毒药物。但针对引起重症的肠道病毒 71 型，接种手足口病疫苗来预防是非常经济、有效的手段。日常生活中我们要记住：勤洗手、吃熟食、喝开水、勤通风、晒衣被（图6-1），疾病高发季节避免去人群密集的地方。

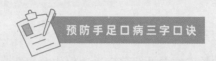

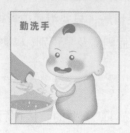

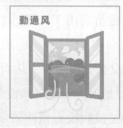

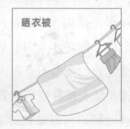

图 6-1　手足口病的日常预防

第三节　不常被谈起的手足癣

手足癣是"手癣"和"足癣"的总称，俗称"鹅掌风"和"脚气"。有的时候手足癣对患者的健康和日常生活影响较小，再加上大家碍于面子，就都很少谈起它，也不进行正规治疗。但手足癣是一种感染性疾病，而且复发率较高，也会一定程度上因瘙痒而影响患者的睡眠及日常生活，故而即使大家都不太愿意谈起它，也仍然应该引起重视。

一、手足癣的由来

手癣和足癣本质上是手和脚皮肤的真菌感染，主要被感染部位包括指（趾）间、手掌、脚底板以及手脚的侧缘，严重时可波及手足背、踝部等部位。若皮肤癣菌只感染了手背和足背，通常也叫作体癣。手足癣的致病菌为皮肤癣菌，包括毛癣菌属、小孢子菌属和表皮癣菌属[1]。需要注意的是，不仅成人会患手足癣，宝宝也可能会因为真菌感染导致手足癣的发生。

足癣是最常见的浅表真菌感染，占皮肤浅表真菌感染的1/3以上[1]。科学研究表明，全世界每10人中就有1人患有足癣[1]。足癣可以在人与人之间、动物与人之间以及污染物与人之间传播，主要原因是密切接触了病原菌，包括混穿鞋袜等[2]。手足癣这一类浅表真菌感染在患者自身的不同部位之间也可能传染，如足癣可能引起手癣、体癣、甲癣等，据统计，约1/3的足癣患者伴有指甲的真菌感染。另外，湿热和高温也是手足癣的诱因之一，所以当我们手足多汗、鞋子不透气或免疫功能受损时就较易发生浅表真菌感染，引起手足癣。

二、手足癣的庐山真面目

根据皮肤表现的不同，手足癣可以分为水疱型、糜烂型和鳞屑角化型三种类型[1]。一定程度上也可以视之为手足癣的不同阶段，损害初期常常伴有散在的小水疱，而后常以脱屑为主，长时间患有手足癣的人则会出现皮肤角化增厚。

水疱型的表现以小水疱为主，可成群，也可分布较散，澄清的水疱干燥后就会出现脱屑并伴有瘙痒。糜烂型最常见于第3～5趾趾间，由多汗、鞋不透气等原因引起，表现为糜烂、发白、瘙痒等。鳞屑角化型则主要有皮肤粗糙、增厚、脱屑、干燥等表现，患者往往自觉症状轻微，到了冬季就会发生裂口、出血和疼痛等。

手癣与足癣的表现大致相同，只是分型不如足癣明确。手癣的损害多限于一侧，症状不明显，常伴有鳞屑角化型足癣，大多数患者都同时患有双侧足癣和单侧手癣[1]。若此时患者的癣病（以足癣多见）炎症反应剧烈或治疗处置不当，则可能导致手足癣伴有癣菌疹，从而加重病情。

三、手足癣的应对之策

一旦发现自己或者宝宝的手脚有手足癣样的症状，应该立即就医，通过显微镜检查和真菌培养等方式明确诊断，并在医生和药师的指导下选用

宝宝健康成长——询医问药宝典

合适的抗真菌药物进行治疗[3]。如果还发生了癣菌疹或其他感染等，则需要同时进行抗过敏、抗感染等治疗[1]。

针对手足癣这类容易复发或再感染的疾病，通过进行健康教育，对降低复发、减少传播尤为重要。首先，注意个人卫生，洗完手脚后应及时擦干指（趾）缝，穿透气性好的鞋袜，避免长期浸水，同时注意保持鞋袜和脚的清洁干燥。其次，注意浴池、宿舍等地方的公共卫生，不与他人共用日常生活用品，如指甲刀、鞋袜、浴盆和毛巾等。最后，还得积极治疗自身其他部位的癣病（特别是甲真菌病）和家庭成员、宠物的癣病（图6-2）。

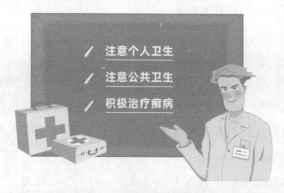

图 6-2　手足癣的应对之策

参考文献

［1］中华医学会皮肤病学分会真菌学组. 手癣和足癣诊疗指南（2017修订版）[J]. 中国真菌学杂志，2017，12（6）：321-324.

［2］江载芳，申昆玲，沈颖. 诸福棠实用儿科学 [M]. 8版. 北京：人民卫生出版社，2015：1143.

［3］中华中医药协会皮肤科分会. 足癣（脚湿气）中医治疗专家共识 [J]. 中国中西医结合皮肤性病学杂志，2018，17（6）：561-563.

第四节　请叫它水痘

水痘，家长们应该都不陌生吧，它是大宝宝和小宝宝们常见的出疹性疾病，主要是由水痘－带状疱疹病毒引起的，起病急、传染性高是它的主要特点。家长们会问，水痘好了以后是不是这个病毒就在体内消失了？当然不是，宝宝初次感染水痘－带状疱疹病毒后会引起水痘，恢复后，部分宝宝身上的这个病毒就会隐身，长期潜伏在脊髓后根神经节或脑神经的感觉神经节内，成年后，病毒可能会因为各种原因被激活，引发带状疱疹。当然，现在水痘的发病率已经大幅下降，这都是疫苗的功劳，有了疫苗，宝宝们就有了保护伞。

一、水痘是怎么传染的呢？

患者是唯一的传染源，从出疹前 1 ~ 2 天到皮疹完全结痂，这段时间都具有传染性。水痘好发于春秋季，90% 以上在儿童中传播。传播途径包括呼吸道飞沫、直接接触和母婴垂直传播，也可以通过接触被污染的用具传播。所以，在托幼机构或学校等儿童聚集的地方容易引起多发或暴发。

二、揭开水痘的真面目

宝宝得了水痘，首先会出现发热、食欲减退，之后 1 ~ 2 天出现皮疹。对于婴幼儿，可能发热和出疹一起出现。皮疹首先出现在躯干或头皮，刚开始是红色丘疹、发痒，很快形成透明的、饱满的水痘，周围有红晕，看起来像玫瑰花瓣上的露珠，之后 1 ~ 2 天水疱浑浊，出现中央凹陷，继而结痂。随着皮疹向其他部位扩散，包括脸、四肢，新的皮疹会继续出现，呈现出新旧皮疹同时存在的表现。

三、如果宝宝得了水痘，应该如何护理？

大多数宝宝得了水痘后，症状都不是很严重，仅表现为发热和皮疹，这时候家长们只需把宝宝隔离在家，对症处理就可以了。

（1）如果宝宝发热超过 38.5℃，可以使用对乙酰氨基酚退烧，不建议使用布洛芬，因为布洛芬会增加水痘患儿链球菌感染的可能。

（2）如果宝宝皮疹非常痒，可以口服一些抗组胺药，比如氯雷他定或西替利嗪。

（3）宝宝起水痘的时候会自己乱抓乱挠，这时候家长们可以给宝宝剪指甲，勤洗手，甚至可以戴个手套，防止把水痘抓破导致细菌感染。

（4）宝宝发热出疹期，可以让宝宝多卧床休息，多喝水，吃营养丰富、容易消化的食物。

（5）发现宝宝起水痘后就要在家隔离，一直到水痘完全结痂才能外出。

（6）如果宝宝高热不退或精神欠佳，应该立即就医，因为有些宝宝可能会有水痘肺炎或脑炎。

第五节　一出麻疹大戏

小时候就听妈妈讲"麻疹是出大戏，治病全靠免疫"。当时还不懂这话是什么意思的我，亲身经历了麻疹这场病，对其留下了深刻的印象，直到今天自己做了医生，才对这出戏有了更深刻的认识……

一、前序铺垫

这出戏的第一幕是那么的平淡无奇。那是一个月黑风高的夜晚，我吃完晚饭躺在沙发上看电视，看着平时最爱的动画片却一点也提不起兴趣，只感觉全身不舒服。妈妈给我测了个体温，说我有点低热，只叫我多喝点水。这样的日子，持续了10天左右，我的病情开始加重了。

二、迷雾重重

后来我发热越来越严重，体温最高的时候到了39℃，而且还开始出现了咳嗽、打喷嚏、流鼻涕等上呼吸道感染症状，妈妈说我当时还有结膜充血、眼睑水肿、怕光、流泪等明显的眼部症状（图6-3）。虽然我记不清了，但我知道真是挺难受的，只记得自己全身都不舒服，没有一点食欲，就连平时最爱的棒棒糖也不想吃了。倒是把妈妈吓坏了，她说我生病了，就带我去看了医生。

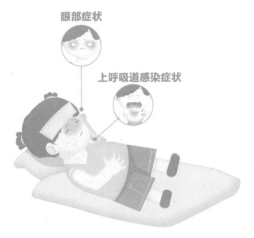

图 6-3　麻疹前驱期有发热、上呼吸道感染、眼部症状等

三、拨云见日

终于，在我体温逐渐升高后差不多 3 天，我的病情达到了高峰，先是体温骤然升高到 40.5℃，咳嗽也加重了，经常烦躁不安、想睡觉，妈妈说这期间我有一天还"抽筋"了，当时就把她吓坏了。接着我的耳后、发际等部位逐渐长出了皮疹，并且蔓延到了面部、颈部、躯干、四肢，最后连手掌、足底都起了皮疹。这皮疹呈充血性红色斑丘疹，疹间可见正常皮肤，还好这些皮疹都不痒。再往后这些皮疹就慢慢地融合了，颜色也逐渐加深。医生看了我的口腔，说我口腔里有灰白色小点，还拿听诊器给我"打了个电话"，说我肺部有啰音。还没等医生给出诊断，妈妈就轻轻地问了一句"我家宝贝该不是麻疹吧？"医生很严肃地说"是的"，就叫我们拿着检查单去抽血了。

四、沉渣泛起

我们做完检查拿着报告单回到医生诊室的时候，医生详细地给我和妈妈解释了这次的病情：你生的病叫"麻疹"，是由麻疹病毒感染引起的，这是一种传染性很强的呼吸道疾病，主要通过呼吸道进行传播，密切接触者也可能会经过病毒污染的手传播，一般出疹前后 5 ~ 10 天都具有传染性。

一旦被它感染，就会有你这样的一系列表现，主要分为四个时期。①潜伏期：6～18天，可有低热、全身不适。②前驱期：3～4天，表现为高热、卡他症状、麻疹黏膜斑和全身不适。③出疹期：发热3～4天后开始出疹，按耳后、发际、额面部、颈部、躯干、四肢、手掌及足底顺序蔓延。④恢复期：出疹3～4天后发热和皮疹开始减退，皮肤会有棕色改变以及脱屑，一般7～10天就可痊愈。病情严重者还会并发肺炎、喉炎、心肌炎、麻疹脑炎等疾病。

五、放牛归马

医生说，我这个病目前还没有特效的药物可以抗病毒治疗，现在只需要对症治疗、加强护理和预防并发症就可以了。临走时医生给我开了一些退烧药、镇咳祛痰药，以及补充维生素A的药物，还嘱咐我要多卧床休息，保持室内适当的温度、湿度和空气流通，避免强光刺激，注意皮肤、眼、口、鼻的清洁，嘱咐我多喝水，多吃易消化和营养丰富的食物，如果还有高热表现，可以按照说明书服用布洛芬混悬液退烧治疗即可。

六、杜渐防萌

提高人群免疫力，减少麻疹易感人群，才是消除麻疹的关键。预防麻疹的主要措施有如下几条。①主动免疫：按照我国儿童计划免疫程序接种麻疹减毒活疫苗。②被动免疫：如果明确接触了麻疹病毒，应在接触5天内使用免疫血清球蛋白预防发病，如果使用量不足或者是在接触5天后使用，将无法达到预防作用，仅可起到减轻症状的目的。③控制传染源：对麻疹患者要做到早发现、早报告、早隔离、早治疗；一般情况隔离至出疹后5天，具体情况应听诊治医生安排。④切断传播途径：如遇到麻疹流行期，应避免儿童到人群密集场所去；患者停留过的房间要注意通风并用紫外线照射消毒，患者的衣物应在阳光下暴晒；无并发症的轻症患者可以在家中隔离，以减少传播和继发医院内感染。

第六节　猩红热，才不是红猩猩发热

猩红热，是红猩猩发热吗？当然不是，猩红热是一种儿童常见的传染病。

一、猩红热的传播途径

《中华人民共和国传染病防治法》明确规定猩红热属于乙类传染病，主要通过呼吸道途径传播，也可经由皮肤伤口或产道感染。

二、猩红热的症状

大多数患儿在起病初期会有急性扁桃体炎的症状，发病 24 小时内会出现皮疹。皮疹从耳后、颈下部及上胸部开始，1 天内即蔓延至背、上肢，最后是下肢，多在 1 周内消退，第 1 周周末至第 2 周开始出现脱皮。起病初期，患儿的舌苔白厚，舌乳头红肿，类似"草莓状"，2 ~ 3 天后白苔开始脱落，舌面光滑呈牛肉色，味蕾仍然很明显，似"杨梅状"。

医生在确诊的时候会考虑得比较全面，观察患儿的临床表现，询问患儿的接触史，检查血常规、细菌培养及抗链球菌溶血素"O"试验。

三、猩红热的药物治疗

猩红热是由 A 型溶血性链球菌引起的，目前首选青霉素治疗，疗程为 10 天，也可以使用第一、二代头孢菌素类药物，青霉素过敏的患儿也可以选择红霉素，但是近几年的临床数据表明红霉素耐药率逐年上升。

在这里，家长们要注意了，怀疑孩子患有猩红热时，要及时去正规医院就诊，遵医嘱用药，特别是皮疹消退时不能擅自停药，因为皮疹消退不代表体内细菌完全消灭了，即使完成治疗疗程，仍有 10% ~ 20% 的患儿咽部带菌，因此不能病情好转一点就过早停药，必须完成一个疗程，直到细菌培养转阴，以减少并发症的发生。总而言之，早期、足疗程地使用抗菌药物对猩红热的转归非常有利，还可以减少并发症的发生。

四、如何预防猩红热？

如果孩子上学的幼儿园或者学校出现了猩红热患儿，家长要提高警惕，防患于未然。家里要经常开窗通风换气，最好每天 3 次以上，每次 15 分钟，孩子使用的玩具、餐具等要用开水煮烫。特别是猩红热流行期间，千万不要带孩子到人群密集的公共场所。

五、猩红热患儿的护理

猩红热可能会引起心肌炎、肾炎，因此猩红热患儿生病期间要卧床休息、避免剧烈运动，吃稀软、清淡食物，经常用淡盐水漱口，多喝水，喝水有利于体内毒素排出。在发病 2 ~ 3 周时家长们要注意观察患儿的小便情况，如果出现尿色转浓或如洗肉水样、尿量减少等症状，要及时就医，避免并发肾炎。生病期间注意皮肤护理，保持清洁，若出现大片脱皮，不要用手撕剥，以免损伤导致感染。除此之外，患儿生病期间要做好防护隔离措施。

第七节　疱疹又在咽峡捣蛋了

疱疹、咽峡、捣蛋，这几个关键词拼凑起来，你能想到什么？是不是有一种病立刻出现在脑海——疱疹性咽峡炎？

一、疱疹性咽峡炎长什么样？

字面意思，就是咽峡遭到攻击，被疱疹抢占了阵地，出现红、肿、热、痛等不适的炎症反应。

咽峡在哪里？来，小朋友张开小嘴巴，努力地张大，看到嗓子眼的一个小拱门了吧，没错，就是它。

被谁攻击了？病毒，通常是肠道病毒。

攻击成什么样？首先最直观的是长疱疹。可以长在"小拱门"咽峡上，也可以长在口腔黏膜上，开始是灰白色的小疱，周围发红，2 ~ 3 天后周围的红晕加剧扩大，疱疹破溃形成白色或者黄色的溃疡。

有多不舒服呢？

咽峡部长了小疱，不舒服是一定的，发红甚至很疼。孩子可能不会准确地表达说疼，但吃东西、咽口水都不好受，这种情况下，就可能会出现流涎，拒绝吃饭、喝奶，甚至出现呕吐，不适难耐，也会烦躁不安，有的孩子还会出现发热（图6-4）。家长因为担心，可能反复带孩子就医，身心俱疲。

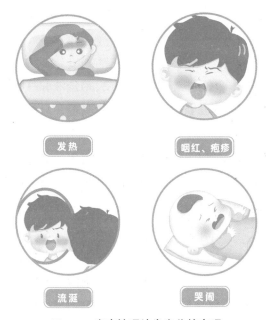

发热　　　　咽红、疱疹

流涎　　　　哭闹

图 6-4　疱疹性咽峡炎患儿的表现

二、孩子得了疱疹性咽峡炎该怎么办？

疱疹性咽峡炎是一种由肠道病毒引起的急性传染性疾病，好发于夏秋季节，1～5岁儿童是易感人群，同一儿童可多次患病。大部分有自限性，1～2周可自愈。因此，只需对症处理即可，包括口腔护理、药物治疗、消毒、隔离等措施。

1. 口腔护理

应注意保持口腔卫生，多饮水，饮食以软烂的流质、半流质为主，忌刺激性强的食物。

2. 药物治疗

目前没有治疗该病的特效药，主要是对症治疗。当宝宝发热超过38.5℃时，可选用退烧药如对乙酰氨基酚或布洛芬。如合并有细菌感染，应使用抗菌药物治疗。

3. 消毒

该病可经过呼吸道或粪－口途径传播，具有较强的传染性，家长要及时采取有效措施，对孩子经常接触的物品，比如玩具、奶瓶、碗筷、便盆等勤消毒。

4. 隔离

病毒的传播途径多种多样，患儿的粪便、疱疹液和呼吸道分泌物（唾液、飞沫），或者被病毒污染的衣物、玩具、食具等，只要携带相关病毒就可能成为传染源。

为防止交叉感染，患儿尽量不要去人群密集的地方，避免与健康儿童接触，直至体温正常、疱疹消退后1周（共隔离2周，在发病的第1周内传染性最强）。

三、疱疹性咽峡炎不可怕，怕的是跟手足口病傻傻分不清

疱疹性咽峡炎和手足口病都具有一部分相同的致病病原，且流行季节和临床症状相似，但疾病预后却大不相同，疱疹性咽峡炎的病情一般较轻，而少数手足口病会引起心肌炎、脑膜炎等多种并发症，个别重症患儿病情进展很快，可导致死亡。其实，两者鉴别起来也不困难，最大的区别是疱疹发生部位不同。一般来说，疱疹性咽峡炎的疱疹仅仅出现在口腔里，而手足口病一般先是口腔里有疱疹，后发展到手心、脚心、臀部，家长只需多加观察就能判断。发现苗头不对，速去就医就好。

好在捣蛋的疱疹不会在咽峡长住，随着疾病消退，症状也会逐渐好转。

第八节　一不小心，流行"腮腺炎"了

一、什么是流行性腮腺炎？

流行性腮腺炎，简称"流腮"，俗称"痄腮"。是由腮腺炎病毒引起的急性、全身性、病毒性传染病，儿童和青少年常见，成人也有发生。其病原体为流行性腮腺炎病毒，该病毒为 RNA 病毒，属于副黏液病毒科病毒属。

自 1968 年腮腺炎疫苗问世以来，腮腺炎的发病率有了显著的下降。在大部分未接种疫苗的人群中，腮腺炎是容易流行的。2 岁以下婴幼儿因有来自母体的抗体发病者较为少见，常见于年长儿，多为 5 ~ 9 岁儿童，85% 的感染发生在 15 岁以下儿童，但在未接种疫苗的年轻人中也有暴发。流行可发生在任何季节，但冬春之交发病率较高。

流行性腮腺炎的传染源为患者及隐性感染者。患者的腮腺肿胀前 7 天至肿胀出现后 9 天均有传染性；其传播途径主要为飞沫传播。正常人群中隐性感染率达 30% ~ 40%。人类对腮腺炎病毒有普遍的易感性。一次感染之后，包括隐性感染在内，均可获得终身免疫。

二、流行性腮腺炎该怎么治疗？

流行性腮腺炎没有特效的抗病毒药物，主要是采取对症处理。

患儿应卧床休息，注意保持口腔清洁，忌食酸性食物，多饮水。高热时使用退烧药物，可用布洛芬或对乙酰氨基酚。发病早期可使用利巴韦林 10 ~ 15mg/（kg·d）静脉滴注，疗程 5 ~ 7 天。重症病例可短期用肾上腺皮质激素治疗，疗程 3 ~ 5 天。

三、流行性腮腺炎如何预防？

腮腺炎流行季节，尽量减少孩子出入人群密集的场所，更不要接触已经患有腮腺炎的患者；对患有腮腺炎的孩子要及早隔离，直至腮腺肿胀完全消退为止；幼儿园、学校等集体机构中有接触史的孩子应该检疫 3 周；教室要注意通风，保持空气流通，并注意定期消毒；教育孩子养成良好的个人卫生习惯，注意锻炼身体，增强体质；保护易感人群，做好疫苗接种，按计划免疫常规接种腮腺炎减毒活疫苗或接种麻疹 – 风疹 – 腮腺炎三联疫苗。

第九节　细菌看上扁桃体了

一、宝宝扁桃体为什么经常发炎？

扁桃体是位于咽喉两侧呈扁卵圆形的淋巴器官（图6-5），可以产生淋巴细胞和抗体，具有防御细菌病毒、守卫人体健康的免疫功能。宝宝的扁桃体通常 1 岁开始发育，4 ～ 10 岁发育达最高峰[1]。所以 1 岁以内的宝宝很少得扁桃体炎，而 4 ～ 10 岁年龄段的宝宝，扁桃体会看起来微微偏大。扁桃体在发育时免疫功能还不够成熟，防御能力还不够强大，所以遇到细菌病毒来犯，就容易导致感染，出现扁桃体发炎。

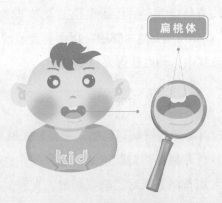

图 6-5　**扁桃体示意图**

二、扁桃体炎主要是由细菌感染引起的吗？

扁桃体炎主要是由病毒引起的，细菌感染也比较常见，其他还包括支原体、衣原体等非典型病原体。在春、秋两季及气温变化时容易发病。如果宝宝的扁桃体炎是由病毒感染引起的，只需对症使用解热镇痛药，无须使用抗菌药物即可慢慢痊愈。但如果是由细菌或支原体等病原体引起，就需要使用抗菌药物了。

三、急性细菌性扁桃体炎都有什么症状呢？

急性扁桃体炎是腭扁桃体的一种非特异性急性炎症。全身症状可有畏寒、高热、头痛、食欲下降、疲乏无力、周身不适等。宝宝有时可因高热而引起抽搐、呕吐及昏睡等，3岁以下的小宝宝有时还伴有腹痛及腹泻的症状。

局部症状中剧烈咽痛最为常见，宝宝会流涎、拒绝吃东西。如果宝宝配合张大嘴巴，爸爸妈妈有时还可以看到扁桃体红肿、有黄白色脓点，上腭处可能还会有出血点。部分孩子还可因淋巴结肿大出现转头受限，3岁以下的小宝宝严重时还可因扁桃体过度肿大引起呼吸困难。常见症状见图6-6。

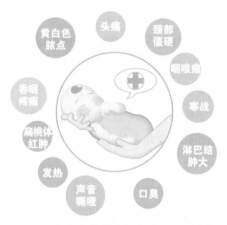

图6-6　急性细菌性扁桃体炎的常见症状

四、急性细菌性扁桃体炎如何治疗效果最好呢？

宝宝得了急性细菌性扁桃体炎，要清淡饮食，注意休息，多饮水，咽痛剧烈或高热时可口服解热镇痛药，较大儿童可使用复方氯己定含漱液、复方硼砂溶液漱口等，也可使用含片和局部喷剂。但最关键的还是针对病因，合理规范地使用抗菌药物。不同的抗菌药物就像作用不同的兵器，只有搞清楚引起感染的细菌种类，选对并规范使用才能获得最佳疗效。

A群β溶血性链球菌是引起该病的主要细菌，青霉素类、头孢菌素类等β内酰胺类抗菌药物是对付它的最佳兵器。如可以口服阿莫西林、阿莫西林克拉维酸、头孢克洛等。但使用这些药物时，需要注意每天使用3～4次，每次间隔6～8小时，疗程至少10天[2]。因为这些药物的疗效与药物在人体内作用的时间有关，每天多次给药、用够疗程才能清除细菌，减少并发症与复发的可能。

只要合理用药，大部分通过口服就能达到很好的效果，而口服比肌内注射和静脉注射要安全得多。如果孩子对青霉素过敏或考虑为肺炎支原体感染，建议使用阿奇霉素等大环内酯类抗菌药物。

五、其他注意事项

急性细菌性扁桃体炎主要通过飞沫或密切接触传播，急性期患儿（尤其未经治疗者）是主要传染源。为了避免孩子感染，日常需通过锻炼增强体质，提高免疫力；养成好的卫生习惯，注意用肥皂（洗手液）洗手等。

最后还要提醒各位家长，为了宝宝的安全不要自行买抗菌药物给宝宝服用。因为就算医生或药师有时也要借助检查工具和检验手段才能做到精确用药，况且有些抗菌药物使用前需要进行皮试确定是否过敏，有些还可能影响儿童骨骼发育而不适合儿童使用。

参考文献

［1］江载芳, 申昆玲, 沈颖. 诸福棠实用儿科学[M]. 8版. 北京：人民卫生出版社, 2015：1233, 1249.

［2］刘大波, 谷庆隆. 儿童急性扁桃体炎诊疗——临床实践指南（2016年制定）[J]. 中国实用儿科杂志, 2017（3）：161–164.

第十节　拆解泌尿系统感染

泌尿系统感染，听着有点陌生是吗？那发热、尿频、尿急、尿痛呢，感觉熟悉多了吧？没错，后者就是泌尿系统感染导致尿路刺激时的常见症状。

一、什么是泌尿系统感染？

泌尿系统感染，顾名思义，是发生在泌尿系统的感染，致病原多为细菌，是儿童常见的细菌感染性疾病。

我们知道，泌尿系统由肾脏、双侧输尿管、膀胱和尿道组成，将机体产生的代谢废物随尿液排出体外。一般以膀胱为界，分为上尿路和下尿路。上尿路包括双侧肾脏和输尿管，下尿路则包括膀胱和尿道。

因此，泌尿系统感染根据感染发生部位不同，又可分为上尿路感染和下尿路感染。上尿路感染以发热、寒战为主，可同时伴有排尿刺激症状；下尿路感染以尿路刺激症状为主（尿频、尿急、尿痛）。不过，新生儿或婴幼儿往往以全身症状为主（比如发热），很容易被忽视，需要专业医生的判断。

二、得了泌尿系统感染怎么办？

（一）首先明确一点：是病，得治

一旦确诊为泌尿系统感染，必须及时给予正规抗菌药物治疗，千万不要因为惧怕抗菌药物的不良反应而耽误治疗，反复泌尿系统感染可导致持续性的肾脏损害和肾瘢痕，从而引起高血压和慢性肾功能衰竭。

（二）选什么药？

根据已有的研究显示，泌尿系统感染常见的病原体是细菌。泌尿系统感染的治疗以经验性治疗为主，同时积极寻找致病原，在用药前留取尿培养，并做细菌药敏试验，结合药敏结果来修正治疗方案。

（三）吃药还是打针？

泌尿系统感染起始治疗口服和静脉用抗菌药物疗效相当，但对于出生60天内的小婴儿，由于败血症风险高，经验上通常会选择静脉用抗菌药物起始治疗。对于伴发热的泌尿系统感染，建议静脉用抗菌药物治疗至患儿退烧，之后口服抗菌药物7~14天。

（四）需要用多久？

3 月龄以上患儿，口服抗菌药物至少 3 天。对于症状无改善者需考虑耐药、先天性尿路畸形或急性泌尿系统梗阻。

三、反复泌尿系统感染怎么办？[1]

（一）要不要预防性使用抗菌药物？

有的孩子会反复发生泌尿系统感染，但目前对预防性抗菌药物治疗的有效性是有争议的。建议对于 1 岁以下的婴儿、初次泌尿系统感染发生早、高度膀胱输尿管反流、双侧膀胱输尿管反流和非大肠埃希菌引起的初次感染，应考虑长期预防性使用抗菌药物。

（二）预防用，用什么？

预防性抗菌药物治疗建议首选呋喃妥因（＜ 3 月龄不推荐）、甲氧苄啶（＜ 6 周龄不推荐）或复方新诺明（＜ 2 月龄禁用），也可选用头孢类抗菌药物。

（三）预防用，用多久？

反复泌尿系统感染患儿建议预防性应用抗菌药物 3 ～ 6 个月，合并膀胱输尿管高度反流的患儿建议预防性使用抗菌药物不短于 6 个月。

参考文献

[1] 中华医学会儿科学分会肾脏病学组. 儿童常见肾脏疾病诊治循证指南（试行）
   [J]. 中华儿科杂志，2010，48（11）：814–816.

第十一节　破伤风，破什么？

破伤风是一种致死率较高的感染性疾病。如未及时治疗，发展为重症，患者会出现喉痉挛、窒息、肺部感染和器官功能衰竭。没有医疗干预，病死率接近 100%。

这么危险的破伤风是如何引起的？它破坏了人体的什么系统？该如

何治疗？

一、破伤风究竟是什么病原体引起的？

破伤风是由破伤风梭状芽孢杆菌感染引起的，它是一种厌氧菌，广泛存在于土壤、灰尘、人或哺乳动物粪便中。芽孢在干燥的土壤和尘埃中可存活数年，在100℃环境下持续1小时才可被完全破坏。

用积尘、香灰等敷伤口，被泥土、粪便、痰液污染的伤口，钉子或针造成的穿刺伤，烧烫伤，挤压伤，烟花爆竹炸伤等，都会给破伤风梭状芽孢杆菌提供入侵破损皮肤、进行大量繁殖的机会[1]。破伤风潜伏期最短1天，通常3～21天[2]。

二、它破坏了人体的什么系统？

破伤风梭状芽孢杆菌产生两种外毒素：破伤风溶血毒素和破伤风痉挛毒素。痉挛毒素是主要致病物质，毒性极强，对人的致死量小于$1\mu g$[3]。它对神经组织有很强的亲和力，一旦结合就不能被抗毒素中和，所以要尽早使用抗毒素。

这些毒素先侵袭神经末梢，然后通过全身神经通路到达中枢，抑制神经介质（γ-氨基丁酸、甘氨酸）的释放，最终导致全身骨骼肌持续性收缩或阵发性痉挛。而溶血毒素可引起局部组织坏死并损害心肌，使交感神经兴奋，出现大汗、体温升高、血压上升、心率增快等症状。

三、破伤风的主动免疫和被动免疫

针对破伤风这个狠角色，我们人类目前的应对方式有两种，"自养精兵"和"请求外援"。

"自养精兵"就是主动免疫，是在没有生病之前，主动接种破伤风疫苗，刺激自身产生对抗毒素的抗体。我国婴幼儿的破伤风免疫接种程序为接种吸附无细胞百白破疫苗（diphtheria，tetanus and pertussis，DTaP），共需接种4剂次，其中基础免疫共计3针，分别于3月龄、4月龄、5月龄接种，加强免疫1针，于18月龄接种，可在全程免疫最后一次注射后 5 年内提供保护[3]。其他需自费的五联疫苗、四联疫苗，按照规定程序接种，可以得到同样保护。但主动免疫在接种疫苗后需要大约 2 周才能产生抗体。

"请求外援"就是被动免疫。即受伤后，由于自身没有抗体，只有借马或人产生的抗体来救援。来源于马的有破伤风抗毒素、马破伤风免疫球蛋白，由于跨物种，所以特别容易过敏，使用前必须皮试。来源于人的叫人破伤风免疫球蛋白，不需要皮试，但是价格比较贵。被动免疫的缺点就是维持时间比较短，人破伤风免疫球蛋白可维持 3 ~ 4 周，适合应对紧急外伤。

四、破伤风的治疗

破伤风的严重程度取决于到达中枢神经系统的毒素量。经过医生判断，严重程度为中度及以上非新生儿破伤风，建议在有气管切开或气管插管能力的重症监护病房治疗。治疗要点[4]：①灭活循环毒素；②消除伤口中破伤风梭状芽孢杆菌；③控制肌肉痉挛；④治疗自主神经功能障碍；⑤气道管理；⑥一般支持性措施和并发症的防治；⑦免疫预防。

破伤风是破伤风梭状芽孢杆菌引起的感染性疾病。它产生的毒素，破坏我们的神经系统。为了降低风险，采取主动免疫接种疫苗是最经济、有效的预防措施。儿童完成全程免疫最后一次注射后 5 年内可获得保护。如果没有接种疫苗或者超出疫苗保护时间，应完成含破伤风类毒素疫苗接种，受伤后须尽快在伤后 24 小时内注射免疫球蛋白或抗毒素，但只要未发病，伤后 2 周内应用破伤风抗毒素均应视为有预防作用。

参考文献

［1］江载芳，申昆玲，沈颖．诸福棠实用儿科学 [M]．8 版．北京：人民卫生出版社，2015：1011–1014.

［2］王传林，刘斯，陈庆军，等．非新生儿破伤风诊疗规范 [J]．中华预防医学杂志，2019，53（12）：1206–1211.

［3］中国创伤救治联盟，北京大学创伤医学中心．中国破伤风免疫预防专家共识[J]．中华外科杂志，2018，56（3）：161–167.

［4］中国医师协会急诊医师分会，中国人民解放军急救医学专业委员会，北京急诊医学学会，等．成人破伤风急诊预防及诊疗专家共识[J].中华急诊医学杂志，2018，27（12）：1323–1332.

第七章　其他常见疾病

第一节　癫痫，让孩子笑容消失的捣蛋鬼

一、什么是癫痫？

癫痫，俗称"羊角风"，是儿童神经系统常见病之一。它主要是由于脑神经元突发异常放电，导致大脑功能暂时失常，具有突发性、短暂性和反复性的特点。

人们常认为出现抽搐、抽风等现象就是癫痫，事实并非如此，抽搐只是癫痫的主要症状之一，但不是所有的抽搐都是癫痫，比如热性惊厥、低钙抽搐、低血糖抽搐等均不属于癫痫的范畴。一旦患儿有抽搐的表现，要及时就医。

二、癫痫发作时有哪些表现？

（一）全面性发作

（1）强直－阵痉挛发作：简称大发作，表现为突然意识丧失、全身强直和抽搐，发作过程可分为强直期、阵挛期和发作后期，大多数患儿发作前无先兆，部分患儿发作前瞬间可能有含糊不清或难以描述的先兆，如胸腹气上冲、局部轻微抽动、莫名的恐惧或梦境感，时间极短。一次发作持续时间一般小于5分钟，常伴有舌咬伤、尿失禁等，并容易造成窒息。

（2）强直性发作：发作多见于有弥漫性器质性脑损害的癫痫患儿，睡眠时发作较多，表现为全身或双侧肌肉的强烈持续的收缩，肌肉僵直，躯体固定在一定的紧张姿势，不伴阵挛，伴短暂意识丧失、面部青紫、呼

90

吸暂停和瞳孔散大等，若发作时处于站立位可突然摔倒。发作持续时间一般不超过 1 分钟。

（3）肌阵挛发作：表现为突发短暂的震颤样肌收缩，类似于全身或者局部电击样的抖动，有时可成串数次，刚入睡或清晨欲醒时发作较频繁。可见于任何年龄，常见于预后较好的特发性癫痫（如婴儿良性肌阵挛性癫痫、少年肌阵挛性癫痫），也见于罕见的遗传性神经变性病（如线粒体脑肌病、早期肌阵挛性脑病、婴儿重症肌阵挛性癫痫等）。

（4）典型失神发作：也称小发作，多出现在儿童期，青春期前停止发作，部分患儿可转为大发作。表现为突发短暂的意识丧失和正进行的动作中断，双眼茫然凝视，像是"愣神"，持续 5 ~ 20 秒，极少超过 30 秒，突发突止，对发作全无记忆，每日发作数次至数百次，少数患儿仅有意识模糊，仍能进行简单活动，有时意识障碍极轻以致不易发现。

（5）阵挛性发作：几乎都发生于婴幼儿，表现为重复阵挛性抽动。发病初表现为意识丧失或受损，伴有肌张力突然降低，两侧抽动往往不对称，或以某一肢体为主的抽动，幅度、频率和分布多变，持续数秒至数分钟。

（6）失张力发作：表现为双侧或全身肌肉张力突然丧失，导致点头、张口、肢体下垂、持物坠落或突然跌倒，发作持续数秒至 1 分钟，发作持续时间短者多不伴有明显的意识障碍，长者伴有短暂意识丧失，发作后立即清醒和站起。

（二）部分性发作

（1）单纯部分性发作：表现为单纯的运动或感觉发作，如口、面、手指、足趾的局部抽搐或异常感觉，也可发生在一侧面部，一侧肢体，发作时意识清楚，持续时间一般不超过 1 分钟。

（2）复杂部分性发作：也称颞叶发作，发作时伴不同程度的意识障碍，表现为突然动作停止，两眼发直，呼之不应，不跌倒。有些患儿可出现一些不自主、无意识的动作，如舔唇、咂嘴、咀嚼、吞咽、摸索、擦脸、拍手、无目的走动、自言自语等，发作过后不能回忆。

三、如何照顾癫痫宝宝？

（一）严格遵医嘱服药

（1）服药时间：抗癫痫药物的服用不同于一般药物，服用时间需要特别严格。如果医生要求一天服用两次，那么这两次之间需要严格间隔12小时，如早7点一次，晚7点一次，当然早8点一次，晚8点一次也可以，根据情况选取合适的时间，但要间隔12个小时，这样才有利于药物在体内的浓度平稳，更有利于控制癫痫发作。

（2）监测血药浓度：有些抗癫痫药物如卡马西平、苯巴比妥和丙戊酸，每个孩子服药后的个体差异较大，有的孩子服用很小的剂量就可以达到有效的治疗，有的孩子服用很大的剂量但药物在孩子体内的浓度仍不达标。如果药物在体内的浓度太低，可能会达不到疗效，太高又会发生毒副作用，给孩子造成伤害。抗癫痫药物的血药浓度需要通过抽血检查来监测。所以家长要谨记，需要监测血药浓度的药物要按医嘱要求抽血检查，来判断药物剂量是否合适并及时发现潜在的药物不良反应。

（3）不可擅自增减剂量或停药：癫痫宝宝需要长期服药治疗，在这期间有的家长担心长期使用药物后的毒副作用，少服或漏服抗癫痫药物，可是剂量不足不仅影响药物疗效，而且可能延长病程，或使癫痫反复发作；有的家长甚至认为药物疗效不佳，擅自停药等；而有的家长则相反，在宝宝出现癫痫发作后自行加大药物剂量，从而可能导致一系列的药物不良反应。其实对于癫痫宝宝，坚持遵医嘱治疗十分重要，即使伴发其他疾病需要使用其他药物，也应征得医生同意才能改变，不能随便更改医嘱。

（二）注意治疗期间其他疾病的处理

当癫痫宝宝患其他疾病（如常见的上呼吸道感染、腹泻等）时，不少家长临时将抗癫痫药物停几天，这种情况是十分危险的，突然停药有可能导致严重的癫痫持续状态。当癫痫宝宝患其他疾病时，不但不能减少或暂停抗癫痫药物，而且要注意服用的其他药物对抗癫痫药物的吸收、代谢、排泄有无影响，例如抗菌药物美罗培南会使抗癫痫药物丙戊酸钠血药浓度显著降低，从而诱发癫痫发作。因此，宝宝患其他疾病时需咨询医生或药师调整用药方案。

（三）注意生活管理

在用药过程中，家长要做好患儿的生活管理，注意观察患儿的病情变化以及心理状态等情况，照顾好患儿的饮食生活起居，积极避免各种各样的诱发因素，尽量控制患儿看电视、玩游戏、上网时间，避免过度劳累、精神过度紧张兴奋。管理好患儿的生活，能够减少癫痫的发作次数和严重程度。

（四）注意要经常复诊，定期复查

宝宝在治疗的开始阶段（3个月以内），经过复诊，医生可摸索出服用何种抗癫痫药物最好，最适宜剂量是多少，同时可及时发现一些患儿及家属不能发现的毒副作用，并及时做出相应处理。如防止因白细胞、血小板减少出现的严重后果（如出血不止、严重的感染）等。同时用药期间要监测其他不良反应引起的各种症状、体征、实验室检查结果，如肝功能变化等。

总之，癫痫是个慢性病，需要长期治疗。家长需要多多关注孩子，尤其是在用药方面，听取医生和药师的建议，一起攻坚克难，协助孩子做好用药和生活管理，有效控制癫痫的发作。

第二节 多动症，寻求理解

一、儿童多动症有哪些表现？

儿童多动症，又称注意缺陷多动障碍（attention deficit hyperactivity disorder，ADHD），是儿童期常见的一类心理障碍。表现为与年龄和发育水平不相称的注意力不集中和注意时间短暂、不分场合活动过度和情绪冲动，常伴有学习困难和适应不良。70%的患儿成年后仍有症状，明显影响患儿学业、身心健康以及成年后的家庭生活和社交能力。若孩子出现上述表现，家长应警惕孩子是否患上了儿童多动症，应及时到医院确诊。

二、儿童多动症的治疗

我国有许多治疗儿童多动症的中医方剂，但尚缺乏大样本、双盲、随机、对照的研究证实其疗效。目前治疗儿童多动症的西药主要有中枢兴奋剂（盐酸哌甲酯）和中枢去甲肾上腺素调节药物（托莫西汀）。目前中枢兴奋剂为儿童多动症治疗的首选药物。

（一）盐酸哌甲酯

盐酸哌甲酯根据疗效持续时间分为缓释和速释两种剂型，6岁以下的儿童禁用。

（1）盐酸哌甲酯片（速释）：6～17岁的儿童和青少年每次5mg，每日2次，于早餐及午餐前服。以后根据疗效调整剂量，每周递增5～10mg，一日总量不宜超过40mg。

（2）盐酸哌甲酯缓释片：一般每日1次，给药后作用可持续12小时，应在早晨、餐前或餐后服药。家长应注意，缓释剂型必须整片吞服，不能咀嚼、掰开或压碎服用；应在早晨给药，下午及睡前禁止用药，以免引起失眠；使用本药初期应监测患者出现的攻击性行为或攻击性行为的恶化。

（二）托莫西汀

托莫西汀是一种选择性去甲肾上腺素再摄取抑制剂，对多动、冲动和注意缺陷等儿童多动症核心症状均有效，对于不适合服用哌甲酯或不能耐受其不良反应的儿童，尤其当儿童多动症伴有抽动障碍、焦虑症、情绪障碍等时，应选托莫西汀。托莫西汀起效时间较慢，常见的不良反应有食欲减退、恶心、呕吐等。服药期间家长应注意观察孩子的情绪变化，并定期监测肝功能。

三、关爱理解多动症宝宝

家长们需要给多动症宝宝更多的关爱和理解，不要歧视、打骂孩子；对孩子的行为及学习进行耐心地帮助与训练，要循序渐进；可制定简单规矩，逐步培养其办事认真、专心的性格；对于攻击性及破坏性行为应讲清道理、予以制止；适当安排健康有益的文体活动，注重激励孩子；保证患儿合理营养，避免食用有兴奋性和刺激性的食物。总之，为了让多动症宝宝早日康复，还需家长、孩子、医生、老师共同努力！

第三节　好吃的蚕豆，不开心的疾病

一、什么是"蚕豆病"？

"蚕豆病"医学上称为"葡萄糖 –6– 磷酸脱氢酶缺乏症"（glucose-6-phosphate dehydrogenase deficiency，G-6-PD），是一种遗传性溶血性疾病，由基因突变引起。

之所以叫"蚕豆病"，是因为患儿食用蚕豆或蚕豆制品后会出现急性溶血性贫血。我国是本病的高发区之一，患病率呈南高北低的分布特点，患病率为 0.2% ~ 44.8%，多见于长江流域及长江以南各省（市、自治区），四川、广东、广西、云南、福建、海南等省（市、自治区）的发病率较高[1]。

G-6-PD 是一种 X 染色体不完全显性遗传病，多见于儿童，且此病"重男轻女"。此病属 X 连锁不完全显性遗传，酶缺乏的表现度不一，一些女性杂合子酶活性可能正常。

G-6-PD 是由于葡萄糖 –6– 磷酸脱氢酶基因突变，导致该酶活性降低，红细胞不能抵抗氧化损伤而遭受破坏，引起溶血性贫血。部分 G-6-PD 重症患儿可引起新生儿期重度高胆红素血症，或在特定条件下（氧化应激、食物或药物）诱发非免疫性溶血，危及生命[2]。

二、生活中应该怎么预防？

"蚕豆病"宝宝在无诱因时和正常宝宝一样，不需要治疗。此病重点在于预防，宝宝在日常生活中一定要禁食蚕豆及蚕豆类制品，看病用药一定要告知、咨询医生和药师。

"蚕豆病"属于先天性遗传性疾病，但如果严格掌握饮食及用药禁忌，大部分患儿可终身不出现急性溶血的表现。

（一）应避免的食物和日用品

（1）禁食蚕豆或蚕豆生加工品（如粉丝、豆瓣酱），还要尽量避免在蚕豆开花、结果或收获季节去蚕豆的种植地。

（2）禁止使用的日用品：樟脑、臭丸、水杨酸甲酯（冬青油）、颜料、薄荷膏、无比膏、平安膏、跌打酒（内有牛黄）、某些杀虫剂等。

（二）应注意使用的药物

（1）抗菌药物：喹诺酮类（一般情况下儿童也不会选用）、呋喃唑酮、呋喃西林等禁用，磺胺类药物应避免使用，必要时应咨询医生。

（2）解热镇痛药：宝宝发热时优先使用布洛芬，无慢性非球形红细胞溶血性贫血的宝宝在没有布洛芬的情况下可以使用对乙酰氨基酚。所有解热镇痛药的使用均需按照说明书规定剂量使用，不可随意增加剂量。阿司匹林因其不良反应较多且可诱发"蚕豆病"，应避免使用。

（3）抗过敏药：宝宝过敏时可根据病情使用西替利嗪或者氯雷他定，避免使用苯海拉明和氯苯那敏。激素类外用药可以使用，避免使用含有樟脑和冰片等成分的外用药。

（4）外伤：宝宝外伤时可使用碘伏消毒，创可贴和破伤风免疫球蛋白也是可以使用的。跌打酒（含有牛黄）、蓝汞水、紫药水（含有甲紫）、红花油（含有水杨酸）等禁用。

（5）中药：黄连、珍珠粉、金银花、牛黄、茵栀黄（含金银花提取物）、保婴丹、小檗碱应禁止使用。中成药中若含有这些成分时也应避免使用[3]。含上述成分的中成药有：小儿咽扁颗粒、小儿退热合剂、小儿热速清口服液、双黄连颗粒、儿童清肺丸、小儿金丹片、小儿感冒口服液、小儿清肺片、小儿感冒宁糖浆、维C银翘片、牛黄解毒片、三黄片、感冒清胶囊等。使用时也应十分注意。

三、家长们还应注意什么呢？

（1）患儿常于患病后1~3天出现急性血管内溶血，有头晕、厌食、恶心等症状，继而出现黄疸、血红蛋白尿等。当出现急性溶血时，应立即停止接触和摄入可疑食物、药物，立即就医。

（2）在就医或自行购买药品时应告知医生或药师宝宝有 G-6-PD 病史，并在使用药品前，仔细阅读药品说明书中的"药品成分"，存在可能引起溶血的药物应避免使用。

（3）尽量少服用不明成分的中药或中成药，包括中药熬制的凉茶。

（4）如果不确定某些药物或者食物能不能服用或者接触，一定要经过医生或药师评估后方可使用[4]。

对于"蚕豆病"来说，预防大于治疗。虽然无法根治，但是完全是可以预防从而避免发病的，所以大家要牢记发病的诱因，谨慎预防。

参考文献

[1] 罗春霞 . 2 例蚕豆病的临床观察及中西医护理 [J]. 中国医药指南，2013，11（1）：336-337.

[2] 国家卫生健康委临床检验中心新生儿疾病筛查室间质评专家委员会 . 新生儿葡萄糖 -6- 磷酸脱氢酶缺乏症筛查与诊断实验室检测技术专家共识 [J]. 中华检验医学杂志，2019，42（3）：181-185.

[3] 中华预防医学会出生缺陷预防与控制专业委员会新生儿筛查学组，中国医师协会医学遗传医师分会临床生化遗传专业委员会，中国医师协会医学遗传医师分会临床生化遗传专业委员会中国医师协会青春期医学专业委员会临床遗传学组 . 葡萄糖 -6- 磷酸脱氢酶缺乏症新生儿筛查、诊断和治疗专家共识 [J]. 中华儿科杂志，2017，55（6）：411-414.

[4] 杨能飞 . 蚕豆病护理总结 [J]. 实用中医药杂志，2013，29（1）：64.

第四节　白雪公主里的小矮人

"你家孩子长得好快呀，都快赶上他爸爸了！你看看我们家的，天天给他喝牛奶，就是没见个子长多少。"

上面这种对话想必家长们一定都不陌生吧，家庭聚会、同学聚会难免会聊到这样的话题。身高是儿童生长发育的重要标志，身高是否增长反映了儿童线性生长状况以及骨骼是否生长良好，也是衡量儿童健康状况的重要指标。面对那些身材矮小的孩子，有的家长会认为孩子长个分早晚，现在不长没多大关系，以后还会长。正是因为家长们的这种错误观念，让很多"矮小症"患儿错过了最佳治疗时机，严重影响孩子的成年身高，遗憾终身。

作为孩子的监护人，我们的家长，可以养成记录孩子身高的习惯，如果发现孩子长得慢、比同龄人矮很多，一定要警惕我们的孩子是否有矮小症。那么家长们会问：什么是矮小症？为什么会有矮小症呢？

一、什么是矮小症？

矮小症是指在相似环境下，儿童的身高低于同性别、同年龄、同种族儿童平均身高的 2 个标准差，每年身高增长低于 5cm 者，或者低于正常儿童生长曲线的第 3 个百分位。这样的专业术语家长们可能不太好理解，换个简单的说法，如果家长发现自己的孩子是班级里同性别孩子中最矮的，或者年生长高度少于 5cm 时，应该考虑孩子可能存在生长障碍。

二、儿童矮小症的分类

（1）体型不均匀性矮小：这类患儿从外观上看不均匀，也就是说患儿的躯干与四肢长短不成比例，常见于软骨发育不良、成骨不全和甲状腺功能减低症。

（2）体型正常、生长缓慢性矮小：这类患儿外观为均匀性矮小，主要是生长缓慢，常见于生长激素缺乏症，其他原因还包括环境和精神因素引起的矮小、染色体病变引起的特纳综合征、慢性疾病（如营养不良、慢性肾脏疾病、先天性心脏病等）引起的矮小症。

（3）体型正常、生长速度正常的矮小：这类患儿外观为匀称性矮小，且每年的生长速度正常，常见于家族性矮小。

三、儿童身高增长的监测与矮小症的判断

不论男孩还是女孩，判断儿童矮小有一个黄金分界线，那就是 4 岁。4 岁左右，人体内生长激素及甲状腺激素的分泌已基本形成，饮食、睡眠习惯也逐渐养成规律，一般从身材上可以初步评估孩子是否可能存在生长

缺陷。

四、儿童矮小症是怎么引起的?

引起儿童矮小症的原因有很多,生长激素缺乏或分泌不足、甲状腺功能低下、特发性中枢性早熟、家族性矮身材都可以引起矮小症,除此之外,宫内发育迟缓的婴儿中约有 1/3 成年后会出现身材矮小。还有一些其他疾病,比如先天性卵巢发育不全、某些代谢性疾病、营养不良等也有引起矮小症的风险。

五、矮小症怎么治疗?

(1)药物治疗:大多数矮小症患儿通过药物治疗后,身高可以明显增长,关键是要查出矮小症的原因,进行针对性治疗。若矮小症是因为甲状腺功能低下引起的,可用甲状腺素治疗;若是因为生长激素缺乏引起的,要及时补充生长激素,它的主要生理作用是增加个体身高,促进骨骼及心、肾的发育。对于侏儒症患儿,应补充生长激素,进行药物治疗;对于特纳综合征、慢性肾衰和宫内发育迟缓等非生长性激素缺乏引起的矮小,也可用生长激素治疗,但一定要按照医嘱使用。

(2)非药物治疗:合理补充营养,尤其是蛋白质,它是骨骼与肌肉生长的能量来源,同时又能促进生长激素的分泌,是儿童生长发育必不可少的营养成分;适量运动能促进生长激素的分泌,同时身体充分运动后还能增加食欲,帮助孩子增高;充足睡眠,一定要保证孩子的睡眠时间和睡眠质量。

六、关于生长激素,我还想说两句

生长激素,听到"激素",家长们就会提心吊胆,担心长期使用会有不良反应。其实不然,"激素"大家庭成员很多,包括糖皮质激素、性激素、生长激素等,家长们认为的很可怕的"激素"应该是糖皮质激素,糖皮质激素长期大剂量使用会产生一些不良反应。生长激素与人们常说的"激素"不同,人生长激素是由脑垂体前叶、含有嗜酸性颗粒的生长激素分泌细胞所分泌，为191个氨基酸构成的肽类激素。治疗儿童矮小症常用的注射用重组人生长激素是通过基因重组获得的，其氨基酸含量及序列与人生长激素完全相同，该药问世已有30余年，针对其理论上可能引起的一些风险进行大数据的临床观察，不良反应较少，暂未发现严重不良反应。专业医生在使用生长激素时，一般遵循国内《矮身材儿童诊治指南》《基因重组人生长激素儿科临床规范应用的建议》及国际生长激素应用相关规范和共识，严格掌握适应证并定期随访监测，只要严格规范用药，使用生长激素一般较为安全。所以，家长们大可不必"闻激素色变"，以免影响矮小症患儿的及时治疗。

尽管如此，使用生长激素类药物时仍不可大意。用药前一定要仔细阅读药品说明书，特别是禁忌证及相关注意事项，家长们一定要严格把握。除此之外，要注意药品的保存规定，比如注射用重组人生长激素要在2～8℃冷藏环境下避光保存，避免因保存不当导致药物失效。

矮小症不可怕，意识不到才可怕。规范的药物治疗、适量的营养、均衡的饮食、充足的睡眠、持之以恒的锻炼，愿矮小症患儿早日实现"长高梦"！

第五节　性早熟，已经上演了吗？

青春期是从童年到成年的过渡阶段，一般男孩子12岁（10～13.5岁），女孩子10岁（8～12岁）开始，青春期的最典型特征就是体态改变和身高突增。然而，不是所有儿童的青春期都是在这个年龄段出现的，如果女孩8岁前、男孩9岁前出现第二性征，比如乳房发育、出现阴毛或腋毛、身高或体重迅速增长、外生殖器发育，或者女孩10岁前月经来潮，都称为性早熟。

性早熟，听到这个词想必家长们都很恐慌，它是儿童常见的内分泌系统疾病，发病率约为0.6%，其中女孩的发病率约为男孩的10倍。特别是随着近几年人们生活水平的提高，该疾病的发病率更是逐年升高。性早熟的发生严重影响患儿的成年身高，威胁儿童的身心健康。

面对儿童性早熟，家长应该加强性早熟相关知识的学习，从各个方面去认识性早熟。

一、为什么会出现性早熟？

性早熟的常见病因包括三大类：一是中枢神经系统器质性病变；二是外周性性早熟转化；三是特发性中枢性性早熟，无器质性病变。其中，女性患儿中 80% ~ 90% 为特发性中枢性性早熟，男性患儿恰恰相反，80% 以上是器质性的。病理机制为下丘脑提前增加了促性腺激素释放激素（gonadotropin releasing hormone，GnRH）的分泌和释放量，提前激活性腺轴功能，导致性腺发育和分泌性激素，使内、外生殖器发育和第二性征呈现。中枢性性早熟又称为 GnRH 依赖性性早熟，其过程呈进行性发展，直至生殖系统发育成熟。

二、性早熟对孩子有什么影响？

性早熟对孩子的影响主要是在终身高和心理两个方面。

骨龄检测发现，性早熟的孩子骨骼也提前成熟，骨龄常比实际年龄大 2 岁以上。家长们可能发现自己孩子的身高比同龄人都要高，但是因为其骨龄偏大，骨骺提前闭合，生长时间缩短，一旦青春期结束，孩子就不会再长高了。所以，患有中枢性性早熟的孩子成年时期的身高反而相对较矮。

除此之外，性早熟的孩子身体明显改变，还没有做好准备，第二性征就出现了，他们可能会因此受到别人的嘲笑，心里有委屈但是又不好意思和别人说。特别是去医院体检，对于某些孩子来说，检查生殖器官可能会让其产生被冒犯的抵触感。这时候就体现出我们家长的重要性了，当发现自己孩子出现性早熟的相关症状时，家长应注意调节孩子的敏感心理，适当给孩子普及一些两性生理的相关知识，帮助孩子树立健康的两性观，给孩子创造一个健康向上的生长环境，减少性早熟对孩子心理的影响。

三、如何预防性早熟？

（1）饮食均衡，合理配比：动物脂肪、鸡脖、鸭脖等食物中激素含量丰富，尽量少吃。作为家长，应该督促孩子节制饮食，而不是一味地给他们加餐加营养，避免因为营养过剩导致性早熟。

（2）远离言情类成人书籍及影视作品：当前网络信息技术发达，孩子们接触成人书籍、影视作品的机会也多，家长们应引起重视，注意监督，可以让孩子培养自己的兴趣爱好，充实孩子们的生活。

（3）警惕身高突增：家长们平时要多观察孩子生长发育的情况，最好养成记录的习惯，如果发现男孩过早变声、女孩乳房过早发育或来月经等情况，应该及时给予孩子心理疏导并及时就医。

（4）妥善存放特殊物品：避孕药、化妆品、保健品等要放到孩子不易发现，最好是拿不到的地方，避免让孩子接触。

四、什么药物可以治疗性早熟？

性早熟可以在医生的指导下使用孕激素、促性腺释放激素类药物治疗。目前治疗特发性性早熟的首选药物包括曲普瑞林和亮普瑞林，两者都属于促性腺激素释放激素类似物，这两种药物长期作用于受体，使受体降调节，抑制垂体分泌卵泡刺激素（follicle-stimulating hormone, FSH）、黄体生成素（luteinizing hormone, LH），可使性发育回到青春期前状态，能有效抑制骨龄的增长，皮下或肌内注射后，血清中促性腺激素的水平降至青春期前水平，对第二性征有进行性抑制作用。

家长们要注意，当怀疑孩子性早熟时要及时带孩子就医，必要时及时进行药物治疗。决定治疗后，用药期间必须按时用药，使体内维持足够剂量的药物，以达到最佳治疗效果。关于药物治疗的疗程，要根据患儿病情、病程、开始治疗时的年龄及患儿的家庭情况而定，特别是使用促性腺激素释放激素类药物治疗时，推荐的疗程为 2 年以上。

第六节　儿童也有糖尿病

糖尿病是一种严重的慢性疾病，过去几十年全球的发病率不断升高。很多人以为糖尿病只有成人才会有，事实上儿童和青少年糖尿病的发病率也呈逐年上升趋势。由于发病年龄早，家长不容易及时发现，病情常较成人糖尿病严重，容易导致肾功能衰竭、失明和截肢等各种糖尿病并发症，严重影响儿童的身体健康。儿童和青少年的糖尿病应该得到更多的关注。

一、什么是糖尿病？

糖尿病是由多种原因引起的胰岛素绝对或相对缺乏从而表现出以慢性高血糖为主要特征的代谢性疾病。

二、儿童糖尿病有哪些分型？

儿童和青少年糖尿病主要有三种类型，即 1 型糖尿病（胰岛素绝对缺乏）、2 型糖尿病（胰岛素相对缺乏）以及单基因突变糖尿病[1]。许多遗传、外界环境和生物学因素都会导致儿童和青少年糖尿病，1 型糖尿病最多见。但是随着儿童青少年肥胖增多，临床表现也重叠，所以 2 型糖尿病有增多的趋势。儿童青少年 2 型糖尿病不同于成人的 2 型糖尿病，儿童的胰岛 β 细胞快速衰竭，后期有可能导致胰岛素分泌绝对不足。同时更容易、更快速出现糖尿病并发症，并且发展迅速。

三、儿童青少年糖尿病有哪些症状？

糖尿病典型的症状就是"三多一少"。多饮，每天喝水量几升；多尿，每天尿量可达几升；多食；体重下降。婴幼儿多饮多尿不容易被发现，很多都是突然表现吃得少、恶心、呕吐、腹痛、呼气中带有酮味、嗜睡、反应迟钝等症状（急性酮症酸中毒）。

四、有哪些药物可以治疗？

儿童 1 型糖尿病患者因自身胰岛素分泌绝对缺乏，需要终身依靠外源性胰岛素替代以维持体内糖代谢平衡。胰岛素治疗的初始剂量为每天 0.5 ~ 1.0U/kg，缓解期的儿童可以每天低于 0.5U/kg，青春期由于对营养的需要，每天 1.2 ~ 1.5U/kg 或更高剂量才能使糖代谢控制满意。胰岛素的使用方案和剂量根据个体而定，医生会依据儿童年龄、病程、生活方式等因素来制定，所以每天 2 次或者 3 次都是有可能的。是选择基础 – 餐前大剂量方案或胰岛素泵，还是采用短效胰岛素、中效胰岛素或长效胰岛素进行方案组合都是有可能的。常用胰岛素的药代动力学特点见表 7-1 [2]。

表 7-1　常用胰岛素药代动力学特点

胰岛素种类		起效时间 / 分钟	达峰时间 / 小时	持续时间 / 小时
胰岛素				
短效	普通胰岛素（人 / 动物）	30 ～ 60	2 ～ 4	6 ～ 8
中效	中性鱼精蛋白胰岛素（人）	150 ～ 180	5 ～ 7	13 ～ 16
长效	鱼精蛋白锌胰岛素（人）	180 ～ 240	8 ～ 10	20
胰岛素类似物				
速效	赖脯胰岛素	10 ～ 15	1 ～ 1.5	3 ～ 5
	门冬胰岛素	10 ～ 15	1 ～ 2	3 ～ 5
	谷赖胰岛素	10 ～ 15	1 ～ 2	3 ～ 5
长效	甘精胰岛素	120 ～ 180	无峰	30
	地特胰岛素	120 ～ 180	6 ～ 8	24

儿童 2 型糖尿病的药物治疗中，主要考虑二甲双胍和胰岛素，治疗方案也是个体化治疗。初始剂量每天 500mg，连续 7 天，接下来 3 ～ 4 周内每周增加 500mg，最大剂量不要超过每天 2000mg。二甲双胍单用基本上无发生低血糖的风险，但是由于 2 型糖尿病是进展性疾病，大多数儿童最终还是需要胰岛素治疗[3]。

五、使用胰岛素有哪些注意事项？

（1）由于疾病的原因，糖尿病的儿童需要学会自我注射。家长们应该鼓励儿童自我注射，10 岁以上的儿童可以通过学习尝试自行完成注射。如果儿童感到恐惧，为提高顺应性，可以使用助针器或者胰岛素泵。

（2）根据儿童实际情况及活动安排，选择适宜的胰岛素注射部位，如：运动前应该将胰岛素注射在腹部，这样可以避免因上臂和大腿的运动而导致胰岛素吸收速度加快。

（3）胰岛素只能皮下注射，做到"两快一慢"，即进针、拔针快，推药慢。注射后针头应在皮下停留至少6秒，将按钮按到底，直至针头拔出。应确保正确注射，并保证尽可能少的血液回流入针头或笔芯。

（4）胰岛素在第一次使用时，从冰箱拿出后可在室温下放置1～2小时。已开启使用的胰岛素不必继续放置冰箱保存，在25℃以下避光、避热保存即可。

（5）注射时放松心情，使皮肤以及皮下组织也处于放松状态。

（6）每日胰岛素注射部位需轮换。以免长期在同一部位注射导致注射部位脂肪萎缩。

（7）不要重复使用针头。

（8）注意低血糖反应，如出现低血糖反应要立即告知医生或药师。低血糖通常为突然发生，症状包括出冷汗、皮肤苍白或湿冷、疲劳、紧张或震颤、焦虑、异常疲倦或虚弱、神志不清、注意力集中困难、嗜睡、过度饥饿、视力改变、头痛、心悸和恶心等。

六、运动可以治疗吗？

运动是一个重要的治疗手段[3]。运动可以增加肌肉对葡萄糖的利用，改善血糖的调节。糖尿病的儿童应该每天坚持适当的运动。可以进行一些容易坚持的有氧运动项目，如上下楼梯、慢跑、跳绳、游泳、打球、骑自行车、登山等。也可以采用力量与柔韧性相结合的运动，如用哑铃、杠铃进行训练，同时进行各种伸展性活动。每天坚持锻炼至少30分钟，运动方式和运动量应该个性化。运动强度应适当［心率（次/分钟）=（220-年龄）×（60%～75%）］，运动时感觉全身发热、出汗，但非大汗淋漓。进行大运动量活动前应注意进食，防止运动后低血糖的发生。

七、如何进行血糖监测？

（1）首先要选择合适的采血笔进行采血。为了防止交叉感染，采血笔必须专人专用。采血笔一般包括笔体、按钮、深浅调节钮三个部分，使用时将采血针装入笔体后，根据儿童手指皮肤的情况，调节深浅按钮，控制采血针弹出的距离，从而控制穿刺的深浅，最后通过按钮操纵笔体内弹簧，将采血针弹出穿刺取血。

（2）最常用的采血部位是手指指尖及指端两侧。这些部位神经末梢少，疼痛感较轻。注意采血时要轮换部位，长期同一部位采血容易形成硬痂。采血的时候尽量使血液自动流出，不能用力挤压穿刺部位，以免将组织液挤出，影响监测结果。采血前可对采血手指进行适当按摩，或轻轻甩动手臂，确保一次穿刺即可成功取血，同时避免因为过度挤压或采血量少而造成测试结果不准确。

（3）监测血糖的时间一般选择空腹、餐前、餐后2小时、睡前以及凌晨2～3点，通常是每天4～7次。监测的具体频率根据个人情况而定，如果药物、运动或饮食习惯等情况有改变，监测次数也需要调整。

八、如何进行合理膳食？

没有一个完全相同的饮食方案。在保证青少年正常发育的前提下，合理膳食可延缓、减轻糖尿病及并发症的发生和发展[3]。尽可能选择血糖生成指数低的食物，避免含糖饮料、含糖食物。饮食方面还要兼顾孩子的口味，合理变换食物，不要强迫孩子吃不喜欢的食物。粗粮升高血糖的幅度比精细米面升高血糖的幅度低，所以家长可以多选择粗粮作为主食，选择一些高膳食纤维类的食物，例如全麦粉、荞麦、粉丝、黑米、蔬菜、水果、豆制品、奶制品等。此外，在孩子血糖控制不好或者是餐后血糖高的时候，可多选择粗粮的食物，如二米饭（大米＋小米）、杂粮面包等。

参考文献

［1］屈会起，田立峰．儿童和青少年糖尿病的精准医学研究进展［J］．中华糖尿病杂志，2019，11（4）：234-237.

［2］中华医学会糖尿病学分会．中国1型糖尿病胰岛素治疗指南［J］．中华糖尿病杂志，2016，8（10）：591-597.

［3］中华医学会儿科学分会内分泌遗传代谢学组．儿童青少年2型糖尿病诊治中国专家共识［J］．中华儿科杂志，2017，55（6）：404-410.

第七节　太阳过分热情，宝宝如何远离中暑？

近年来，全球气温屡创新高，热浪来袭的次数持续增加，时间持续延长。宝宝由于体温调节机制不够成熟，但是又特别喜欢户外运动，玩耍起来就忘记了高温。同时对外界温度的变化不能很好地适应，容易发生中暑。那么如何识别中暑？中暑怎么防治？

一、什么是中暑？

中暑指的是在高温或者烈日暴晒、湿度大或无风的环境中，由于体温调节功能紊乱，汗腺功能衰竭和水、电解质丢失过多而引起的以高热、皮肤干燥无汗及意识障碍等中枢神经系统症状为特征的疾病。

二、为什么会中暑？ [1-2]

正常状态下人体是通过下丘脑体温调节中枢控制产热和散热来维持体温的相对稳定。通过辐射、蒸发、传导和对流4种途径与周围环境进行热交换。当环境温度高于人体温度的时候，蒸发是唯一的散热方法。人体的皮肤温度大约是35℃，当外界温度超过35℃，而我们又在不断地运动或进行体力劳动，产热不断增加，起初，体温调节中枢可以通过加快呼吸频率，扩张皮肤血管，增加血流量（大约是平常的20倍），大量出汗促进散热。但是汗液里又含有无机盐，散热的同时电解质也会丢失。当体内的温度进一步蓄积的时候，体温调节中枢逐渐失调，心排出量减少，汗腺功能衰竭，当唯一的蒸发散热功能都不工作的时候，体内温度进一步蓄积，体温骤升。体温达到42℃时蛋白质就会变性，对细胞直接产生损伤作用，引起酶变性，有氧代谢中断，导致多器官功能障碍和衰竭。如果超过50℃，数分钟细胞即死亡。有的时候虽然气温没达到高温，但湿度较大（＞60%）或通风不良，也会发生中暑。

三、中暑有哪些分型？[1-2]

按照中暑的阶段可以将中暑分为 3 型。

（一）先兆中暑

高温下长时间运动或工作一段时间后，出现口渴、多汗、头晕、全身无力、注意力不集中、动作不协调等症状。这个时候体温正常或略有升高。需要及时休息，转移到阴凉通风处，补充水分、电解质，短时间内即可恢复。

（二）轻症中暑

除了先兆中暑的症状外，体温上升到 38℃以上。面色潮红，大量出汗，皮肤灼热，有的甚至出现面色苍白、血压下降、四肢发冷的虚脱表现。这个时候及时处理，需要数小时才能恢复。

（三）重症中暑

重症中暑是直接危及生命的疾病之一。可分为热射病、热痉挛和热衰竭 3 类。

（1）热射病：由于散热功能出现障碍，核心温度（直肠温度）超过 40℃。无汗，中枢神经系统已出现严重的意识障碍，出现头晕、嗜睡、谵妄、昏迷。具有很高的致死率，是严重危及生病的急症。

（2）热痉挛：高温下大量运动后，出汗过多，大量饮水但是盐分补充不足引起。四肢发生强直性痉挛（俗称"抽筋"），同时伴有肌肉疼痛，腹部疼痛。

（3）热衰竭：表现为多汗、乏力、头晕、恶心、呕吐、肌痉挛，但是核心温度不超过 40℃，暂时没有意识障碍。热衰竭是热痉挛与热射病的中间阶段。

四、宝宝中暑有哪些症状？[3]

（1）宝宝虽然很热，体温很高，但可能不出汗。

（2）宝宝的皮肤会发红、发热，而且干燥。

（3）宝宝烦躁不安及哭闹，呼吸及脉搏加速；接着会显得倦怠，甚至进入抽搐或昏迷状态。

（4）较大的小朋友会有头晕、恶心、失去方向感、昏昏沉沉的症状。

五、宝宝中暑了怎么办？[4]

一般不建议使用药物降温。快速物理降温是治疗的基础和关键。一旦发现宝宝有中暑的症状，立即停止宝宝的活动，进行降温。迅速将宝宝安置于阴凉、通风处的低温环境，脱去衣服，有条件者亦可转移至空调房中，室温控制在 16 ~ 20℃。

（一）蒸发降温

用凉水喷洒配合持续风扇扇风进行有效降温，当水温在 15 ~ 30℃配合以 45℃热空气扇风维持皮肤温度在 30 ~ 33℃，可以达到最大的降温效果。农村地区可以使用井水擦洗，促进蒸发散热。

（二）冷水浸泡

将身体头部以下浸泡在 2 ~ 20℃的水中，可能是现场最高效的降温方式。降温速度在每分钟 0.13 ~ 0.19℃，不同温度的冷水降温效果差别不大。若无冷水条件时可用室温水（如 26℃）浸泡。头部不能放入水中，保护呼吸道通畅，防止误吸和溺水的风险。冷水浸泡降温的不良反应主要是寒战、躁动等，多在 9 ~ 10 分钟后出现，理论上寒战和伴随的皮肤血管收缩会增加产热，减弱降温效果，但实际上仍然可以降温。

（三）冰敷降温

在头部、颈部、腋窝等处使用冰袋或纱布包裹好的冰袋，这些位置血管丰富，每次放置时间不超过 30 分钟。冰敷时要防止冻伤，随时观察皮肤颜色，同时由于皮肤血管收缩，冰敷的同时要对皮肤进行有力的按摩。实际上冰敷降温的效果并不理想，降温速度在每分钟 0.034℃左右。

六、平时怎么预防？

婴幼儿睡觉的时候不要穿过多的衣服、盖过厚的被褥。夏天穿宽松透气性能好的衣服，戴遮阳帽。避免宝宝在热环境下活动时间过长，注意纳凉。夏季不要在太阳下直晒，更不要将小朋友单独留在封闭的车内。炎热天气减少户外运动，避免 10：00 ~ 16：00 暴露于太阳下太久。给宝宝补充足够的水分，不要等口渴的时候再喝水，夏季还可以多给宝宝煲一点儿绿豆汤，温度适宜后让宝宝随时饮用，清凉解暑；适当多吃一些含水分丰富的青菜和水果（西瓜、黄瓜、西红柿等）。

对于儿童来说，过度保暖、饮水量不足和热环境下活动过多是中暑的主要原因。家长们需加强预防中暑的意识，不要依靠药物（藿香正气水、人丹等），这些药物有可能会对宝宝的口腔、味觉产生刺激。

参考文献

［1］张文武.急诊内科学 [M].2 版.北京：人民卫生出版社，2007：1413–1415.

［2］葛均波，徐永健.内科学 [M].北京：人民卫生出版社，2013：916–919.

［3］赵祥文.儿科急诊医学 [M].北京：人民卫生出版社，1994：409–417.

［4］全军热射病防治专家组，全军重症医学专业委员会.中国热射病诊断与治疗专家共识 [J].解放军医学杂志，2019，44（3）：181–196.

第八节　儿童原发性免疫性血小板减少症

原发性免疫性血小板减少症（idiopathic thrombocytopenic purpura，ITP），亦称为特发性血小板减少性紫癜，儿童患病率高于成人。ITP 是一种常见的出血性疾病。

一、ITP 是什么？[1]

当机体出血发出求救信号，血小板会快速响应，像创可贴一样黏附在伤口上，起到止血的作用。所以血小板减少时，我们的凝血功能就会受到影响。

ITP 是一种获得性自身免疫性、出血性疾病，回顾病史，常常会发现患儿在发病前 2～4 周有过感染或疫苗接种史。临床表现以皮肤黏膜出血为主，部分患儿仅有血小板减少，没有出血症状。也有严重病例，如内脏出血，甚至颅内出血，但发生率较低，有些患儿还伴有明显的乏力症状。

二、ITP 预后怎么样？[1]

儿童 ITP 是一个良性自限性疾病，80% 的患儿在诊断后 12 个月内血小板计数可恢复正常，仅 20% 左右的患儿病程持续 1 年以上。

三、为什么会出现 ITP？[1]

血小板是从骨髓成熟的巨核细胞脱落下来的小块胞质，最终在脾脏清除，由于免疫异常，这种平衡被打破，导致免疫介导的血小板破坏增多和巨核细胞产生血小板不足，发生 ITP。

四、确诊后没有治疗干预，为什么？[1-2]

ITP 为自限性疾病，治疗的最重要目的是血小板数量能够达到充分的止血水平，而不是追求血小板数量上的"正常"。当血小板计数 $\geqslant 20 \times 10^9$/L，无活动性出血表现时，可先观察随访，不予治疗。但是如果患儿有出血症状，不论血小板计数如何，都应该积极治疗。

五、ITP 如何治疗？[1]

阻止血小板过度破坏和促进血小板生成是治疗 ITP 的主要原则。

（一）ITP 一线治疗

ITP 一线治疗药物为肾上腺糖皮质激素和注射用人免疫球蛋白。

肾上腺糖皮质激素如泼尼松，或者等效剂量的其他糖皮质激素制剂，早晨一次服用，严格遵照医嘱的剂量与疗程，切不可自行减停或加量。此外还有大剂量地塞米松（HD–DXM）冲击治疗。

（二）其他治疗方案

除上述首选治疗以外，还可选择促血小板生成类药物，如重组人血小板生成素、抗 CD20 单克隆抗体（利妥昔单抗）以及免疫抑制剂等。

脾切除后暴发性败血症的发生率高，且发生败血症的风险持续终生，因此不建议儿童常规脾切除治疗。需根据出血的严重程度和患儿的生活环境决定是否切脾，而且儿童脾切除应尽可能推迟进行[3]。

六、ITP 治疗，也需要家长的配合

在观察等待及用药治疗期间，并不意味着毫无风险，需要患儿及家长共同配合，有几点家长需要知道：

（1）小孩子天性活泼好动，但在患病期间需要适当限制活动，不要参加竞争性的、有身体接触的运动，避免外伤引发严重出血[3]。

（2）患儿随身携带身份卡片或腕带，注明 ITP 患者，以备发生意外时便于医生及时做出处理[3]。

（3）如果发生感染，及时就医，酌情抗感染治疗。

（4）有些药物会影响凝血功能，如阿司匹林等，所以在使用药物前要咨询医生或药师，就诊时主动告知医生患儿为 ITP 患者。

（5）接种疫苗需谨慎。

（6）女孩还需注意月经量，月经过多需告知医生，进行对症药物治疗[3]。

参考文献

［1］中华医学会儿科学分会血液学组，《中华儿科杂志》编辑委员会．儿童原发性免疫性血小板减少症诊疗建议 [J]．中华儿科杂志，2013，51（5）：382-384.

［2］卢新天．美国血液学会免疫性血小板减少症基于证据的实践指南（儿童）[J]．中国小儿血液与肿瘤杂志，2011（5）：46-50.

［3］卢新天．儿童原发性免疫性血小板减少症诊断治疗的国际共识 [J]．中国小儿血液与肿瘤杂志，2011，16（6）：283-286.

第九节 白血病，一起去打大怪兽

白血病是一种难治性疾病，但随着近年医疗技术的进步，很多类型的白血病已取得了较好的治疗效果，生存期明显延长，部分类型已可治愈。比如急性早幼粒细胞白血病通过全反式视黄酸、亚砷酸联合化疗药物，可

使 75% ~ 80% 的患者达到治愈；儿童急性淋巴细胞白血病通过常规化疗也可使 80% 的患者达到治愈。其他类型白血病的治疗近年也有不同程度的进展，有条件的患者通过造血干细胞移植或骨髓移植根治概率也可达50% ~ 80%。

虽然有上述可喜的进步，但白血病依然是一个不好对付的疾病，像是一只面目狰狞、张牙舞爪的怪兽。要怎么来对付这只怪兽呢？

一、做好预防——不要遇到大怪兽

由于肿瘤的发生可能是由多种原因共同作用所致，与儿童白血病发生的相关因素也很多，比如放射线、毒物等，如果能预先绕过这些危险因素，可能就躲开了这只大怪兽。

第一，避免接触过多的 X 射线及其他有害放射线。孕妇及婴幼儿尤其应注意避免接触放射线，做好个人防护。第二，防治各种感染，特别是病毒感染。第三，慎重使用某些药物。应避免长期使用或滥用如氯霉素、保泰松、某些抗病毒药物、某些抗肿瘤药物及免疫抑制剂等药物。第四，避免接触某些有害、有毒、致癌物质，如香烟、烟熏类食物、腌制食品、食物添加剂等。最后，如果不幸还是跟大怪兽撞个正着，那么做好定期普查工作，注意白血病早期症状，早发现、早治疗也不失为一种策略。

二、早期识别——揭开大怪兽的面纱

"山雨欲来风满楼"，这只大怪兽来时也会留下痕迹。一般来说，如果孩子有下列症状中的几种就需要格外注意，并尽快去正规医院做相关检查。如：①皮肤容易发生青肿，有出血点——这是由于制造血小板的巨核细胞减少，以致血小板缺乏导致的。②皮肤苍白、头晕、乏力——贫血，因制造红细胞的母细胞减少，导致红细胞的缺乏，容易在走路或运动时发生气喘和眩晕，皮肤、黏膜、嘴唇、甲床苍白。③持续发热，感染经久不愈——大部分的白细胞都是白血病细胞，无正常生理功能，导致机体免疫力下降，容易发生感染。④淋巴结肿大。⑤骨痛或关节痛：是由于白血病细胞在骨髓内大量增生。⑥肝脾肿大。⑦头痛和呕吐：白血病细胞进入中枢神经系统的表现。

三、知己知彼——与大怪兽之战

治疗儿童白血病所使用的化疗药种类很多，每种白血病都有其特殊的化疗方案，而化疗药的不良反应也相对比其他类型的药物严重，但只要是在正规血液病治疗机构，采用正确的治疗方案，绝大多数患儿是可以耐受的。现在使用的很多化疗辅助药物，使化疗的毒副作用逐步减少，患儿耐受性得到很大程度的提高。如环磷酰胺有尿道毒性，使用尿道保护剂美司钠，并大量饮水就可以有效减轻尿道损伤；甲氨蝶呤有严重的造血系统毒性，而亚叶酸钙是有效的解毒剂。

另外，当患儿在放、化疗期间出现食欲减退、恶心、呕吐时，家长应尽量做些患儿平时喜欢吃而又富有营养的食物，增强患儿体质。化疗药物会导致白细胞减少，机体抵抗力下降，建议家长不要带患儿去公共场所，以免交叉感染，加重病情。

儿童白血病其实没那么可怕，规范治疗、定期复查，打败这只凶恶的大怪兽后，小勇士们依然可以尽享幸福快乐的人生。

第二篇　药物篇

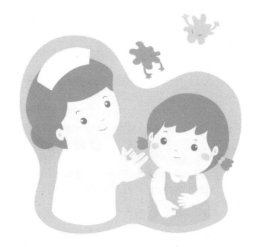

第八章　与退烧药的相处之道

第一节　如何使用退烧药?

发热的孩子表现出很难受、脾气差等情况时,使用退烧药可以让孩子感觉更舒服一些,所以在孩子发热的时候很多家长会给孩子使用退烧药,虽然是小小的退烧药,但要学会正确使用,也是需要有很多技巧和方法的。

一、哪些退烧药儿童可以使用?

目前,WHO及全球很多国家,包括中国、美国、英国、意大利等均推荐布洛芬和对乙酰氨基酚为儿童使用的退烧药物。安乃近、阿司匹林、氨基比林、尼美舒利、柴胡注射液等因为曾经在儿童中使用出现过严重不良反应,所以目前这些药物都不推荐用于儿童。

二、不同年龄的孩子应该如何使用退烧药物?

(一)不同年龄

布洛芬推荐用于6个月以上儿童,因为6个月以下的儿童肾功能发育不完全,6个月以上的儿童使用相对安全。对乙酰氨基酚推荐用于2个月以上儿童。因为2个月以下的儿童出现发热时病情进展比较快,需要尽快请儿科医生评估,寻找病因,对因治疗。

(二)药物剂量

布洛芬和对乙酰氨基酚属于非处方药(over the counter drug,OTC),给药剂量按照说明书,根据年龄和体重用药,一般6小时给药1次,24小时不超过4次。临床中医生一般是按照千克体重给药,对乙酰氨基酚单次

10 ～ 15mg/kg，单次剂量不超过 600mg，单日剂量不超过 2g。布洛芬单次 5 ～ 10mg/kg，单次剂量不超过 0.4g，单日剂量不超过 2.4g。

三、不同药物剂型的选择

常用的退烧药的剂型有栓剂、滴剂、混悬液。

（1）在儿童有呕吐、拒绝口服、惊厥时使用栓剂是比较好的选择，对于可以口服的儿童，尽量选择口服剂型，尤其是 6 岁以上儿童如果能口服尽量不选择栓剂。

（2）滴剂的浓度一般比较高（药品的浓度，即单位体积内含有的药物量，比如布洛芬滴剂为 15mL ∶ 0.6g），单次服用的总体积比较小，适合于低年龄儿童。

（3）混悬液的体积一般比较大，给药装置中一般配有量杯，比较适合大孩子选用。

四、对乙酰氨基酚与布洛芬安全吗？

（1）对乙酰氨基酚和布洛芬属于相对安全的退烧药，但是临床中也会发生因用药过量导致的不良反应，所以一定要注意以下情况，防止用药过量。

①用药前阅读说明书，按照说明书的要求用药，不能因为孩子发热而焦虑，频繁给孩子喂药或者加大剂量喂药，这样会导致药物过量。

②对乙酰氨基酚与布洛芬不要交替使用，目前没有证据支持二者交替使用能够改善孩子的舒适度，两药联用反而容易造成给药错误。

③尽量选择单一成分的药物，不要与复方药物同时使用，防止药物成分相同导致药物过量。

（2）同时要注意，对于不同状态的孩子选择适合的退烧药物。

①肾功能不全、脱水状态的孩子建议选用对乙酰氨基酚。

②肝损伤严重的孩子建议选用布洛芬。

③G-6-PD 的孩子建议选用布洛芬。

④血友病的孩子建议选用对乙酰氨基酚。

五、给孩子使用退烧药时的具体操作

（1）混悬液使用前，轻轻地摇晃瓶身，这样可以使药物的浓度均匀，给药剂量更准确。

（2）使用量杯或者是带刻度的滴管给孩子喂药，观察刻度时注意视线与刻度平行。

（3）给孩子喂药时注意速度不要太快，防止孩子出现呛咳。

（4）孩子服完退烧药后会大量出汗，注意给孩子喝温开水，防止出现脱水。

（5）给药不能过于频繁，24 小时不超过 4 次，一般 6 ~ 8 小时可以重复给药。

第二节　吃了退烧药宝宝高热不退怎么办？

家长们面对宝宝发热通常比较恐慌，尤其是在宝宝吃了退烧药之后仍不退烧会更加手足无措。那么如果高热的宝宝吃了退烧药之后仍不退烧，我们该怎么办呢？

一、确认药物的起效时间

退烧药物从口服到吸收再到发挥药效是需要时间的，根据对乙酰氨基酚和布洛芬的药理特性，它们的退烧起效时间为 30 ~ 60 分钟，药效一般维持在 6 个小时左右[1]。个体间也存在差异，有的儿童可能 20 分钟就退烧，有的可能 50 分钟才退烧；有的 4 小时后又开始发热了，有的 6 小时后又发热。在致热原没有解除，引起发热的病毒或细菌没有被清除之前这些都是有可能的。因此家长们需要保持耐心，对儿童精神状态进行持续观察。

二、确认药物的剂量

推荐口服对乙酰氨基酚，剂量为 10 ~ 15mg/kg，布洛芬的剂量为每次 5 ~ 10mg/kg，如果使用剂量不是最高剂量，在不退烧的情况下可以考虑将

剂量调整至推荐的安全剂量最高值。在药物推荐剂量区间范围内，药物有明显的量效关系，即剂量增加，药效增加。但是千万不要超过推荐剂量。

三、是不是体温下降到正常值才算退烧？

宝宝吃完退烧药后，体温不一定会完全降到正常值，温度出现下降趋势，控制在 38.5℃以下说明药物都是有作用的。体温降到正常不是服用退烧药物的唯一目的，也不能因为体温没有降到正常就判断药物没有效果，我们更多的是通过退烧药物来改善宝宝的舒服程度。

四、适度利用物理降温

保持家里空气流通，室内保持舒适的温度，解开孩子衣服（而不是捂出汗），补充适量的水分，以加快机体新陈代谢。

五、注意观察精神状态

伴随发热的不适症状主要有头痛、咽喉痛、肌肉酸痛等，而小儿又没有足够的语言交流能力将这些症状准确描述出来。所以，发热宝宝们的精神状态是家长们必须要关注的重点。为了更好地评估患儿的症状，我们借鉴脸谱法（Wong-Baker）面部表情疼痛量表[2]作为评估儿童舒适度的指标，见图 8-1。借鉴英国国家卫生与临床优化研究所（National Institute for Health and Care Excellence，NICE）[3]的系统评估儿童患严重疾病的风险，见图 8-2。

"低风险"的发热儿童可在家中护理，但需观察；如果发热儿童存在"中等风险"的临床特征，应尽快就诊；如果发热儿童存在"高风险"的临床特征，应立即就诊。

发热只是一种表象，但是很多家长把体温恢复到正常作为判断孩子病情好转的唯一标准，这其实是一个误区。家长们需要克服紧张心理，科学评估孩子的身体状况，正确对待和处理发热，合理使用药物，促进儿童健康成长。

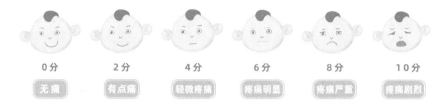

0分	2分	4分	6分	8分	10分
无痛	有点痛	轻微疼痛	疼痛明显	疼痛严重	疼痛剧烈

图8-1 Wong–Baker 面部表情疼痛量表

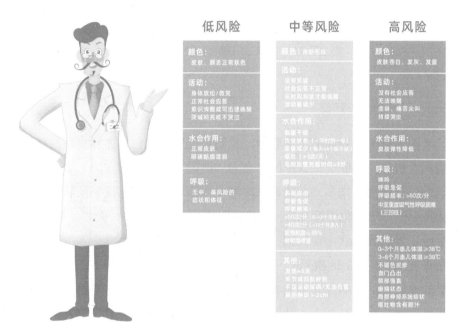

图8-2 儿童患严重疾病的风险评估

参考文献

[1] 国家呼吸系统疾病临床医学研究中心, 中华医学会儿科学分会呼吸学组, 中国医师协会呼吸医师分会儿科呼吸工作委员会, 等. 解热镇痛药在儿童发热对症治疗中的合理用药专家共识[J]. 中华实用儿科临床杂志, 2020, 35（3）: 161–169.

[2] WONG D L, BAKER C M. Pain in children: comparison of assessment scales [J]. Pediatr Nurs, 1988, 14（1）: 9–17.

[3] DAVIS T. NICE guideline: feverish illness in children—assessment and initial management in children younger than 5 years[J]. Arch Dis Child Educ Pract Ed, 2013, 98（6）: 232–235.

第九章　益生菌的热带雨林

第一节　益生菌治不治腹泻？

一、腹泻的定义

说到益生菌到底治不治腹泻，我们首先要知道怎样才算真正的腹泻。腹泻（俗称"拉肚子"，中医称之为"泄泻"）为多种病原、多种因素引起的以排便次数增多，大便性状改变（如稀水样、糊状或黏液脓血便）等为特点的一组消化道综合征，常伴有腹痛、排便急迫感、失禁，甚至恶心、呕吐、发热等症状。在我国，腹泻是儿科常见病之一，其中5岁以下儿童每年发病2.5～3.38次/人，而6个月至2岁婴幼儿发病率最高[1]。目前，婴幼儿腹泻的发病因素多而复杂，病程多持续数天，无特异性治疗方案，容易导致儿童营养不良，引起脱水和电解质紊乱，甚至死亡。

二、益生菌治不治腹泻，要分情况

益生菌有益于调节肠道正常菌群生态平衡、抑制病原菌入侵，从而控制腹泻。

某些益生菌对儿童抗菌药物相关性腹泻、儿童急性感染性腹泻有效，尤其对病毒感染导致的水样腹泻疗效显著，在疾病早期使用疗效更明显。推荐使用布拉氏酵母菌、鼠李糖乳杆菌等[1]。

需要注意的是，益生菌对侵袭性细菌导致的炎性腹泻没有明显疗效，故不推荐应用。

参考文献

［1］中华医学会儿科学分会消化学组.中国儿童急性感染性腹泻病临床实践指南[J].
中华儿科杂志，2016，54（7）：483-488.

第二节　灵魂发问：益生菌治便秘吗?

一、便秘的定义

很多家长都有这样的疑问，益生菌既然可以治疗腹泻，那么还能治疗便秘吗？毕竟这是截然相反的两种疾病症状。说到益生菌到底治不治便秘，我们首先要知道怎样才算真正的便秘。便秘是指排便次数减少，同时排便困难、粪便干结。正常人每日排便 1 ~ 2 次或 1 ~ 2 日排便 1 次，便秘的宝宝每周排便少于 3 次，并且排便费力，粪质硬结、量少。便秘是儿童常见的症状，严重影响儿童的生活质量。

二、益生菌治不治便秘，要分情况

对于肠道菌种失调引起的便秘，可以适当地补充益生菌。肠道菌群失调会使有害菌增多，产生大量的肠毒素，从而使肠麻痹，肠蠕动减慢，导致便秘的发生。而补充一些益生菌，可以有效抑制肠道内有害菌的繁殖，促进有益菌的协同增殖，从而快速恢复肠道菌群平衡，消除肠毒素，解除肠麻痹，使便秘的症状得以改善。

但是，宝宝便秘的原因很多，对于由于饮食结构不合理、未养成良好的排便习惯以及因紧张焦虑情绪等导致的便秘，益生菌是没有效果的。

宝宝便秘常用的益生菌制品包括：双歧杆菌三联活菌散、枯草杆菌二联活菌颗粒、酪酸梭菌二联活菌散等。

三、使用益生菌的注意事项

应根据说明书推荐的剂量服用；不能用热水送服，一般以 30 ~ 40℃

温水或牛奶送服即可，宜在饭后服用；避免与抗菌药物同时服用，因为许多抗菌药物对活菌有杀灭和抑制作用，二者如同时应用需间隔2小时以上；布拉氏酵母菌散属真菌制剂，有真菌感染、免疫功能缺陷的患儿禁止使用；针对不同的益生菌制品选择适宜的保存方式，如双歧杆菌乳杆菌三联活菌片、酪酸梭菌二联活菌散需2～8℃保存，枯草杆菌二联活菌颗粒、布拉氏酵母菌散可常温保存。

需要注意的是，益生菌虽然对肠道菌群失调引起的便秘有一定疗效，但是很多时候单纯依靠益生菌是不能治疗宝宝便秘的，还需要根据宝宝的具体情况配合饮食调节、缓解情绪、软化粪便等治疗，家长们需要听取医生的意见，综合为便秘宝宝治疗。

第三节　益生菌的世界

一、益生菌为何物？

在我们的人体表面和各种腔道中存在着大量的细菌，携带细菌最多的是肠道，肠道内约有500多种细菌，总菌数可高达100万亿个。这些细菌可以分为益生菌、中性细菌、致病菌三大群落，它们与人体细胞共同组成了人体微生态。

益生菌，源于希腊语"对生命有益"。简单说就是细菌中对人体有害的称为有害菌；对人体有益的称为有益菌（即益生菌）；也有介于二者之间的条件致病菌，即在一定条件下会导致人体生病的细菌。那么，益生菌就是"对人类有益的细菌"吗？答案是不一定，益生菌应该是"对人类有益的微生物"，而微生物除了细菌外，还包括真菌等其他微小生物。

二、益生菌大家庭的成员

目前国内使用的益生菌菌种有20余种，主要有双歧杆菌、枯草杆菌、乳杆菌、酪酸梭菌、布拉氏酵母菌、肠球菌、地衣芽孢杆菌和蜡样芽孢杆菌等。如此多的益生菌怎样分类呢？

根据菌株的来源和作用机制，益生菌可以分为原籍菌制剂、共生菌制剂和真菌制剂。

（一）原籍菌制剂

原籍菌制剂所使用的菌株来源于人体肠道原籍菌群，服用后可以直接补充原籍菌，如双歧杆菌、乳杆菌、酪酸梭菌、粪链球菌等。国内临床常用的原籍菌制剂有双歧杆菌活菌胶囊／散、双歧杆菌三联活菌胶囊／散、双歧杆菌乳杆菌三联活菌片、双歧杆菌四联活菌片、酪酸梭菌二联活菌胶囊、酪酸梭菌活菌散、酪酸梭菌肠球菌三联活菌片等。

（二）共生菌制剂

共生菌制剂所使用的菌株来源于人体肠道以外，与人体原籍菌有共生作用，服用后能够促进原籍菌的生长与繁殖，或直接发挥作用，如芽孢杆菌、枯草杆菌等。国内临床常用的共生菌制剂有枯草杆菌二联活菌颗粒、枯草杆菌二联活菌肠溶胶囊、地衣芽孢杆菌活菌胶囊／颗粒、凝结芽孢杆菌活菌片、蜡样芽孢杆菌活菌胶囊和蜡样芽孢杆菌片等。

（三）真菌制剂

真菌制剂有其独特的作用机制，国内临床常用的真菌制剂是布拉氏酵母菌散。

三、益生菌何以"益生"？

要解释这个问题，就要先解释一下"肠道菌群"是什么。婴儿还在妈妈肚子里的时候，处在几乎无菌的环境，婴儿出生以后，各种微生物从妈妈的产道、奶水、外界的空气等途径进入婴儿的肠道，繁殖定居，随着人体的生长，逐渐形成了以细菌为主的肠道菌群。

如果把肠道菌群比喻成一个森林，森林里长着各种各样的植物，当它们处在一个平衡状态的时候，可以为人体提供营养，提供一些抗炎的物质和必需的氨基酸，一旦森林开始退化，有害的杂草越长越多，结构失衡了，人体的健康就要受影响。

那么，"外来"益生菌，如何在人体内起作用呢？在人体肠道中，原住益生菌舒舒服服地生长着，什么营养都不缺，环境也友好，一不小心，有害的微生物多了一点，要往肠道里补充援军了，这个时候，就需要"外来"益生菌了。

从口腔进入体内的益生菌们，要经过胃酸的洗礼，胆汁的破坏，历经九死一生来到小肠。随后，它们还要和其他微生物抢夺生态位，面对人体免疫系统的攻击，这些肠道内的"绝地武士"会在肠道里一边生长一边往外排。只有坚持服用，外来的益生菌才能更多地在肠道里生长，起到影响菌群的"益生"作用。

四、哪些疾病可以使用益生菌？

益生菌可以用来治疗哪些疾病呢？根据《益生菌儿科临床应用循证指南》[1]，益生菌在儿童腹泻、功能性便秘、婴幼儿乳糖不耐受、新生儿黄疸以及过敏性疾病等多个领域都有相关的专家推荐使用，我们一起来看看专家意见怎么说。

（1）儿童腹泻：益生菌可以缩短腹泻病程，减少住院时间。推荐布拉氏酵母菌散、双歧杆菌三联活菌散、双歧杆菌四联活菌片、枯草杆菌二联活菌颗粒、酪酸梭菌活菌散剂、酪酸梭菌二联活菌散、地衣芽孢杆菌活菌颗粒、复合乳酸菌胶囊、双歧杆菌乳杆菌三联活菌片等。

（2）功能性便秘：对于儿童功能性便秘，益生菌可以缩短粪便肠道运输时间，增强肠道的运动功能，使排便次数和粪便黏稠度明显改善，并且可以缓解排便疼痛和困难的症状，降低功能性便秘的复发率。推荐双歧杆菌三联活菌散、双歧杆菌三联活菌肠溶胶囊、双歧杆菌乳杆菌三联活菌片、枯草杆菌二联活菌颗粒、酪酸梭菌二联活菌散、布拉氏酵母菌散和地衣芽孢杆菌活菌颗粒。

（3）婴幼儿乳糖不耐受：益生菌辅助治疗婴幼儿乳糖不耐受，可明显缩短疗程和住院时间。推荐双歧杆菌乳杆菌三联活菌片、枯草杆菌二联活菌颗粒、双歧杆菌三联活菌散和酪酸梭菌二联活菌散。

（4）新生儿黄疸：在综合治疗基础上辅助益生菌治疗可降低胆红素浓度，缩短黄疸持续时间。推荐枯草杆菌二联活菌颗粒、双歧杆菌三联活菌散/胶囊、地衣芽孢杆菌活菌颗粒、布拉氏酵母菌散、双歧杆菌四联活菌片、双歧杆菌乳杆菌三联活菌片和酪酸梭菌二联活菌散。

（5）过敏性疾病：对于婴幼儿湿疹，除了局部治疗以外，益生菌作为全身辅助治疗，能够改善湿疹症状，提高疗效，降低复发率。推荐双歧杆菌三联活菌散、双歧杆菌乳杆菌三联活菌片、双歧杆菌四联活菌片、酪酸梭菌活菌散剂、枯草杆菌二联活菌颗粒、凝结芽孢杆菌活菌片、布拉氏酵母菌散和酪酸梭菌二联活菌散。

值得注意的是，虽然可以使用益生菌治疗的疾病较广泛，但是有一些疾病应用益生菌属于超药品说明书用药，例如婴幼儿乳糖不耐受、新生儿黄疸、过敏性疾病等。所以这些疾病的患儿不可以在家自行服用益生菌，需要到医院就诊后，由医生根据实际病情开具处方后才能使用。其实，肠道里的天然有益菌种非常多，要保持肠道菌群健康平衡，还得靠均衡的饮食、健康的生活习惯，而不是过多依赖口服益生菌。

参考文献

［1］陈洁，程茜，黄瑛，等 . 益生菌儿科临床应用循证指南 [J]. 中国实用儿科杂志，2017，32（2）：6-15.

第四节　益生菌、益生元，一字之差的距离

微生物是包括细菌、病毒、真菌以及一些小型的原生生物、显微藻类等在内的一大类生物群体，它们个体微小，却与人类关系密切[1]。涵盖了有益和有害微生物，广泛用于食品、医药、工农业、环保等诸多领域。在我们的肠道中定植着许多种微生物，这些微生物数量惊人，约为人体细胞总数的 10 倍。正常情况下，肠道菌群与我们是一种共生状态，它们对我们的健康有着很重要的作用，包括防御感染、参与营养吸收代谢、参与免疫应答的调节等，如果出现菌群紊乱（菌群失调和移位），则会引起一些胃肠道疾病和感染，作为治疗或辅助方法，就会用到微生态制剂，这时你可能会听到益生元、益生菌等概念，它们是什么呢？现在我们就来认识一下

它们吧！

一、益生菌、益生元、合生元是什么？

益生菌、益生元和合生元统称为微生态制剂。益生菌是指给予一定数量的、能够对宿主健康产生有益作用的活的微生物，记住，它是微生物。而益生元是一种物质，一种能够选择性地刺激宿主肠道内一种或几种有益菌的活性或生长繁殖，又不能被宿主消化和吸收的物质。合生元就是二者的复合制剂。

益生元你一定不陌生，我们日常生活中常常会听到这个名词，它主要指非消化性低聚糖，包括低聚果糖（fructooligosaccharide，FOS）、低聚半乳糖（galactooligosaccharides，GOS）、大豆低聚糖、乳果糖等。目前，主要应用于功能性食品和保健品中，许多配方奶粉中也添加益生元（如 FOS 和 GOS），作为药物在临床使用的仅有乳果糖。

二、微生态制剂都有哪些作用，可以治疗哪些疾病呢？

微生态制剂常用于治疗腹泻、功能性肠道疾病（功能性消化不良，包括小儿厌食症）、功能性便秘、功能性腹痛、肠易激综合征等，益生元药物乳果糖可用于治疗功能性便秘[1-3]。

除了作为治疗疾病的药物外，微生态制剂也可作为辅助药物参与临床疾病的治疗，如肝胆疾病、新生儿坏死性小肠结肠炎、湿疹等过敏性疾病、乳糖不耐受、炎症性肠病、幽门螺旋杆菌感染等。

三、微生态制剂使用过程中需要注意什么？

1. 贮存

一些微生态制剂尤其是益生菌，对温度要求较高，为了让它们健康有活力，我们必须按照要求来贮存它们。不同的益生菌有自己的舒适温度，儿童常用微生态制剂贮存要求见表 9-1。

2. 服用方法

为方便服用，儿童使用的活菌制剂常为散剂或颗粒剂，需要用水溶解，它们对温度很敏感，条件有点苛刻，就像小宝宝细嫩的皮肤，洗澡时水温不适容易烫伤一样，温度过高也会伤害它们，所以切记水温不宜过高。儿童常用活菌制剂服用注意事项见表9-2。

表9-1　儿童常用微生态制剂贮存要求[1]

药品名称	贮存要求
酪酸梭菌二联活菌散	避免光照与受热，2～8℃保存，运输时冷藏温度如间断，时间不可超过7天
双歧杆菌三联活菌散	2～8℃避光保存
枯草杆菌二联活菌颗粒	25℃以下避光、干燥保存
酪酸梭菌活菌散剂	室温干燥保存
布拉氏酵母菌散	25℃以下干燥处保存
乳果糖口服溶液	10～25℃保存，避光

表9-2　儿童常用活菌制剂服用注意事项[2]

药品名称	服用注意事项
酪酸梭菌二联活菌散	凉开水、果汁或牛奶冲服
双歧杆菌三联活菌散	温水冲服，溶解时水温不宜超过40℃
枯草杆菌二联活菌颗粒	温水或牛奶冲服，也可直接服用（应避免呛咳，3岁以下儿童不宜直接服用），溶解水温不宜超过40℃
酪酸梭菌活菌散剂	温水冲服，溶解水温不宜超过40℃，先倒水后加药，避免结块
布拉氏酵母菌散	倒入温水或甜味饮料中，或与食物混合，或倒入婴儿奶瓶，溶解水温不宜超过50℃

3. 合并用药

微生态制剂，尤其是活菌制剂，在临床中应用广泛，常与其他药物同时应用，多种药物同时服用时尽量间隔一段时间[3]。

布拉氏酵母菌为真菌，在服用抗真菌药物时需注意间隔服用。

除药物以外，还有一些婴幼儿食品中会添加益生菌，国家卫生健康委员会对可用于婴幼儿食品的菌种有明确要求（表9-3），所以在给宝宝选择这类食品时要慎重。

表 9-3　可用于婴幼儿食品的菌种[4]

菌种	菌株号	菌种	菌株号
嗜酸乳杆菌	NCFM	乳双歧杆菌	HN019、Bi–07
动物双歧杆菌	Bb–12	鼠李糖乳杆菌	HN001
发酵乳杆菌	CECT5716	短双歧杆菌	M–16V

注：嗜酸乳杆菌仅用于 1 岁以上幼儿的食品

四、微生态制剂内容总结

我们了解了微生态制剂是什么、有哪些、可以治疗哪些疾病、使用时注意些什么（图 9-1）。最后让我们来看一下本节的重点。

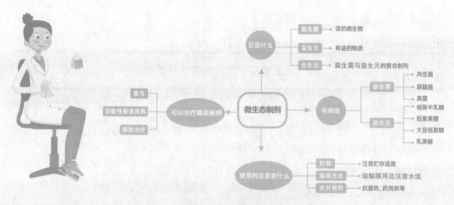

图 9-1　微生态制剂相关知识总结

（1）益生菌、益生元同属微生态制剂。

（2）常用于治疗腹泻、功能性肠道疾病以及辅助治疗。

（3）益生菌要注意贮存温度。

（4）散剂、颗粒剂溶解时注意水温。

（5）合并用药时注意服药顺序。

（6）儿童药品常常包装精美、口味多样，易与零食混淆，故药品应放在儿童接触不到的地方，避免儿童误食。

参考文献

［1］郑跃杰，黄志华，刘作义，等.微生态制剂儿科应用专家共识（2010 年 10 月）

[J]. 中国实用儿科杂志，2011，26（1）：20-23.

［2］王文建. 国内儿科微生态制剂的临床应用 [J]. 中国实用儿科杂志，2010，25（7）：557-559.

［3］中华人民共和国国家卫生和计划生育委员会. 关于公布可用于婴幼儿食品的菌种名单的公告（2011 年第 25 号）［EB/OL］.（2011-11-02）［2020-07-01］. http：//www.nhc.gov.cn/sps/s7891/201111/a10fe4a0b1dd477c9884649220368cc2.shtml.

［4］中华人民共和国国家卫生和计划生育委员会. 关于发酵乳杆菌 CECT5716 等 3 个菌种的公告［EB/OL］.（2016-06-08）［2020-07-01］. http：//www.nhc.gov.cn/sps/s7891/201606/3ea5182360de4ac48ff44de1698f9932.shtml.

第十章　激素大起底

第一节　糖皮质激素为何物？

一、糖皮质激素之"它从何处来"

在我们人体中，糖皮质激素是由肾上腺皮质的束状带分泌的，主要为皮质醇，是机体内极为重要的一类调节物质，主要有可的松和氢化可的松，我们通常称其为内源性糖皮质激素。为了获得更好的临床疗效和更少的不良反应，科学家们在内源性糖皮质激素的结构上加以改造，得到了多种不同的合成糖皮质激素，这样医生可根据每个人不同的病情选择最适合的药物。

二、糖皮质激素之"它有一个大家族"

糖皮质激素种类繁多，是一个兄弟姐妹众多的大家族，它们各具特色，作用效果强弱不同，作用时间长短有异，根据病情灵活选择，通过"内服""外用"等途径用于多种疾病的治疗。

外用糖皮质激素常以作用效果强弱来分类比较（表10-1），需要注意的是，并不是效果越强越好，在使用时需根据年龄、病情严重程度、用药部位和皮损类型选择不同强度和剂型的药物[1-2]，要知道"量身定制"才是最适合自己的。

可的松和氢化可的松为内源性糖皮质激素，其抗炎效力弱，作用时间短，通过对其加以"修饰改造"，摇身一变，各有所长（表10-2），切不可仅凭效果强弱论英雄。

表 10-1　外用糖皮质激素的"强弱之分"

分类	名称
超强效	0.05% 丙酸氯倍他索凝胶、软膏、乳膏及泡沫剂；0.1% 氟轻松乳膏等
强效	0.05% 卤米松乳膏、0.1% 糠酸莫米松软膏等
中效	0.1% 丁酸氢化可的松软膏、乳膏及洗剂；0.1% 曲安奈德乳膏及软膏、洗剂等
弱效	0.05% 地奈德软膏、乳膏、凝胶、泡沫剂及洗剂；0.1% 戊酸倍他米松洗剂等

表 10-2　糖皮质激素的"各有所长"

分类	名称	抗炎作用
短效	可的松、氢化可的松	弱
中效	泼尼松、泼尼松龙、甲泼尼龙	中
长效	地塞米松、倍他米松	强

三、糖皮质激素之"十八般武艺"

除了作为替代治疗用于肾上腺功能异常等内分泌疾病外，其强大的抗炎、抗过敏以及免疫调节等药理作用使其在炎症性、过敏性、免疫性以及肿瘤疾病等方面得以广泛应用。我们熟悉的临床应用有特应性皮炎、哮喘、变应性鼻炎（过敏性鼻炎）等。

（一）有"疹"难眠要用它

特应性皮炎是一种慢性反复发作的炎症性皮肤病，以剧烈瘙痒和湿疹样损害为主要特征，好发于儿童，外用糖皮质激素仍是目前治疗和控制各期特应性皮炎的一线药物[1]。

（二）哮喘治疗"首选药"

支气管哮喘是儿童时期最常见的慢性气道疾病，近年来发病率逐渐升高，吸入用糖皮质激素是哮喘长期控制不可或缺的一线药物[3]。

（三）治疗"鼻炎"最有效

儿童变应性鼻炎治疗需要防治结合，防治原则包括环境控制、药物治疗、免疫治疗和健康教育[4]。鼻用糖皮质激素是变应性鼻炎的一线治疗药物，鼻内局部使用糖皮质激素可使高浓度的药物直接作用于鼻黏膜的糖皮质激素受体，从而发挥治疗作用，它对患者的所有鼻部症状，包括打喷嚏、流涕、鼻痒和鼻塞均有显著改善作用，可快速缓解症状，而且能持续控制炎症反应，是目前治疗变应性鼻炎最有效的药物[5]。

通过上述内容我们知道，我们自身就可以分泌糖皮质激素；为了优化其性能，又衍生出了很多合成的糖皮质激素，构成了一个大家族；糖皮质激素种类繁多，功能也很强大，广泛应用于不同疾病的临床治疗，现在你了解糖皮质激素了吗？

参考文献

［1］中华医学会皮肤性病学分会儿童皮肤病学组.中国儿童特应性皮炎诊疗共识（2017版）[J].中华皮肤科杂志，2017，50（11）：784-789.

［2］中国中西医结合学会皮肤性病专业委员会环境与职业性皮肤病学组.规范外用糖皮质激素类药物专家共识[J].中华皮肤科杂志，2015，48（2）：73-75.

［3］申昆玲，邓力，李云珠，等.糖皮质激素雾化吸入疗法在儿科应用的专家共识（2018年修订版）[J].临床儿科杂志，2018，36（2）：95-107.

［4］中国医师协会儿科医师分会儿童耳鼻咽喉专业委员会.儿童过敏性鼻炎诊疗——临床实践指南[J].中国实用儿科杂志，2019，34（3）：169-175.

［5］中华耳鼻咽喉头颈外科杂志编辑委员会鼻科组，中华医学会耳鼻咽喉头颈外科学分会鼻科学组.变应性鼻炎诊断和治疗指南（2015年，天津）[J].中华耳鼻咽喉头颈外科杂志，2016，51（1）：6-24.

第二节　怎样被一些激素"戳中"？

一、糖皮质激素的分型

我是糖皮质激素，来自肾上腺皮质激素这个大家庭，我还有盐皮质激素、性激素等同胞。医药学家为了提高我的疗效，对我的身体——甾体母核（我的化学结构特别像汉语"甾"这个字）进行改造，合成出一系列活性强、副作用小的药物。根据作用时间，我可分为短效、中效与长效三类[1]，详见表 10-3。按给药途径，我分为口服、吸入、注射、局部外用 4 种类型。

表 10-3　**糖皮质激素分为短效、中效与长效三类**

名称	作用时间 / 小时	药物
短效 "可"	8 ~ 12	可的松、氢化可的松
中效 "泼尼"	12 ~ 36	泼尼松、甲泼尼龙
长效 "米松"	36 ~ 54	地塞米松、倍他米松

二、生理作用——对代谢的影响[2]

（一）糖代谢

糖皮质激素可以通过促进糖原异生来升高血糖，见图 10-1。

（二）蛋白质代谢

糖皮质激素可使体内蛋白质的合成量小于分解量，医学上称为负氮平衡，见图 10-2。

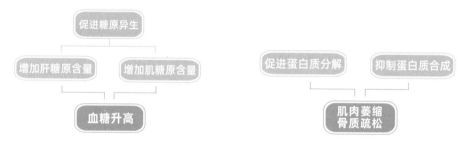

图 10-1　**糖皮质激素可以升高血糖**　　　　图 10-2　**糖皮质激素可产生负氮平衡**

（三）脂肪代谢

糖皮质激素可使患者产生向心性肥胖的特殊体形，见图 10-3。

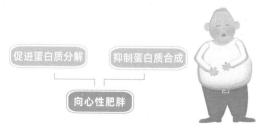

图 10-3　**糖皮质激素会使患者产生向心性肥胖**

三、药理作用

（一）抗炎

我能抑制感染性（细菌、病毒等）、物理性（烧伤、创伤等）、化学性（酸、碱等）及免疫性（各型变态反应）等多种原因所引起的炎症反应[3]。在急性炎症早期改善红、肿、热、痛等症状；在炎症后期防止粘连及瘢痕形成，减轻后遗症，见图 10-4。

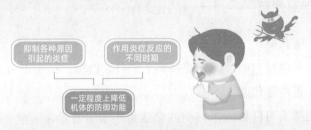

图 10-4　糖皮质激素有抗炎作用

（二）免疫抑制

我对免疫过程的多个环节均有抑制作用，见图 10-5。我还能干扰淋巴组织在抗原作用下的分裂和增殖，从而抑制器官移植的排斥反应。

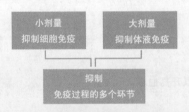

图 10-5　糖皮质激素有免疫抑制作用

（三）抗过敏

我能减少组胺、5- 羟色胺等过敏介质的产生，抑制因过敏反应而产生的病理变化，从而减轻过敏症状。

（四）抗休克：救人于危难之间

我经常参与到严重休克，特别是感染中毒性休克的治疗中。我能抑制炎症因子的产生，扩张痉挛收缩的血管和兴奋心脏、加强心肌收缩力，提高机体对细菌内毒素的耐受力。

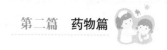

四、治疗

（一）支气管哮喘

我以混悬液的形式，通过雾化吸入治疗哮喘急性发作，也是哮喘长期控制药物的首选[4]。

（二）血小板减少性紫癜

我适用于急性暴发型或慢性出血性疾病，是血小板减少性紫癜的首选药物[5]。

（三）系统性红斑狼疮

我能较快地控制一般症状，不需太大剂量就可以收到疗效，绝大多数系统性红斑狼疮患儿都要把我作为首选药物[6]。

（四）肾病综合征

我是目前诱导肾病缓解的最有效药物[7]。

看到我被推荐为很多疾病的一线药物，有没有觉得我很了不起？我在其他疾病方面也可以大显身手，比如儿童严重脓毒症、颅内高压、湿疹等。

五、常见误用

正因为我的全能，才会被不合理使用，甚至滥用。

（一）把我当退烧药

因为我可以抑制炎症反应，减轻感染部位的红、肿、热、痛，减少细菌或病毒感染时内源性致热源的释放，降低体温中枢的敏感性，因此可取得立竿见影的降温退烧效果。但这样做会降低身体免疫功能，阻碍抗体形成，使某些致病菌趁机生长繁殖，引起二次感染。

（二）把我当抗菌药物

我不能干扰细菌细胞壁和蛋白质的形成，也不会影响细菌核酸代谢，错误地使用我会导致感染扩散和创面愈合延迟。

（三）预防输液反应

利用我的抗过敏作用，把我加入到静脉滴注或静脉注射液中减轻输液反应，掩盖了病情真相。

（四）长期大剂量使用

长期大剂量使用我，会导致医源性肾上腺皮质功能亢进（又称库欣综合征），这是过量使用我引起脂代谢和水盐代谢紊乱的结果，见图10-6。

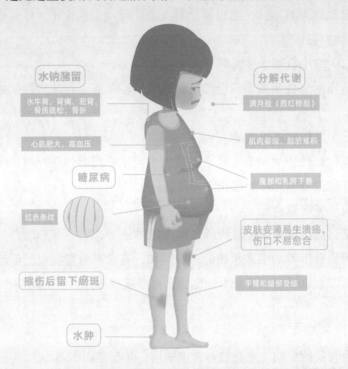

水钠潴留

水牛背、背痛、驼背、
骨质疏松、骨折

心肌肥大、高血压

糖尿病

红色条纹

擦伤后留下瘀斑

水肿

分解代谢

满月脸（西红柿脸）

肌肉萎缩、脂肪堆积

腹部和乳房下垂

皮肤变薄易生溃疡，
伤口不易愈合

手臂和腿部变细

图 10-6　长期大剂量使用糖皮质激素会引起脂代谢和水盐代谢紊乱

六、注意事项

（1）用药期间应定期检测血压、体重、血糖、电解质、粪潜血，并进行眼科检查。

（2）如需长期使用，应补充钙和维生素 D，以防止骨质疏松和骨折的发生。

（3）切忌当退烧药物使用，且发热原因不清时，可能影响诊断。

（4）注意停药反应和反跳现象。连日给药的患者减量过快或突然停药时,可引起肾上腺皮质萎缩和功能不全。尽量做到"早期快减,晚期慢减",或者参考以下顺序：3次/日→顿服→隔日顿服→停药。

"利剑双刃，既能杀敌，亦可伤己"是对我的准确评价，要想正确使用我就要先详细了解我（常用糖皮质激素类药物的比较见表 10-4）。

表 10-4　常用糖皮质激素类药物的比较

药物	药理活性			等效剂量 /mg	半衰期 /分钟	作用持续时间 /小时
	水盐代谢 / 比值	糖代谢 / 比值	抗炎作用 / 比值			
短效						
氢化可的松	1.0	1.0	1.0	20.00	90	8 ~ 12
可的松	0.8	0.8	0.8	25.00	30	8 ~ 12
中效						
泼尼松	0.8	4.0	3.5	5.00	60	12 ~ 36
泼尼松龙	0.8	4.0	4.0	5.00	200	12 ~ 36
甲泼尼龙	0.5	5.0	5.0	4.00	180	12 ~ 36
曲安西龙	0	5.0	5.0	4.00	> 200	12 ~ 36
长效						
地塞米松	0	20 ~ 30	30	0.75	100 ~ 200	36 ~ 54
倍他米松	0	20 ~ 30	25 ~ 35	0.60	100 ~ 200	36 ~ 54

参考文献

［1］宁光，马志中，王卫庆，等 . 糖皮质激素类药物临床应用指导原则 [J]. 中华内分泌代谢杂志，2012，28（2）：171–202.

［2］杨宝峰，陈建国，臧伟进 . 药理学 [M]. 9 版 . 北京：人民卫生出版社，2018：329–330.

［3］杨世杰，杨宝峰，陈建国 . 药理学（八年制）[M]. 3 版 . 北京：人民卫生出版社，2015：370–374.

［4］申昆玲，邓力，李云珠，等 . 糖皮质激素雾化吸入疗法在儿科应用的专家共识（2018 年修订版）[J]. 临床儿科杂志，2018，36（2）：95–107.

［5］中华医学会血液学分会血栓与止血学组 . 血栓性血小板减少性紫癜诊断与治疗中国专家共识（2012 年版）[J]. 中华血液学杂志，2012，33（11）：983–984.

［6］全国儿童风湿病协作组 . 儿童风湿病诊断及治疗专家共识（二）[J]. 临床儿科杂志，2010，28（11）：1089–1094.

［7］中华医学会儿科学分会肾脏学组．儿童激素敏感、复发／依赖肾病综合征诊治循证指南（2016）[J].中华儿科杂志，2017，55（10）：729-734.

第三节　被误解的糖皮质激素

近年来，大家用药安全的意识逐步提高，网上搜索"糖皮质激素副作用"收获的信息的确不乐观，这导致大家对激素有一些极端认识，有些患者甚至不论什么疾病都拒绝使用。但是它真的是"魔鬼"吗？

一、糖皮质激素，你也许不知道它哪里好，可就是替代不了

糖皮质激素长期大剂量应用时，可引起多种不良反应，包括感染、类库欣综合征表现、高血压、高血脂、高血糖、消化性溃疡、青光眼、白内障、骨质疏松以及神经精神症状等，这些也是我们为何"谈激素色变"的原因。

你也许会问，既然它有这么多不良反应，为什么还要使用呢？当然是因为它有不可替代的地方。糖皮质激素自20世纪40年代应用于临床以来，经历了几十年的检验，可以说身经百战依然战斗在前线，除了作为替代治疗用于肾上腺功能异常等内分泌疾病外，其强大的抗炎、抗过敏以及免疫调节等作用使其在炎症性、过敏性、免疫性以及肿瘤疾病等方面得以广泛应用[1]。

鉴于糖皮质激素药物的复杂性和不良反应的严重性，我国对规范化使用糖皮质激素也非常重视，2011年原卫生部发布了《糖皮质激素临床应用指导原则》；中华医学会儿科学分会儿童用药委员会联合《中华儿科杂志》编辑委员会和其他专业学组，制定了《糖皮质激素在儿童风湿病中应用专家共识》，由此可见，从临床到国家医疗卫生部门对合理使用糖皮质激素都是非常关注的。临床治疗过程中会针对其不良反应进行严格的监测，而选择适宜的药品、制定剂量、定期监测（骨密度、眼压等）、补充钙剂以及疗效评估等多种手段措施，就是希望获得最大的疗效，减少不良反应。

二、外用糖皮质激素可以很"治愈"

我想"毒面膜"对我们大众来说应该不陌生，它们立竿见影的"焕颜"效果和一停下来就让人苦不堪言的"毁容"黑魔法，让我们对于激素产生了深深的不安。但是，需要注意的是，这些化妆品违规添加激素，不乏含有强效激素，通常长期使用后突然停用会出现不良反应。但要知道，外用糖皮质激素是儿童特应性皮炎的一大克星，是对抗该病的强大武器，通常在治疗过程中必不可少，为避免诱因，可配合润肤保湿的基础护理以及生活管理[2]，在专业医生、药师指导下合理使用糖皮质激素，能让你远离糖皮质激素的"致郁"效果，规避它可能引起的不良反应，发现它对疾病的"治愈"效果。

三、吸入性糖皮质激素（inhaled corticosteroid，ICS），"肺里激素知多少"

在儿童哮喘的治疗中，糖皮质激素是一线用药，而吸入疗法是目前哮喘治疗首选的给药方法，我们常见的比如"舒利迭"，还有儿童常用的雾化吸入。雾化吸入ICS可以有效减轻气道炎症和气道高反应性、控制哮喘症状、改善生命质量、改善肺功能、减少哮喘发作、降低哮喘病死率[3]。但面对这样"让人欢喜让人忧"的激素，它只是"局部出击"还是会"全身作用"呢？

ICS沉积在各级支气管发挥药物治疗作用，但同时也经过口咽，通过吞咽被吸收，直径小于2μm的药物颗粒可进入终末肺组织，透过气－液屏障直接吸收进入血液循环[3]。的确，吸入给药不可避免糖皮质激素的全身吸收，但是不良反应的发生与多种因素有关，如用法用量、药物的特性、吸入装置及患儿的依从性等[3]，因此这绝不是可以一锤定音的事。遵医嘱规范使用，初次用药前向药师咨询正确的用药方法，经过用药指导和培训，你一定会有所收获。

对于儿童来说，家长们还担心激素对孩子生长发育的影响，这同样是医生关注的问题，科学研究数据给了我们一个安心的答案。国际权威指南指出，长期低剂量吸入 ICS 对儿童生长发育和骨骼代谢无显著影响。研究表明，与安慰剂相比，ICS 长期维持治疗所致全身不良反应（生长迟缓、肾上腺抑制、白内障、骨密度下降和骨折）的风险未见升高，即使采用 ICS 治疗 7 ~ 11 年后，哮喘儿童仍可达到正常身高[3]。有这些证据的支持，请放下对激素的芥蒂，接受疾病规范管理以及药物规范治疗，使儿童健康成长、畅快呼吸。

糖皮质激素是一把双刃剑，是天使还是魔鬼就看我们如何使用，无论外用还是内服，局部使用还是全身使用，都需要我们掌握正确的用药方法，遵医嘱合理使用，听从药师用药指导。

参考文献

［1］宋红梅 . 合理应用糖皮质激素 [J]. 中华儿科杂志，2018，56（3）：161–162.

［2］中华医学会皮肤性病学分会儿童皮肤病学组 . 中国儿童特应性皮炎诊疗共识（2017 版）[J]. 中华皮肤科杂志，2017，50（11）：784–789.

［3］申昆玲，邓力，李云珠，等 . 糖皮质激素雾化吸入疗法在儿科应用的专家共识（2018 年修订版）[J]. 临床儿科杂志，2018，36（2）：95–107.

第四节 那个至关重要的鼻用糖皮质激素

当寒冬远去终于迎来春暖花开，大家脱去厚厚的冬衣，在春日的暖阳里踏青、春游，过敏性鼻炎患者却开始了一段艰难的日子，不停地打喷嚏、流鼻涕、鼻塞，并且可能伴随其他症状，看起来会和感冒差不多，但是患者的痛苦却是我们不能感同身受的。在治疗过程中会用到一些鼻用糖皮质激素，你可能觉得，只是小小的鼻子过敏，就要用激素吗，它那么重要？下面的内容也许能给你答案。

一、什么是儿童过敏性鼻炎?

儿童过敏性鼻炎，也称儿童变应性鼻炎，是机体暴露于变应原后发生的、主要由免疫球蛋白 E 介导的鼻黏膜非感染性炎性疾病，是常见的过敏性疾病之一，已经成为儿童主要的呼吸道炎性疾病。

二、儿童过敏性鼻炎怎么治疗？

儿童过敏性鼻炎需要预防与治疗结合，双管齐下才能有效地控制疾病进展。防治原则包括环境控制、药物治疗、免疫治疗和健康教育，而药物治疗中包括鼻用糖皮质激素。

鼻用糖皮质激素对儿童过敏性鼻炎患者的大多数鼻部症状（包括打喷嚏、流涕、鼻痒和鼻塞等）均有显著改善作用。不仅如此，规范使用鼻用糖皮质激素还可以改善生活质量，包括睡眠质量，改善鼻外症状，包括眼部症状。对于过敏性鼻炎合并哮喘患者，有利于哮喘的控制和改善肺功能[1]，所以鼻用糖皮质激素是儿童过敏性鼻炎的一线治疗药物，在过敏性鼻炎药物治疗中占据着重要地位。

由于对激素的偏见，很多患者都不愿意使用鼻用糖皮质激素，而且觉得只是小小的鼻炎，为什么要使用激素呢？

过敏性鼻炎不仅仅会出现鼻部不适以及相邻器官病变，还会导致患者心理健康状态不佳甚至人格缺陷，对于儿童过敏性鼻炎患者，还会影响学习能力、生活质量，累及下呼吸道（诱发哮喘）[2]。目前，过敏性鼻炎无法根治，规范治疗、合理用药对疾病的临床控制至关重要，所以当需要使用鼻用糖皮质激素时，要遵医嘱使用，不可以随意停减，因顾虑导致该用而不用更是万万不可的。

三、所有过敏性鼻炎都要使用鼻用糖皮质激素吗？

虽然它非常有效，但并不是所有过敏性鼻炎患儿都需要使用鼻用糖皮质激素的，这需要经过医生的诊断与评估。轻度间歇性儿童过敏性鼻炎采取抗组胺药物治疗，比如氯雷他定、西替利嗪，中、重度间歇性和持续性儿童过敏性鼻炎则需要采取鼻用糖皮质激素（如糠酸莫米松鼻喷雾剂、布地奈德鼻喷雾剂）、抗组胺药物或（和）白三烯受体拮抗剂联合用药。其中，中、重度间歇性儿童过敏性鼻炎使用鼻用糖皮质激素的每个疗程原则上不少于2周；中、重度持续性儿童过敏性鼻炎联合应用抗组胺药每个疗程需4周以上。

四、鼻用糖皮质激素，你会正确使用吗？[3]

掌握正确的鼻腔喷药方法可以减少鼻出血的发生，是每个用药患者必须掌握的重要内容，记住这个流程：准备、呼气、吸气、再呼气。

（一）准备

用药前需要振摇瓶身，使药物混匀。部分药物首次使用需要先振摇药瓶后向空中喷药数次，作为药物使用"启动仪式"，所以用药前需要阅读说明书中的给药方法。

（二）呼气

深呼气，但不要对着药瓶的喷嘴呼气。

（三）吸气

这是整个过程的关键步骤，要注意交叉使用（右手为左鼻侧喷药，左手为右鼻侧喷药），头微微前倾，将喷口放在鼻内，避免朝向鼻中隔喷药，像闻花香一样缓慢吸气，可不是"暴风式吸入"，吸气同时按下药瓶喷出药物。

（四）再呼气

慢慢呼气，就完成一侧鼻腔的给药了。

参考文献

[1] 中国医师协会儿科医师分会儿童耳鼻咽喉专业委员会.儿童过敏性鼻炎诊疗——临床实践指南[J].中国实用儿科杂志，2019，34（3）：169-175.

[2] 中华耳鼻咽喉头颈外科杂志编辑委员会鼻科组，中华医学会耳鼻咽喉头颈外科学分会鼻科学组.变应性鼻炎诊断和治疗指南（2015年，天津）[J].中华耳鼻咽喉头颈外科杂志，2016，51（1）：6-24.

[3] 王育琴，李玉珍，甄健存.医院药师基本技能与实践[M].北京：人民卫生出版社，2015：122.

第五节　注意重组人生长激素

大家好，我叫重组人生长激素，我的英文名叫 recombinant human

growth hormone，是不是不太好记？你们也可以叫我 rhGH。我是"80后"，出生于 1985 年，我的出生为广大矮身材患儿带来了希望。

一、使用剂量

我治疗患儿的时候讲究个体化，从小剂量开始，在治疗过程中，会根据患儿的生长情况及生化检测指标等适时调整剂量，当然，这些也不是我能当家做主的，你们还要问医生，遵医嘱用药。

关于我的使用，应在睡前 30 分钟皮下注射，常用的注射部位为大腿中部外侧面，也可选择上臂或腹部等处。在这里，家长们要特别注意，1 个月内不要在同一部位注射 2 次或以上，两针间距 1cm 左右，以防短期同一部位注射导致皮下组织变性，影响疗效。

二、使用疗程

我的使用疗程要结合患儿的实际病情。长期大量临床数据表明，开始治疗的年龄越小，疗效越好；身高标准差数值随着治疗时间的延长而不断改善，治疗时间越长，改善越显著。为改善成年身高，应该至少治疗 1 年以上。为了达到最好的治疗效果，不可以随意调整剂量及疗程。

三、用药监测

使用我治疗的患儿应定期到儿科内分泌门诊监测治疗的有效性和安全性。主要监测内容为：生长发育指标、实验室检查指标、不良反应等。

四、存放

我害怕光，所以把我带回家后要避光保存。我适宜存放在 2 ~ 8℃的环境中，室温下我只能存放 7 天。把我溶解后要放置在 2 ~ 8℃的冰箱中冷藏，可以存放 72 小时。

第十一章 我们与抗生素的大乱斗

第一节 他们说"抗生素"不叫"消炎药"

一、抗生素不是消炎药？

炎症是人体的一种防御反应，是由于外伤、细菌病毒感染、紫外线、尿酸盐沉积等，刺激身体产生炎症因子引发的，一般表现为红、肿、热、痛。通常炎症是有益的，提醒我们身体出了问题，要尽早警示应对，虽然会让我们感觉不舒服。但过度、过强的炎症也是有害的，这时就需要使用消炎药进行治疗。

消炎药一般常指解热镇痛药，如布洛芬等，糖皮质激素如地塞米松等。它们可以抑制炎症因子，避免过度、过强的炎症对身体产生伤害。

而抗生素是指像细菌等微生物，甚至包括植物和动物在内，在生命活动过程中产生的，能在低微浓度下有选择地抑制或杀灭影响其他生物功能的有机物质。后来人们在抗生素的基础上又进行了化学的人工半合成、全合成，形成新的具有抗菌作用的化合物。现在把以上所有这些药物统称为抗菌药物。

抗菌药物根据不同的抑制、杀灭细菌作用分成很多种类，每个种类又包括许多品种。例如头孢克洛、头孢曲松属于头孢菌素类，红霉素、阿奇霉素属于大环内酯类，环丙沙星、氧氟沙星属于氟喹诺酮类等。

二、消炎不一定都要抗菌

大家常说抗菌消炎，是由于细菌感染会刺激身体产生炎症因子，炎症因子会引起炎症反应。使用抗菌药物抑制或杀灭细菌，解决了产生炎症因子的根本原因，所以炎症才会慢慢好转。如果炎症不是细菌引起的，例如是由病毒、紫外线、尿酸盐沉积等引起，抗菌药物就无能为力。

三、抗菌药物滥用有危害

抗菌药物使用时有很多注意要点。比如青霉素类的抗菌药物需要皮试确认是否过敏，如果过敏就不能使用，一旦发生过敏性休克甚至还会危及生命。还有一些抗菌药物例如氧氟沙星等氟喹诺酮类，因为在幼年动物实验中发现可引起关节和软骨损伤，所以不常规用于18岁以下儿童抗感染治疗等。

没有细菌感染而滥用抗菌药物，不但会带来过敏等风险，而且还会抑制、杀死人体正常细菌，引起体内菌群失调，诱发产生假膜性肠炎等。并且人体和环境中的某些细菌接触抗菌药物多了，还会变异成多重耐药菌、广泛耐药菌，俗称"超级细菌"。

多重耐药菌对三类或三类以上的抗菌药物同时耐药，而广泛耐药菌对常用抗菌药物几乎全部耐药。一旦免疫力低下或接受插管、机械通气等侵入性操作时被"超级细菌"感染致病，就意味着使用目前常见的大部分抗菌药物都不会起作用。而开发新的抗菌药物或者找到更新的应对治疗途径，不是马上就可以实现的。需要大量的人力、物力等。目前很多科研团队都在积极研究"超级细菌"的耐药机制及预防策略，也找到了一些有效方案。但做好防控，才是最经济有效的手段。

所以抗菌药物一定要经医生诊断为细菌感染后才可以使用。像嗓子疼，可能是因为喝水少、嗓子干，或者是轻症感冒等，人体免疫基本就可以搞定，不用额外使用抗菌药物。

第二节　物种竞技赛：抗生素

"抗生素"一个耳熟能详的名字，肺部感染、开胸手术、器官移植等，都会见到它的身影。口服的片剂与颗粒、外用的软膏、注射用的液体，剂型多样，使用非常方便。这么神奇的药物究竟是怎么来的呢？

一、隐形生物

这就要了解一下早在三十多亿年前就已存在于地球上的生物——细菌。抗生素是由细菌或其他微生物所产生的，具有抑制或杀灭另外一种细菌或微生物作用的物质。也可以理解为每类细菌特有的独家武器。

细菌太过微小，肉眼是看不到的，但它们却数量巨大且无处不在，就连我们身体也充满了它们，比如口腔中细菌的数量就远超目前地球上的人类数量。

人类创造了璀璨文明，但却终究和动物、植物、微生物一样脱离不了自然环境。大部分时间我们和细菌这些微生物和平共处、相互依存，但当受伤、免疫力低下时，细菌也会繁殖致病。特别是一些少数"厉害角色"还可以引起瘟疫。比如霍乱、结核等。

二、抗生素——一把抗菌利器

没有发现抗生素前，人们面对细菌感染无能为力。手术曾经是风险极大的治疗方法，病死率比战场伤亡率还要高。

1928年，英国微生物学家亚历山大·弗莱明（Alexander Fleming）通过研究培养霉菌周围葡萄球菌被溶解的现象，发现了世界上第一种抗生素——青霉素。1944年青霉素正式投产，挽救了数以千计被细菌感染的士兵的生命。

而后新的抗生素如链霉素、氯霉素、土霉素等不断被发现。并且随着对药物结构的认识，人工半合成、全合成抗菌药物也被扩充进抗菌治疗队伍。

但近些年来，发现、合成抗菌药物越来越难，新的抗菌药物越来越少。并且出现了一些抗生素对于一些疾病，以前使用效果很好，现在居然不管用的现象。这些究竟是为什么呢？

三、耐药性来自抗生素滥用

1945年，亚历山大·弗莱明在获诺贝尔生理学或医学奖时，曾警告说："当任何人都可以在商店买到青霉素的时候，也许就是麻烦到来之时。""危险是有些无知者会自作主张、低剂量用药。这一剂量未能杀死细菌，反倒使它们产生耐药性。"

20 世纪 50 年代，美国农场主们发现，经常给牛、猪或鸡喂低剂量抗生素，不仅能减少饲料喂养量，还能快速催肥，所以各种各样的抗菌药物在养殖业开始低剂量大范围使用。微生物学家、执业医师莱维（Stuars B. Levy）通过对这些抗生素滥用的研究，发现用抗生素喂养禽畜，人和禽畜都会产生耐药。

而人类中抗生素的不当使用和滥用也在进一步促进耐药性的产生，比如不是细菌感染的患者使用抗生素、患者没有坚持抗菌治疗完成整个疗程，都会导致细菌没有全部被杀死，从而产生新的耐药菌。

四、物种竞技赛——我们该如何生存？

地球上的所有生命都在不断演化，对环境的适应，物种间的竞争，自然选择保留或是淘汰，新物种诞生或原有物种灭绝……人类和细菌间也在进行着一场竞赛。

我们从细菌中发现、提取、合成新的抗菌药物从而对抗感染，提高生存率，而细菌对于不同的抗菌药物产生各种各样的耐药形式，寻求繁衍的新途径。

研究抗生素的微生物学家莱维说："细菌活过了恐龙时代，我们无法消灭细菌，我们要学习活在细菌时代。"所以我们需要心存敬畏，更多思考该如何遵循规则与自然相处，物种竞技赛一直都在上演……

第三节　无奈的氟喹诺酮类药物

1928 年，英国微生物学家亚历山大·弗莱明发现了世界上第一种抗生素——青霉素，自此之后各类抗生素如雨后春笋般，一一问世，为人类攻克感染性疾病这一难题提供了多种治疗方案。这一节介绍抗生素中一个举足轻重的家族——氟喹诺酮类，谈一谈这个家族跟儿童之间千丝万缕的联系。

一、氟喹诺酮之足智多谋

氟喹诺酮这个家族（表11-1）还有另外一个名字叫"吡啶酮酸类"，听名字就知道它们属于化学合成抗菌药。历史要追溯到1962年，这一年科学家合成了第一个喹诺酮类药物——萘啶酸，由于后面合成的这类药物中均具有喹诺酮的基本结构而且加上了氟原子，"氟喹诺酮类"因此得名。它们主要通过阻碍细菌DNA的复制而起到抗菌作用。这类药物针对多种细菌都具有杀灭作用，具有快速杀菌、口服效果好、消除半衰期长、与其他抗菌药物不具有交叉耐药性等优点，因此在防治成人多种感染性疾病中得到了广泛的应用[1]。

表 11-1　**氟喹诺酮大家庭**

分类	代表药物
第一代	萘啶酸
第二代	吡哌酸
第三代	诺氟沙星、氧氟沙星、环丙沙星
第四代	加替沙星、莫西沙星

二、氟喹诺酮之因人而异

虽然氟喹诺酮类药物在成人感染性疾病中得到了广泛应用，但是由于在幼年动物实验中发现氟喹诺酮类药物可引起关节和软骨损伤，所以大多数药品说明书规定，氟喹诺酮类药物不宜用于、避免用于或禁用于18岁以下儿童，故而这类药物在儿童中的应用受到了广泛限制。

尽管氟喹诺酮类药物在儿童治疗中被限制使用，但事实上，这类药物在儿童中的代谢情况并不完全与成人相同。譬如：环丙沙星在儿童中的半衰期就短于成人，因此使用剂量高于成人推荐剂量；左氧氟沙星的消除呈年龄依赖的关系，5岁以下儿童左氧氟沙星的清除速度比成人快两倍，因此推荐剂量不尽相同[2]。

三、氟喹诺酮之风口浪尖

氟喹诺酮类药物之所以不被推荐用于儿童，是因为它存在软骨损害的可能。但众所周知，这类药物最常见的不良反应其实是胃肠道反应，包括恶心、呕吐、腹泻和腹痛，也常见失眠、头晕、过敏、肝功能损害等其他不良反应。在软骨损害方面其实跟用药剂量和疗程相关，不同剂量和疗程的氟喹诺酮类药物对动物的关节和软骨损伤的程度实则不同，剂量越大、疗程越长则发生损伤的风险就越高。而且目前氟喹诺酮类药物导致软骨损伤的具体机制尚不清楚，所以这类药物在儿童中的使用仍存在争议[3]。

《中华人民共和国药典》《抗菌药物临床应用指导原则（2015版）》中均明确阐释了氟喹诺酮类药物应避免用于18岁以下未成年人。但早在1996年就有很多权威儿科专家表明：儿童不应完全禁用氟喹诺酮类药物，也有包括《诸福棠实用儿科学》《马丁代尔大药典》等著作提及儿童和青少年不应绝对禁止应用氟喹诺酮类药物，世界卫生组织《儿童基本药物清单》中也提到儿童可根据具体病情需要选用氟喹诺酮类药物。所以，这类药物在儿童中的使用就只能在争议和无奈的风口浪尖砥砺前行。

针对儿童而言，中国、美国以及一些欧洲国家的药品管理部门已批准氟喹诺酮类药物的口服或静脉输注方式用于吸入性炭疽、严重和复杂的尿路感染、鼠疫、耐药结核病等疾病，而其他包括肺炎、急性中耳炎、胃肠道感染、急性细菌性鼻窦炎等疾病使用氟喹诺酮类药物尚存在争议。但需要注意的是这类药物导致动物软骨及关节损伤都是通过口服或静脉方式给药，目前为止，并没有证据证实氟喹诺酮类药物的局部使用（如滴眼、滴耳等）会对关节有任何不良的影响。所以这类药物在儿童中依然可以局部给药，用于治疗结膜炎、角膜溃疡，以及中耳炎、外耳炎等疾病。

四、氟喹诺酮之折戟沉沙

当这类药物在儿童中的使用仍存在争议时，它的耐药问题也已经日益突出。据权威细菌耐药监测网信息系统显示，多种细菌对包括环丙沙星在内的氟喹诺酮类药物的耐药率已超过50%，大多是由于细菌的基因突变引起。无奈之处就在于这类药物还没有明确可以广泛用于儿童，就因为耐药的原因，地位已经岌岌可危了，儿童的抗感染治疗可能即将又少一个可以使用的有力武器。

五、氟喹诺酮之总结陈词

氟喹诺酮类药物对于儿童而言是把双刃剑，它可以消灭大多数常见细菌，但无奈之处在于它可能引起的软骨损害等严重不良反应，在于它已经日益增高的细菌耐药率，故而不宜常规地用于治疗 18 岁以下儿童的感染性疾病。目前，对于氟喹诺酮类药物在儿童中的使用都比较谨慎，只有当出现危及生命的急症感染，且已无其他安全有效的治疗药物可用时才酌情选用，临床医生在使用时还需要请感染学专家、药学专家等多学科会诊，综合分析患儿病情后选用，并充分和患儿及家长沟通取得知情同意，做好备案。家长们切勿自行为儿童选用这类药物，避免可能发生的严重不良反应。

参考文献

［1］伍俊妍，孙树梅.氟喹诺酮类抗菌药物在儿童应用中的专家共识[J].今日药学，2018，28（1）：1-10.

［2］国家食品药品监督管理总局.总局关于修订全身用氟喹诺酮类药品说明书的公告（2017 年第 79 号）［EB/OL］.（2017-06-21）［2020-06-01］.http://www.gxfda.gov.cn/gxfdanet/BMWJ00106/29465.jhtml 2017-07-05.

［3］卫生部合理用药专家委员会.中国医师药师临床用药指南[M].2 版.重庆：重庆出版社，2014：164-191.

第四节　你熟悉的"阿奇"

大家好，我是"阿奇霉素"，朋友们都亲切地叫我"阿奇"。我出生在抗生素大家族，从小在"大环内酯"家庭长大，如今已能在抗感染的舞台上独当一面。感谢大家多年来对我信任有加，每当宝宝发生感染时都可能会想到我。但是，我也并非万能，对我的使用也还有很多需要大家注意的地方，所以接下来我就再详细地给大家介绍一下自己。

我的家庭成员很多（表 11-2），有 14 元环的红霉素，也有 16 元环的螺旋霉素，而我在家里属于 15 元环。我们都有一个共同特点，那就是由链霉菌产生而且具有基本的内酯环结构，我们的家庭名称"大环内酯"就是由此得来。

表 11-2　大环内酯大家庭

分类	代表药物
14 元环	红霉素、克拉霉素、罗红霉素
15 元环	阿奇霉素
16 元环	麦迪霉素、螺旋霉素、乙酰螺旋霉素、交沙霉素

我主要通过阻碍细菌的蛋白质合成来起到抑制细菌生长的作用，属于生长期抑制剂。目前能成功被我抑制的细菌有化脓性链球菌、流感嗜血杆菌、肺炎支原体、百日咳杆菌等（表 11-3）。而我在不同的组织器官中的分布也有所不同，在肺、扁桃体、鼻窦等组织中我可以达到极高的浓度，而在血液、脂肪、肌肉和骨组织中浓度偏低，所以每当以上这些细菌导致了鼻窦炎、咽炎、扁桃体炎等上呼吸道感染，或支气管炎、肺炎等下呼吸道感染，以及中耳炎、尿道炎、皮肤软组织感染时，就有了我的用武之地（图 11-1）。

表 11-3　阿奇霉素的抗菌谱

分类	菌种
革兰阳性需氧微生物	金黄色葡萄球菌、肺炎链球菌、白喉棒状杆菌
革兰阴性需氧微生物	流感嗜血杆菌、卡他莫拉菌、百日咳杆菌、不动杆菌属
厌氧菌	脆弱类杆菌、类杆菌属、产气荚膜杆菌、消化链球菌属
性传播疾病微生物	梅毒螺旋体、淋病奈瑟球菌、沙眼衣原体
其他	肺炎支原体、弯曲菌属、卡氏肺孢菌

俗话说"胜败乃兵家常事"，在与细菌的战斗中我也有败下阵来的时候，譬如肺炎链球菌、肺炎支原体等细菌都可能会在跟我的博弈过程中逐渐产生耐药基因，导致我治疗失败（图 11-2）。这也提醒了大家对我以及其他抗生素兄弟的使用一定要慎重，否则可能无法消灭细菌。

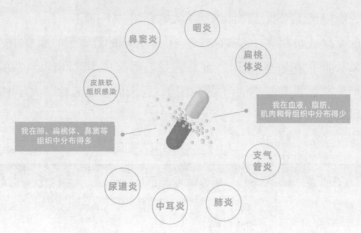

图 11-1　阿奇霉素在肺、扁桃体、鼻窦等组织中可以达到极高的浓度

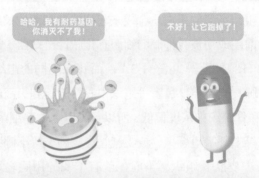

图 11-2　肺炎链球菌、肺炎支原体可对阿奇霉素耐药

　　另外，对我的使用还有几点注意事项需要提醒大家：①我是大环内酯类抗生素，使用前不需要做皮试，可以让宝宝免遭"皮肉之苦"；②我的半衰期很长，每日给药一次即可，这样可以让小朋友更容易接受我；③由于进食可能影响宝宝对我的吸收，所以如果是让我通过口服的方式进入战场的话应在餐前 1 小时或餐后 2 小时服用，这样可以达到更好的吸收效果；④我本质上是药品，使用的时候一定要遵照医生或药师的嘱咐，避免可能发生的一些不良反应、药物相互作用以及使用禁忌；⑤除抗菌作用外，在医生或药师的指导下，我还可以发挥抗炎、免疫调节、气道黏液调节等作用。

　　此前有小朋友问我为什么很多人使用我的时候都要"吃三停四"，这里我再给大家简单地解释一下，主要有以下三个原因（图 11-3）：①我半衰期很长，单剂给药后在不同组织的消除半衰期为 35～60 小时，因此，即使服药 3 天后停用，我依然能在宝宝体内持续作用 3～4 天；②我有"抗生素后效应"，即使我的浓度降低了，但我仍然可以通过促进吞噬细胞对细菌的吞噬等作用达到抗菌目的；③在"吃三停四"的方式下，我不会降低抗菌效果，但是可以减少药物不良反应以及细菌耐药情况的发生。

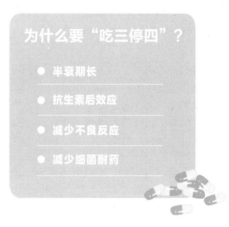

图 11-3　阿奇霉素"吃三停四"的原因

相信通过以上的介绍，大家对我就有了更进一步的了解，以后对我的使用也将更加规范、合理。你们熟悉的"阿奇"将永远为宝宝们的茁壮成长保驾护航。

第五节　抗生素与食物的纷纷扰扰

抗生素广泛使用，一则"服用抗生素期间饮酒会有猝死的危险"的信息曾刷爆朋友圈，那么我们服用抗生素时饮食方面应该注意些什么？

一、酒精

"服用抗生素期间饮酒会有猝死的危险"，这不是谣言，是使用某些药物（如头孢类）后饮用，或接触含有酒精的饮品导致的体内"乙醛蓄积"的中毒反应，也就是双硫仑样反应。可发生双硫仑样反应的抗生素有：头孢哌酮、头孢哌酮舒巴坦、头孢曲松、甲硝唑、替硝唑、呋喃唑酮等。饮酒时间与用药时间的间隔越长，双硫仑样反应的发生率就越低，2周内，别让这些药物与酒精同时出现在你的身体内。

　　其实除了上述药物外，建议服用其他药物期间也不要饮酒，因为药物和酒精都是通过肝脏代谢的，它们都处于同一个通道，很容易相互作用，引发严重的不良反应（图11-4）。所以服药期间一定要注意尽量不要饮酒，或食用含酒精的饮料与食物。

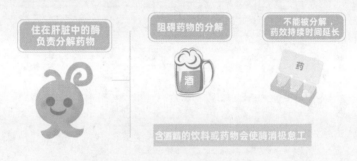

图 11-4　酒精对药物代谢的影响

二、牛奶

　　牛奶富含蛋白质、脂肪、糖类、矿物质及身体生长所需要的微量元素和维生素，有很好的营养价值和极佳的食疗保健功效，但是钙等矿物质可以和某些抗生素络合，影响药物疗效（图11-5）。

三、酸性饮料

　　总有些人喜欢用果汁或其他饮料送服药物，但是果汁、饮料中含有大量酸性物质。这些酸性物质可以与磺胺类药物形成结晶尿，加重氨基糖苷类抗生素的肾毒性，而且酸性物质可以使药物表面的包衣分解，使药物变苦，甚至影响药效的发挥，所以服药尽量使用温水送服（图11-6）。

四、小结

　　家长们一定要记住，服用抗生素一定要遵从医嘱，而且不要忽略饮食对

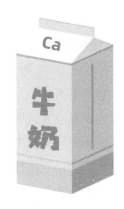

唛诺酮类和四环素类要注意

图 11-5　牛奶与抗生素

果汁、酸奶、运动饮料等

药物成分（苦）

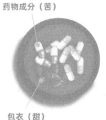

包衣（甜）

酸性物质

酸性饮料可以使包衣分解，药物变苦

图 11-6　酸性饮料与抗生素

药效的影响，服药尽量使用温水送服，如果因为饮食使抗生素不能正常发挥疗效，会造成抗生素滥用，使细菌产生耐药性。最重要的是"抗生素 + 酒精 = 猝死"不是危言耸听，2 周内别让抗生素与酒精同时出现在你的身体内。

第六节　多黏菌素，最后一道防线

卒：报告将军，前方在肺部发现敌人，是肺炎克雷伯菌。

将：头孢唑肟，你去消灭它。

卒：报告将军，前方在血液中发现敌人，是产 β- 内酰胺酶的铜绿假单胞菌。

将：亚胺培南西司他丁，你去消灭它。

卒：报告将军，前方在颅内发现敌人，是产碳青霉烯酶的大肠埃希菌。

将：哎，我手下的兵很多都不是它的对手，这次可如何是好？

多黏菌素：将军，看来这次只能由我披挂上阵了……

虽然时代在不断进步，科学在不断发展，但有一个难题一直还未攻克，那就是人类多年来与细菌之间的战斗，尤其是与革兰阴性菌之间的恶战，人类基本没法从中尝到一点甜头，反倒是一退再退，如今也退到了面对革兰阴性菌的最后一道防线。

一、日益耐药的革兰阴性（G⁻）菌

革兰阴性菌的耐药程度越来越高，已经成为影响人类健康的主要威胁之一。原本对常用抗菌药物敏感的革兰阴性菌，经过多年的演化进步以及抗菌药物的千锤百炼，早已变成了强大的耐药细菌，有的甚至还多重耐药、泛耐药以及全耐药。当革兰阴性菌对 3 类及以上抗菌药物不敏感时就达成了多重耐药的"成就"，当它仅对多黏菌素或替加环素敏感而对其他所有类别抗菌药物都不敏感时，就又上了一个台阶达到了泛耐药的水平，而最终一旦它发展到对目前临床应用的所有抗菌药物均不敏感时，它就已经全耐药，成为细菌中的"灭霸"，抗菌药物将不再是细菌的对手，人类的健康就真的已经走到了岌岌可危的地步[1]（图 11-7）。

二、革兰阴性菌耐药的始末缘由

革兰阴性菌之所以会逐渐耐药，是因为它极其聪明，在与抗菌药物的斗争过程中发现了可以通过产生水解抗菌药物的酶、改变细胞膜通透性、改变抗菌药物作用部位等方式，降低抗菌药物对自身的杀灭能力，从而逐渐产生耐药，在抗菌药物的猛烈攻击下获得一线生机[2]。据权威机构调查显示，近年来，多重耐药、泛耐药以及全耐药的革兰阴性菌检出率呈逐

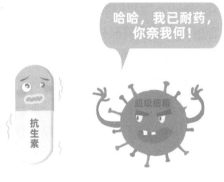

图 11-7　全耐药细菌将是人类的大敌

年上升趋势，而且已经跟导致患者死亡密切相关，这全都源自于革兰阴性菌的耐药机制逐渐完善。

三、深度剖析耐药革兰阴性菌

以往我们没有作战经验之时，一旦发现耐药的革兰阴性菌，就有些惊慌失措，立即开始大举进攻，舒巴坦制剂、碳青霉烯类、氨基糖苷类、氟喹诺酮类，甚至磷霉素、四环素类、磺胺类药物纷纷请战杀敌，但大多都铩羽而归。后来我们也通过多次与之交手，在失败中总结经验，慢慢对耐药革兰阴性菌有了一定认识。首先，应区分感染与定植，只有感染患者才需要使用抗菌药物治疗。其次，耐药革兰阴性菌常见的有肺炎克雷伯菌、大肠埃希菌、铜绿假单胞菌、鲍曼不动杆菌、嗜麦芽窄食单胞菌等，它们主要引起肺、尿路、腹腔、血液和皮肤软组织等部位的感染。第三，这一类耐药的革兰阴性菌往往在医院中才会被发现，而且大多集中在重症监护病房（intensive care unit，ICU）、呼吸科、烧伤科、神经外科等病房。最后，往往是患者有严重基础疾病、近期使用过广谱抗生素、入住 ICU、血液肿瘤患者、器官移植患者、外科大手术以及留置导管等情况时才会发生耐药革兰阴性菌的感染[2-3]。

四、兵行险招，智斗耐药革兰阴性菌

虽然革兰阴性菌的耐药情况日趋严重，但我们也通过多次与之交手总

结出了一些应对之策。第一，当我们发现面对的敌人是耐药革兰阴性菌时，切莫惊慌，应先结合患者临床表现区分出是感染菌还是定植菌，或者只是混合感染的病原菌之一，而不是盲目地立即重拳猛击；第二，应尽量根据细菌培养的药敏试验结果选择敏感的抗菌药物上阵杀敌；第三，根据抗菌药物各自的药动学/药效学特点选择最适宜的"前锋"药物，也可选择多名"前锋"并肩作战；第四，除了合理的抗感染治疗外，还应积极治疗基础疾病，全面治疗才可能提高治愈率[4]。

五、多黏菌素，虎啸风生，龙腾云起，一招制敌

在这个耐药革兰阴性菌越发肆无忌惮时候，多黏菌素"受任于败军之际，奉命于危难之间"，领兵出征，讨伐耐药革兰阴性菌。多黏菌素是一组碱性多肽类抗生素，主要有 A、B、C、D、E 五种，目前仅有多黏菌素 B 和多黏菌素 E 应用于临床。

多黏菌素的制敌绝招有三：一是通过使细菌细胞膜通透性增加导致细菌膨胀、溶解死亡；二是破坏细菌的 DNA；三是中和细菌内毒素，降低细菌毒力（图 11-8）。不管是多黏菌素 B 还是多黏菌素 E，在抗菌谱上二者基本保持一致，它们都对包括大肠埃希菌、克雷伯菌属、铜绿假单胞菌、不动杆菌属、嗜麦芽窄食单胞菌等在内的绝大多数革兰阴性菌具有较强的抗菌作用。二者主要区别在于多黏菌素 B 不通过肾脏排泄，肾功能不会影响其血药浓度，而多黏菌素 E 则有约 70% 从肾脏排出，而且血液透析对其

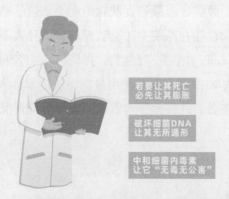

若要让其死亡
必先让其膨胀

破坏细菌DNA
让其无所遁形

中和细菌内毒素
让它"无毒无公害"

图 11-8　多黏菌素治疗多重耐药革兰阴性菌感染的机制

血药浓度也有较大影响[3-4]。

多黏菌素虽然有制敌法宝，但也需要八方支援才可将耐药革兰阴性菌消灭殆尽。根据不同的感染部位、不同病原菌及药敏情况，多黏菌素也应联合其他抗菌药物共同杀敌，而不应单打独斗。如果是多重耐药导致的肺部感染，多黏菌素也应联合其他抗菌药物共同杀敌菌，可以选择静脉输注抗菌药物的基础上联合雾化吸入多黏菌素治疗；如果是耐碳青霉烯类的革兰阴性菌导致的血液感染，应在多黏菌素的基础上结合药敏报告选择两联或三联抗菌药物治疗；如果是耐碳青霉烯类革兰阴性菌导致的颅内感染，还可选择多黏菌素脑室内或鞘内注射治疗[4]。

六、多黏菌素亦并非"天下无敌"

抗菌药物与细菌之间的战斗可谓势均力敌，即使是强如多黏菌素，也可能因为细菌的基因突变等多种因素使细菌产生耐药，这也更加说明，各种抗菌药物之间一定要齐心协力，并肩作战，才可能获得更好的治疗效果。当患者对多黏菌素过敏，或者无法耐受其肾损害、神经毒性等不良反应时，它的选用也将受到限制。而且多黏菌素应用后还可导致色素沉着，皮肤发黑，虽然部分患者在停药后肤色可以恢复，但依旧有很多患者无法接受这一不良反应。这些情况使得原本可以大刀阔斧上阵杀敌的多黏菌素又变得游移不定。还好可以通过监测其血药浓度，了解它的药物代谢特点，在保证治疗效果的基础上，也尽可能降低肾损害等不良反应的风险[4]。

七、多黏菌素的殷切期望

"将军，虽然这次的战争我艰难取胜，但是不容乐观的是我虽杀敌一千，但也自损八百，再加上革兰阴性菌的耐药水平上升得越来越快，一定要注意防控，否则我这最后一道防线一旦被突破，那革兰阴性菌必将在江湖上掀起一阵'血雨腥风'。我建议：第一，一定要注意手卫生，并且做好感染患者的接触隔离；第二，与其被动应战，不如主动筛查，快速诊断，予以适宜治疗并阻断传播；第三，做好物品表面消毒，让耐药革兰阴性菌无所遁形；第四，一定要把控好抗菌药物使用的全局，做好分级管理，通过合理使用抗菌药物尽可能延缓细菌的耐药，保证我们的抗感染屏障能抵御强敌。"

参考文献

[1] 中华人民共和国卫生和计划生育委员会.抗菌药物临床应用指导原则（2015年版）［EB/OL］.（2015-07-24）［2020-06-01］.http：//www.gov.cn/xinwen/2015-08/27/content_2920799.htm.

[2] TSUJI B T, POGUE J M, ZAVASCKI A P, et al. International Consensus Guidelines for the Optimal Use of the Polymyxins：Endorsed by the American College of Clinical Pharmacy （ACCP）, European Society of Clinical Microbiology and Infectious Diseases（ESCMID）,Infectious Diseases Society of America（IDSA）, International Society for Anti-infective Pharmacology （ISAP）, Society of Critical Care Medicine （SCCM）, and Society of Infectious Diseases Pharmacists （SIDP）[J]. Pharmacotherapy, 2019, 39（1）：10-39.

[3] 中国研究型医院学会危重医学专业委员会, 中国研究型医院学会感染性疾病循证与转化专业委员会.多黏菌素临床应用中国专家共识[J]. 中华急诊医学杂志, 2019, 28（10）：1218-1222.

[4] 王明贵.广泛耐药革兰氏阴性菌感染的实验诊断、抗菌治疗及医院感染控制：中国专家共识[J]. 中国感染与化疗杂志, 2017, 17（1）：82-92.

第十二章　送你一个真正的流感 / 感冒药锦囊

第一节　止咳糖浆与止咳的矛盾

一、何为咳嗽？

咳嗽是一种呼吸道常见症状，是由气管、支气管黏膜或胸膜受到炎症、异物、物理或化学性刺激引起，具有清除呼吸道异物和分泌物的保护性作用，所以咳嗽大多都伴有咳痰的表现。但如果咳嗽不停，由急性转为慢性，常常会给患者带来很大痛苦，包括胸闷、咽痛、喘气等。引起咳嗽的原因很多，异物、感染、气候变化、精神因素、药物等多种原因都可引起咳嗽。而且咳嗽因原发疾病的不同，表现上亦有差异，可有发热、胸痛、咳痰、咯血、打喷嚏、流涕、咽部不适、气促等伴随表现。根据咳嗽的表现不同，可以将其分为持续性、痉挛性、湿性、干性、过敏性、变应性等多种类型。所以从某种程度上来讲，咳嗽还是一件"好事儿"，因为它可以清除呼吸道中的痰液、异物等，对呼吸道是一种保护（图12-1）。

那既然咳嗽是件"好事儿"，为什么还要吃药来止咳呢，这不是好心办坏事儿吗？当然不是了，咳嗽只是一种症状，我们应该找到引起咳嗽的原因，才好对症下药，而

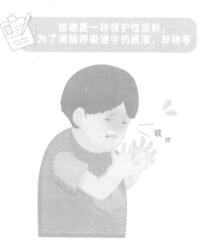

咳嗽是一种保护性反射，为了清除呼吸道中的痰液、异物等

图 12-1　**咳嗽对呼吸道是一种保护**

这过程中通过服用止咳糖浆等药物，可以减轻宝宝的咳嗽症状，让宝宝不那么难受，找到原因同时缓解症状，双管齐下才是最好的治疗方式。

二、五花八门的止咳糖浆

（一）祛痰药

这类药物是通过改变痰中的黏性成分，降低痰液的黏滞度，使痰液更容易咳出，代表药物有溴己新、氨溴索、乙酰半胱氨酸、标准桃金娘油、羧甲司坦等，它们主要适用于咳嗽、咳痰，痰液黏滞不易咳出的疾病。

（二）镇咳药

咳嗽是由多种原因所产生的一种临床症状，也是一种保护性反射，通过咳嗽可以将气道内痰液排出，保持呼吸道通畅。但如果宝宝咳嗽频繁、剧烈，已经影响到了宝宝的病情和休息，这个时候就可以使用一些镇咳药，减轻咳嗽症状，主要包括右美沙芬、喷托维林等。但这类药物因为减轻了咳嗽症状，可能掩盖宝宝的真实病情，导致延误治疗，而且可能对呼吸中枢产生严重后果，所以儿童使用有一定限制，最好在医生和药师的指导下使用。

（三）中成药

很多名为"小儿止咳糖浆""小儿化痰止咳糖浆""感冒止咳糖浆"等的止咳糖浆，其实它们本质上是中成药，成分可能包括甘草、桔梗、川贝母等，由于成分复杂，可能同时具有止咳和祛痰的作用，选用时同样应该仔细阅读说明书，慎重服用。

（四）复方制剂

由于儿童发生感冒时，往往都不是仅有"咳嗽"这一种症状，而是伴随有发热、打喷嚏等多种症状，所以很多药品就做成了含多种成分的复方制剂，期望只用一个药品就能解决宝宝感冒的多种症状，比如"伤风止咳糖浆"，它的成分就有盐酸异丙嗪、愈创木酚磺酸钾、氯化铵等。这类药物的优点就是可以缓解宝宝感冒的多种症状，但是由于成分复杂，使用时发生药物相互作用、不良反应的风险也随之升高，故而同样最好是在医生或药师的指导下使用，确保宝宝用药的安全、有效。

三、沙里淘金，选择最适宜的"止咳糖浆"

引起咳嗽的原因很多，如果是呼吸道异物引起的呛咳，那一定要及时就医，尽快取出呼吸道异物，否则仅靠止咳糖浆是无法达到止咳目的的，而且还可能耽误宝宝病情；如果宝宝是近期受到了精神上的刺激、进行了剧烈运动，或者服用某些特殊药物而引起的咳嗽，那就要让宝宝远离这些引起咳嗽的诱因，宝宝的咳嗽自然就会逐渐好转；如果宝宝是被细菌或者病毒感染引起的咳嗽，那就要及时就医，让医生给予适当的抗感染治疗，从源头上解决问题。

而我们在家里的时候，可以通过听宝宝咳嗽的声音，判断宝宝咳嗽的剧烈程度、是否伴有咳痰等其他症状，来初步选择居家治疗时的镇咳药。如果宝宝咳嗽有痰，那就要选择祛痰药治疗，而不是镇咳药，否则抑制了宝宝的咳嗽反射，反而有碍于痰液的咳出，这也正是止咳糖浆与止咳之间矛盾的关键所在；如果宝宝咳嗽非常剧烈，这个时候就可以短时间应用镇咳药，缓解咳嗽症状；如果伴随症状很多，可以根据止咳复方制剂的具体功效选择适宜药物。但需要注意，咳嗽只是一种疾病的症状，而不是病因，如果自行在家治疗，宝宝咳嗽不见好转或越发严重了，那就一定要及时就医，寻找咳嗽原因，避免耽误病情。

四、止咳糖浆，大有学问

市面上止咳糖浆可谓琳琅满目，这里头可是大有学问，它的作用也远不止"止咳"而已，止咳糖浆与止咳之间有着千丝万缕的联系，而且根据宝宝病情的不同，还会存在治疗上的矛盾。所以，面对止咳糖浆，决不能舐皮论骨，否则可能弄巧成拙，延误宝宝的治疗。

第二节　甘草片，风声鹤唳

复方甘草片是常用的止咳祛痰药，价格便宜，疗效确切，临床使用也广泛。有些家长们就自行给孩子服用了，一用就能止咳，用起来效果非常好。

那么孩子可以使用甘草片吗？

答案是不可以。18 岁以下儿童禁止使用此类药物。

一、从成分上看

复方甘草片的处方组成为：每片含甘草浸膏粉 112.5mg、阿片粉或罂粟果提取物粉 4mg、樟脑 2mg、八角茴香油 2mg、苯甲酸钠 2mg[1]。它的主要成分是甘草浸膏粉、阿片粉和樟脑等。药理上都有祛痰止咳的作用，尤其是阿片粉能起到较强的止咳作用。阿片俗称"大烟"，可以从罂粟壳中提取，主要含有吗啡、可待因等成分，通过抑制咳嗽中枢起到很强的止咳作用。止咳作用虽然很好，但是儿童长期使用会出现兴奋、烦躁、呼吸抑制等严重不良反应，1 岁以下婴幼儿更容易服药后即产生中毒[1]。同时该药还具有一定的成瘾性，刺激大脑让人感觉欣快。随着使用次数的增多，需要使用量越来越大才能保持止咳效果。使用时间越久，一旦停药身体就会出现打哈欠、没精神等症状，再咳嗽时感觉选择其他药物都没有作用，心理和身体都产生很强的依赖性。

二、从剂型上看

复方甘草片是片剂，说明书中并没有写儿童使用的剂量。家长们在使用时都是凭经验给孩子使用，片剂不好分剂量，同时不利于儿童口服，这样就增加了药物滥用的风险，增加了不良反应的发生率。儿童目前使用止咳药物溶液偏多，目的是配置好浓度的药物在口服时可以在咽喉黏膜处充分吸收，减少咽喉处刺激，减轻咳嗽症状。因此复方甘草片从剂型上不利于儿童使用，从药理上更是要禁止儿童使用。

不仅仅甘草片儿童禁止使用，在市面上购买的止咳药物里，如果含有吗啡、可待因、阿片、罂粟壳等，18 岁以下儿童都是禁止使用的。

咳嗽本身不是病，也不必一咳嗽就要用止咳药物，更不要盲目预先使用抗菌药物防止咳嗽。轻度咳嗽不影响生活质量的情况下不要立即使用止咳药物，找到咳嗽的原因是关键。如果有痰应该先祛痰，再止咳，多痰患者禁止使用止咳药物。因为一味止咳会使痰积留在肺部，使细菌繁殖甚至加重感染。查找病因，选择合适的止咳药物，把咳嗽对我们生活的影响降到最小。

参考文献

［1］宋钦，王彪，李嘉，等 . 64 例复方甘草片的不良反应文献分析与启示 [J]. 临床药物治疗杂志，2017，15（7）：63-67.

第三节　祛痰药，游走在呼吸道边缘

咳嗽是机体的一种正常防御反射，可由感染、过敏、支气管异物等原因引起。痰是呼吸道炎症产物，可刺激呼吸道黏膜引起咳嗽，并加重感染[1]。祛痰药可排除呼吸道内积痰，适用于急慢性支气管炎、支气管扩张症、肺炎等有痰液黏稠，甚至形成痰栓阻塞气道的患儿；也起到间接的止咳、平喘作用，有利于控制继发感染[2]。

祛痰药有 3 种本领：增加分泌物的排出量、降低分泌物黏稠度和增强纤毛的清除功能[3]。

一、祛痰药，其实很贴心——稀释痰液

氯化铵：可刺激胃黏膜迷走神经末梢，引起轻度恶心，反射性地致使气管、支气管腺体分泌增加[4]，使痰液稀释易于咳出，见图 12-2。

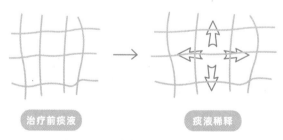

治疗前痰液　　　　　痰液稀释

图 12-2　痰液稀释原理示意图

根据密度公式（图 12-3），痰液的体积变大，黏稠度就会变小。

氯化铵多用于急慢性呼吸道炎症痰黏稠不易咳出者。儿童常规剂量：

每日 40 ~ 60mg/kg，分 4 次口服给药。饭后服用。2 岁以下须遵医嘱。消化性溃疡患儿及肝、肾功能不全者慎用。

$$\downarrow \rho = \frac{m}{V} \uparrow$$

图 12-3　**密度公式**

愈创甘油醚：刺激性祛痰药，可刺激胃黏膜反射性地引起支气管黏膜腺体分泌增加，降低痰液黏稠度，并有一定的支气管舒张作用，达到增强黏液排出的效果。用于慢性气管炎的多痰咳嗽，多与其他镇咳平喘药合用或配成复方制剂[5]，口服给药，饭后服用。

二、拿什么祛除你，我的黏痰？——溶解痰液

痰液难于排出主要是因为痰液黏度过高。气管、支气管腺体及杯状细胞分泌的黏性蛋白，构成凝胶网而增加痰液黏度[6]。

N-乙酰半胱氨酸：黏液溶解药，含有活性巯基（-SH），可以打断黏蛋白肽链的双硫键（-S-S-键），使黏蛋白分解，痰液黏度降低容易咳出，从而改善症状（图 12-4）。此外，呼吸道感染时，大量炎症细胞破坏，释放出的 DNA 与黏蛋白结合形成网格结构，进一步增加痰液黏度，形成脓性痰。因此，降解痰液中的 DNA 能溶解脓性痰。

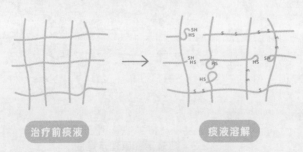

治疗前痰液　　　　　痰液溶解

图 12-4　**痰液溶解原理示意图**

黏痰就好像是一座楼房，它的骨架遭到破坏，结构就会坍塌。这是对痰液本质的打击。

N–乙酰半胱氨酸主要用于大量黏痰阻塞引起的呼吸困难，如急慢性支气管炎、支气管扩张、肺结核、肺炎、肺水肿以及手术等引起的痰液黏稠、咳痰困难[7]。儿童常规使用：非急救情况下，以 10% 溶液喷雾吸入。应避免同时服用强效镇咳药，以免稀化的痰液阻塞气道。羧甲司坦：作用机制与 N–乙酰半胱氨酸相似，还可以降低痰液的黏滞性，使痰液易于咳出。起效快，口服 4 小时后可见明显疗效。

三、让痰液走得更快些——调节痰液

溴己新：可促进溶酶体释出，使黏液中的黏多糖解聚，降低黏液的黏稠度；使气管、支气管的流变学特性恢复正常，黏痰减少，痰液稀释易于咳出；还能促进呼吸道黏膜的纤毛运动（图 12-5）。主要用于肺或支气管慢性疾病有黏痰又不易咳出的患儿[8]，口服给药。和 N–乙酰半胱氨酸一样，应避免同时服用强效镇咳药。

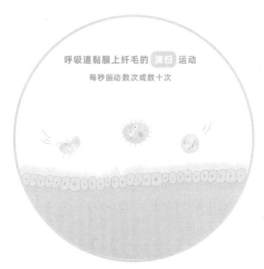

图 12-5　纤毛运动就像是"传送带"，让痰液走得更快

氨溴索：减少黏液腺分泌；使痰液中的酸性糖蛋白纤维断裂，抑制糖蛋白合成而降低痰黏度；促进肺表面活性物质分泌，降低痰液对纤毛的黏着力，使痰液容易咳出[9]。

四、用药建议

宜先查明咳嗽、咳痰的原因，区别咳嗽性质和痰的性状，有针对性地选择祛痰药；糖浆剂不应用于母乳喂养的婴儿，因为糖可降低婴儿对母乳的兴趣；祛痰药多数可致恶心、呕吐，所以用量不宜过大，以免导致电解质紊乱。

参考文献

［1］江载芳，申昆玲，沈颖．诸福棠实用儿科学 [M].8 版．北京：人民卫生出版社，2015：1247–1252.

［2］陈爱欢，陈慧中，陈志敏，等．儿童呼吸安全用药专家共识：感冒和退热用药 [J]．中国实用儿科杂志，2009，24（6）：442–446.

［3］特殊人群普通感冒规范用药专家组．特殊人群普通感冒规范用药的专家共识 [J]．国际呼吸杂志，2015，35（1）：1–5.

［4］杨宝峰，陈建国，臧伟进．药理学 [M].9 版．北京：人民卫生出版社，2018：296–297.

［5］陆权，王雪峰，陈慧中，等．儿童咳嗽中西医结合诊治专家共识（2010 年 2 月）[J]．中国实用儿科杂志，2010，25（6）：439–443.

［6］赖克方．咳嗽的诊断与治疗指南（2015）[J]．中华结核和呼吸杂志，2016，39（5）：323–354.

［7］刘恩梅，陆权，董晓艳．中国儿童慢性咳嗽诊断与治疗指南（2013 年修订）[J]．中华儿科杂志，2014，52（3）：184–188.

［8］陈强，陈志敏，成焕吉，等．中国儿童慢性湿性咳嗽的诊断与治疗专家共识（2019 年版）[J]．中国实用儿科杂志，2019，34（4）：256–264.

［9］中国国家处方集编委会．中国国家处方集：化学药品与生物制品卷（儿童版）[M]．北京：人民军医出版社，2013：121–122.

第四节　感　冒

一、感冒的分类

感冒分为普通感冒和流行性感冒，普通感冒主要是由鼻病毒引起，流行性感冒主要是由流感病毒引起。我们常说的感冒其实是普通感冒。普通感冒是一种急性自限性上呼吸道病毒感染，也就是说不用药经过一段时间也可以自行恢复。

二、普通感冒的症状

不同年龄的孩子，症状轻重程度也不同，主要包括打喷嚏、鼻充血、流涕（鼻溢）、咽痛、咳嗽、低热、头痛和不适。对于婴儿，发热与流涕是常见表现。其他表现可能包括易激怒、喂养困难、食欲下降和睡眠困难。对于学龄前和学龄儿童，鼻充血、流涕和咳嗽是主要症状。

三、普通感冒病毒的传播

（1）手接触：孩子接触染有感冒病毒的人或物之后再接触自己的结膜或鼻黏膜（鼻病毒在人体皮肤表面可存活长达 2 小时，其在物体表面可存活长达 1 天）。所以孩子要养成勤洗手的习惯。

（2）飞沫传播：吸入感染者咳出后经空气传播的小颗粒飞沫（在近距离可以出现，一般要保持 1 米以上安全距离）。

（3）密切接触：感染者打喷嚏排出的大颗粒飞沫沉降并落在孩子的鼻黏膜或眼结膜上。

四、普通感冒的治疗

（1）多休息：让孩子多休息可以帮助机体快速恢复健康。

（2）多喝水：主要是补充发热后的脱水，尤其是用过退烧药之后，孩子会大量出汗。

（3）对症治疗：孩子出现发热及精神差等情况可以选择使用退烧药物；孩子出现鼻腔分泌物增多，导致呼吸不畅可以使用生理性海水冲洗鼻腔，帮助暂时去除令患儿烦扰的鼻分泌物，改善纤毛清除功能，并引起血管收缩（减轻充血），注意不能使用自来水冲洗鼻腔，有引起阿米巴脑炎的风险。1 岁以上的儿童出现咳嗽，可以口服温水加蜂蜜，注意 1 岁以下儿童不推荐服用，防止肉毒杆菌感染。

（4）抗菌药物：抗菌药物的使用需要医生评估后决定是否需要使用。

①抗菌药物不能杀灭病毒。普通感冒是一种自限性疾病，多由病毒感染引起，比如鼻病毒、腺病毒、肠道病毒等。抗菌药物不能杀灭病毒，所以不建议使用抗菌药物治疗感冒。

②合并细菌感染时需要使用抗菌药物。有人说通过鼻涕的颜色来判断，黄色的就是细菌感染，这是错误的。抗菌药物的使用在医生的临床经验和指南之间有一条"灰色地带"，需要医生综合二者才能做出合理的判断。比如普通感冒的孩子有时会有并发症，如急性中耳炎，6～11个月大的儿童患继发性急性中耳炎的风险最大。出现感冒症状几日后的新发发热和耳痛可能提示继发性急性中耳炎，需要及时就医。所以是否需要使用抗菌药物，家长不能自行决定。

最后，想跟家长们说，对于感冒我们遵循预防为主的原则，家里多通风，孩子加强营养、多运动、勤洗手、避免与生病的孩子接触。如果已经感冒了，多给孩子喝温开水、多休息，普通感冒不需要使用抗菌药物，如果病情有加重要及时就医，防止并发症的出现。

第五节　曾让集体狂热的感冒药

提到感冒药，你耳熟能详的名字有哪些？"新康泰克""快克"，哪个更新更快？"白加黑，白天吃白片不瞌睡，晚上吃黑片睡得香"，如果用颠倒了能治感冒吗？吃了"好娃娃"，娃娃会好吗？感冒药种类繁多，不同商品名的感冒药常含有同一成分，重复使用极易引起不良反应。下面，带你了解一下感冒药的缤纷世界。

一、什么是普通感冒？

普通感冒即急性鼻咽炎，是上呼吸道感染的一个最常见类型，以打喷嚏、鼻塞、流涕等卡他症状为主，咳嗽亦是临床常见症状，可伴或不伴有咽痛、发热或肌肉疼痛等症状[1]。大部分是由病毒引起，鼻病毒是引起普通感冒最常见的病原体，其他病毒包括冠状病毒、副流感病毒、呼吸道合胞病毒等。营养不良、过度疲劳、着凉或缺乏锻炼也是普通感冒的诱因。

普通感冒具有一定自限性，症状较轻则无须药物治疗，症状明显影响日常生活则需服药。目前治疗感冒尚无特效的抗病毒药物，因此对于普通感冒，临床以对症治疗、缓解感冒症状为主，建议患儿尽量多休息，适当补充水分，保持室内空气流通，避免继发细菌感染[2]。

二、流感不是普通感冒

流行性感冒（简称"流感"）是流感病毒引起的一种急性呼吸道传染病，甲型和乙型流感病毒每年呈季节性流行，其中甲型流感病毒可引起全球大流行[3]。

流感主要以发热、头痛、肌痛和全身不适等症状起病，体温可达 39 ~ 40℃，可有畏寒、寒战，多伴全身肌肉关节酸痛、乏力、食欲减退等全身症状，常有咽喉痛、干咳，可有鼻塞、流涕、胸骨后不适，及颜面潮红、眼结膜充血等。

目前感染人的主要是甲型流感病毒中的 H1N1、H3N2 亚型及乙型流感病毒中的维多利亚（Victoria）和山形（Yamagata）系。

三、解密感冒药组成成分

目前市面上的感冒药大多为复方制剂，成分相同或相近，作用大同小异，因此复方感冒药应只选其中的一种。

（一）减充血剂——这个必须有

减充血剂能使肿胀的鼻黏膜血管收缩，缓解鼻塞等症状，伪麻黄碱是儿科最常用的口服鼻减充血剂。

（二）抗组胺药——难以抗拒的困倦

通过阻断组胺受体抑制小血管扩张，降低血管通透性，消除或减轻打喷嚏和流涕等症状。氯苯那敏（扑尔敏）有助于减少鼻咽分泌物，会有中枢抑制作用，表现为镇静、嗜睡。"白加黑"的黑片含有苯海拉明，如果白天吃会精神不振。

减充血剂和抗组胺药如影随形，作为经典复方组合推荐用于治疗早期仅有鼻部卡他症状的感冒[4]。

（三）解热镇痛抗炎药——这个可以有

对乙酰氨基酚，英文名字"Paracetamol"，音译过来就是"扑热息痛"，扑灭体热平息疼痛，是不是很形象？它通过减少前列腺素合成，扩张周围血管发挥出汗散热的作用，用于缓解发热、咽痛和全身酸痛等症状。

布洛芬有抗炎作用，治疗儿童高热安全、有效、持续时间长，常规剂量使用时不良反应少。

如果感冒药中含有对乙酰氨基酚、布洛芬这两种成分，就不要再单独使用退烧药了[5]。

（四）镇咳药——静音键

右美沙芬为中枢性镇咳药，通过抑制延髓咳嗽中枢起镇咳作用，对刺激性干咳和频繁、剧烈的咳嗽效果好，没有成瘾性，是目前使用最广泛的治疗上呼吸道感染致急性咳嗽的镇咳药之一。

（五）祛痰药——也很重要

祛痰药能增加分泌物的排出量，降低分泌物黏稠度，使痰液变稀易于咳出。常用祛痰药包括愈创甘油醚、氨溴索[6]。

感冒是一种自限性疾病，症状较轻则无须药物治疗，症状明显影响日常生活则需服药，以对症治疗为主[7]。因此普通感冒用药不应超过7天，如果1周后上述症状仍未明显好转或消失，应及时去医院明确诊断，给予进一步治疗。

普通感冒不"普通"，合理用药最关键。感冒药，你选对了吗？

参考文献

[1] 江载芳，申昆玲，沈颖.诸福棠实用儿科学[M].8版.北京：人民卫生出版社，2015：1247-1251.

[2] 中国医师协会呼吸医师分会，中国医师协会急诊医师分会.普通感冒规范诊治的专家共识[J].中华内科杂志，2012，51（4）：330-333.

[3] 中华医学会儿科学分会呼吸学组，《中华实用儿科临床杂志》编辑委员会.儿童流感诊断与治疗专家共识（2015年版）[J].中华实用儿科临床杂志，2015，30（17）：1296-1303.

[4] 陈爱欢，陈慧中，陈志敏，等.儿童呼吸安全用药专家共识：感冒和退热

用药 [J]. 中国实用儿科杂志，2009，24（6）：442–446.

［5］特殊人群普通感冒规范用药专家组.特殊人群普通感冒规范用药的专家共识[J].
国际呼吸杂志，2015，35（1）：1–5.

［6］杨宝峰，陈建国，臧伟进.药理学 [M].9 版.北京：人民卫生出版社，2018：
296–298.

［7］陆权，安淑华，艾涛，等.中国儿童普通感冒规范诊治专家共识 [J]. 中国实
用儿科杂志，2012，28（9）：682–686.

第六节　流感病毒死敌——奥司他韦

流感是由流感病毒引起的常见的急性呼吸道传染病。典型的临床症状
是：急起高热、全身疼痛、显著乏力和轻度呼吸道症状。流感病毒分为甲、乙、
丙三型，大流行主要由甲、乙型病毒引起，丙型流感为散发。目前治疗有
效的一个明星药物是奥司他韦，对于奥司他韦的使用，家长有很多的疑惑，
让我们来一一盘点吧。

一、为什么医生都不给孩子做流感的相关检查，就诊断为流感，
开具奥司他韦处方？

流感季节，有流感症状，排除其他引起流感样症状的疾病是可以临床
诊断为流行性感冒的。

二、儿童确诊了流感，不吃奥司他韦可以吗？

不同的儿童免疫力不同，有一些儿童得了流感靠免疫力或者吃一些清
热解毒药能扛过去，但是也有一些儿童会发展成重症甚至发生死亡。所以
对于已经确诊流感的儿童建议使用奥司他韦，尤其是 2 岁以下儿童。

三、医生开了奥司他韦，必须要使用 5 天吗？

奥司他韦治疗流感的一个疗程是 5 天，临床发现很多家长用完奥司他
韦 2 天后，孩子体温正常便停药，以致病情反复，延长了病程。所以一定

要坚持用够 5 天。斩草不除根必有后患！

四、孩子流感，医生开具了奥司他韦，吃了两次了都没有退烧啊，不管用！

如果奥司他韦听见有人这样说，必然大哭，说冤枉啊，我是抗病毒药，本来也不是退烧药啊，我虽与布洛芬、对乙酰氨基酚同是前线杀敌的过命兄弟，但我们的机制不同，我发挥退烧作用的时间一般是 24 小时左右，你在质疑我的时候，我正在浴血奋战……

五、孩子确诊了流感，但是发病已经超过 48 小时了，奥司他韦还需要再吃吗？

流感病毒每 8 小时复制一代，发病 48 小时内应用效果最好，但是对于发病时间超过 48 小时的重症患儿仍然可以从中获益，所以建议使用。

六、听说奥司他韦不良反应特别多，不敢吃！

奥司他韦最常见的不良反应是胃肠道反应，主要表现为腹泻、恶心、呕吐，停药后好转。精神系统方面不良反应很少见。权衡利弊，不要因噎废食。

最后想说，对于流感，疫苗接种最关键，预防为主，勤洗手，多通风，加强体育锻炼，加强营养。治疗为辅，希望病毒都被扼杀在摇篮里。

第七节　流感疫苗有乾坤

"流感疫苗知道吗？""知道！不就是打了可以预防感冒的疫苗嘛！还要自己掏钱，打了也不一定管用，没必要！"你是不是和许多人一样都有这种想法呢？真正的流感疫苗可不是为了预防感冒，这看似普通的一支小疫苗，可是内有乾坤呢！

一、流感病毒家族的"四大天王"

流感全称"流行性感冒"（influenza），虽然也带有"感冒"二字，但和感冒（catch cold）其实没有多大关系。流感是由流感病毒引起的一种急性呼吸道传染病，流感引起肺炎的致死率高达8%，严重危害人类健康。而普通感冒多由鼻病毒等引起，一般不治疗也可慢慢自愈。

流感病毒的家族有"四大天王"，分别是甲型、乙型、丙型、丁型流感病毒，分别用英文字母A、B、C、D来表示。目前这"四大天王"中甲、乙、丙三型流感病毒会传染人类，尤其是甲型和乙型流感病毒非常易变、很难预知。

二、各显神通的流感疫苗

用来预防流行性感冒的疫苗称为"流感疫苗"，它是通过将减毒、灭活的病毒或灭活病毒颗粒等注入人体，刺激机体免疫系统产生抗体，防御流感病毒的攻击。

我国目前批准上市的流感疫苗有鼻喷三价流感减毒活疫苗、三价灭活流感疫苗、四价灭活流感疫苗。三价灭活流感疫苗包括裂解疫苗和亚单位疫苗，四价灭活流感疫苗为裂解疫苗。

流感疫苗按给药方法分为鼻喷和注射两种。鼻喷疫苗配有鼻喷装置，只需在两个鼻孔各喷一次，即可有效预防流感，使用方便，目前适用于3~17岁人群。

流感疫苗按类型分为减毒活疫苗、裂解疫苗、亚单位疫苗。减毒活疫苗就是让一些经过处理后特征明显但毒力弱的活病毒进入人体，刺激机体免疫系统进行辨识产生抗体。裂解疫苗是使用裂解剂把病毒裂解，挑出真正促进人体产生抗体的血凝素蛋白，大大减少了药物不良反应。亚单位疫苗则经过了进一步纯化，不良反应更少，但保护力稍弱。

流感疫苗按含有的病毒种类分为三价和四价疫苗。三价疫苗含3种组分，分别是甲型两个亚型和乙型一个系，即A（H3N2）亚型、A（H1N1）亚型和B型毒株的一个系。四价疫苗含4种组分，分别是甲型两个亚型和乙型两个系，即 A（H3N2）亚型、A（H1N1）亚型和 B 型 Victoria 系、Yamagata 系。这些都是导致流感的主要流感病毒亚型（表 12-1）[1]。

表 12-1 流感疫苗的种类

疫苗种类	鼻喷三价流感减毒活疫苗	三价灭活流感疫苗			四价灭活流感疫苗
疫苗类型	减毒活疫苗	裂解疫苗		亚单位疫苗	裂解疫苗
疫苗规格（mL/剂）	0.2	0.25	0.5	0.5	0.5
接种人群	3～17 岁	6～35 月龄	≥ 36 月龄	≥ 36 月龄	≥ 36 月龄
接种方式	喷鼻	肌内注射	肌内注射	肌内注射	肌内注射
接种方法	既往未接种或接种 2 剂次以下：36 月龄至 8 岁接种 2 剂次 0.20mL/剂，间隔≥ 4 周	既往未接种或接种 2 剂次以下：6～35 月龄，接种 2 剂次 0.25mL/剂，间隔≥ 4 周	既往未接种或接种 2 剂次以下：36 月龄至 8 岁接种 2 剂次 0.5mL/剂，间隔≥ 4 周	既往未接种或接种 2 剂次以下：36 月龄至 8 岁接种 2 剂次 0.5mL/剂，间隔≥ 4 周	既往未接种或接种 2 剂次以下：36 月龄至 8 岁接种 2 剂次 0.5mL/剂，间隔≥ 4 周
	9～17 岁接种 1 剂次 0.20mL/剂		9 岁及以上接种 1 剂次 0.5mL/剂	9 岁及以上接种 1 剂次 0.5mL/剂	9 岁及以上接种 1 剂次 0.5mL/剂
	既往接种过 2 剂次及以上：9～17 岁接种 1 剂次 0.20mL/剂	既往接种过 2 剂次及以上：6～35 月龄，接种 1 剂次 0.25mL/剂	既往接种过 2 剂次及以上：36 月龄及以上；接种 1 剂次 0.5mL/剂	既往接种过 2 剂次及以上：36 月龄及以上；接种 1 剂次 0.5mL/剂	既往接种过 2 剂次及以上：36 月龄及以上；接种 1 剂次 0.5mL/剂

三、流感疫苗的正确使用

（一）接种时机

流感病毒非常善变。WHO 每年都会组织专家预测南北半球候选流感病毒，作为各疫苗企业生产疫苗的指导。所以当年的流感疫苗只能预防当年的流感病毒[2]。

通常接种流感疫苗 2～4 周后，可产生具有保护水平的抗体，6～8 个月后抗体保护能力减弱。我国各地每年流感活动高峰出现的时间和持续时间不同，为保证接种者在流感高发季节前获得免疫保护，建议各地最好在 10 月底前完成免疫接种，而对于 10 月底前未接种的对象，整个流行季节都是可以接种的[1]。

（二）接种人群

《中国流感疫苗预防接种技术指南（2020—2021）》推荐按照优先顺序对重点和高风险人群进行接种：①医务人员，包括临床救治人员、公共卫生人员、卫生检疫人员等；②养老机构、护理机构、福利院等人群聚集场所的工作人员；③重点场所人群，如托幼机构、中小学校的教师和学生、监所机构的在押人员及工作人员等；④其他流感高风险人群，包括60岁及以上的居家老年人、6月龄至5岁儿童、慢性疾病患者、6月龄以下婴儿的家庭成员和看护人员以及孕妇或准备在流感季节怀孕的女性[1]。

对鸡蛋过敏的人能不能接种疫苗是很多人关心的问题。《中国流感疫苗预防接种技术指南（2020—2021）》中明确写道：2015版和2020版《中华人民共和国药典》未将对鸡蛋过敏者作为禁忌人群[1]。国外学者对于鸡蛋过敏者接种流感灭活疫苗或流感减毒活疫苗的研究表明未见发生严重过敏反应[3]。

（三）接种反应

需要提醒的是同其他疫苗一样，流感疫苗也会引起过敏反应，包括全身性过敏反应。所以接种疫苗一定要到正规机构。接种疫苗的机构必须有相关医务人员及肾上腺素等急救药物和复苏设备，以防万一。接种完成后不要立即离开，需留下观察30分钟，没有异常方可离开[4]。

接种流感疫苗是预防流感病毒感染及其严重并发症的最有效手段之一。不要忘了每年都要接种。

参考文献

［1］中国疾病预防控制中心.中国流感疫苗预防接种技术指南（2020—2021）[S].

［2］张慕丽，彭质斌，郑建东，等.中国儿童流感疾病负担和疫苗应用现状[J].中华实用儿科临床杂志，2019，34（2）：91-97.

［3］Committee on Infectious Diseases. Recommendations for Prevention and Control of Influenza in Children，2019—2020 [J]. Pediatrics. 2019，144（4）：e20192478.

［4］MUNOZ F M. Seasonal influenza in children prevention with vaccines ［EB/OL］. https：//www.uptodate.com/contents/zh-Hans/seasonal-influenza-in-children-prevention-with-vaccines.

第十三章　雾化小剧场

第一节　解析雾化

一、什么是雾化吸入?

雾化吸入疗法是指药物通过喷雾装置随着高速氧气气流,使药液形成雾状微粒,随着自然呼吸进入呼吸道,达到治疗的目的。雾化吸入时不需要孩子的主动配合,孩子通过雾化面罩可以轻松地吸入药物,不会产生惧怕和恐惧的心理,是儿童呼吸系统疾病治疗的一个重要手段(图13-1)。

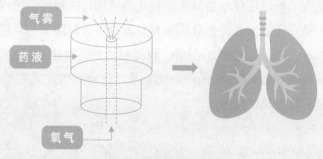

图 13-1　**雾化吸入疗法**

二、哪些孩子需要雾化吸入?

所有年龄段,哮喘,包括哮喘急性发作、咳嗽变异性哮喘以及毛细支气管炎、急性喉炎、喘息性肺炎、喘息性支气管炎和支原体感染等其他气道炎症类疾病患儿。特别是婴幼儿或其他吸入装置使用不佳时,雾化吸入能有效控制气道内炎症。

三、雾化吸入有哪些优点？优点很突出！

（1）药物可以直接作用在呼吸道黏膜，起效迅速，现在临床广泛使用。为了避免带孩子频繁跑医院，减少交叉感染，家长可以选择在家里为孩子雾化治疗。

（2）避免口服依从性差，静脉滴注、肌内注射时的皮肉痛苦，减少了静脉用药导致的全身不良反应。

四、雾化了就一定吸入了吗？不是，需要掌握规范的操作流程

（1）一定是医生评估过孩子病情，开具相应处方之后，按照处方的药品品种和给药剂量为孩子雾化，不要自己评估后随便给孩子雾化，一方面可能不对症耽误孩子病情，另一方面药物用量过大对孩子不安全。

（2）雾化前 30 分钟内不要给孩子进食，清洁口腔分泌物和食物残渣，以防雾化过程中气流刺激引起呕吐。

（3）雾化前不要给孩子抹油性面膏，因为会增加药物在皮肤上的吸收。

（4）按医嘱将药液配置好放入雾化吸入器内，一定看好处方的医嘱，量取正确的剂量。

（5）雾化吸入制剂应在开瓶后立即使用，雾化器与药物中均不含防腐剂。观察出雾情况，注意勿将药液溅入眼内。

（6）孩子尽量保持直立、坐位或斜躺的姿势，下颌微上扬，保持气道充分打开。

（7）宜在安静状态下进行，哭闹会减少药物在肺部的沉积（图 13-2）。

如何减少哭闹，让孩子乖乖地做雾化呢？

①音乐：在雾化开始前，播放轻柔的音乐让孩子安静下来；

②动画片：可以播放一些孩子喜欢的动画片来转移其注意力；

③让孩子主动参与：对于 2 岁以上的孩子让他自己拿着雾化器，可能会有意想不到的收获；

④安抚奶嘴：对于平时用安抚奶嘴的小宝宝可以采用这种方式。

（8）保持面罩紧密贴合面部。面罩远离面部 1cm，吸入肺部剂量会减少 50%，远离 2cm 剂量会减少 80%（图 13-3）。

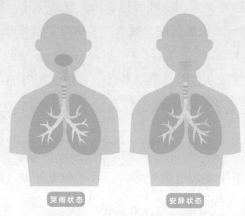

图 13-2　哭闹和安静状态下雾化吸入时药物在肺部的沉积[1]

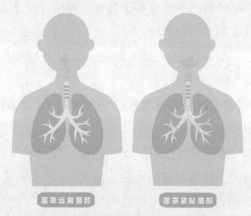

图 13-3　面罩与面部紧密贴合非常重要[1]

（9）6 岁以上孩子可以指导用嘴吸气、鼻呼气方式进行呼吸，对于 4 岁以下做不到的孩子也不用强求。

（10）定期轻敲雾化器，会观察到出雾量增多，这个小技巧可以减少雾化器中残留的药物，减少药物的浪费。

（11）密切关注患儿雾化吸入治疗中潜在的药物不良反应，比如，口周有没有红色皮疹，有没有咳嗽，有没有心慌等。

（12）选择在通风好的室内进行，这样可以减少雾化时空气中的药物气溶胶对其他家庭成员的影响。

（13）面罩雾化吸入结束，及时洗脸或用湿毛巾擦干净口鼻部以下的雾珠，年幼儿童可用棉球蘸水擦拭口腔后，再适量喂水，以减少口咽部的激素沉积，减少真菌感染等不良反应的发生。

（14）及时翻身拍背有助于使黏附于气管、支气管壁上的痰液脱落，保持呼吸道通畅。

参考文献

［1］SIMONE E. Facemasks and aerosol delivery In vivo[J]. Journal of aerosol medicine, 2007，20（1）：S78–S84.

第二节　雾化吸入

雾化吸入是一种以呼吸道和肺为靶器官的直接给药方法（图 13-4），是最不需要患儿刻意配合的吸入疗法，适用于任何年龄的儿童。

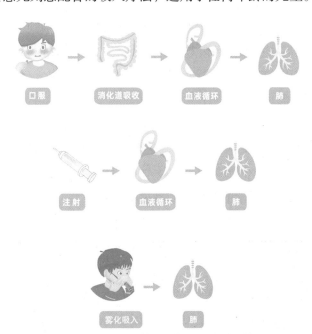

口服　　消化道吸收　　血液循环　　肺

注射　　血液循环　　肺

雾化吸入　　肺

图 13-4　**雾化吸入是一种以呼吸道和肺为靶器官的直接给药方法**

宝宝健康成长——询医问药宝典

与喷剂相比，雾化吸入的优势在于能以较快的速度传输更大剂量的药物颗粒；和全身应用的糖皮质激素相比，用于雾化吸入的药物往往具有高效的局部抗炎活性，甚至远优于口服同种药物的效能；部分药物在局部接触时可改变呼吸道分泌物的弹性和黏性等物理性质，有助于清除呼吸道内分泌物[1]。

一、药名中的 α、β 分不清楚?

使用吸入性糖皮质激素（ICS）是当前治疗哮喘最有效的抗炎措施。比如布地奈德吸入后，部分经气道在肺部沉积而发挥作用[2]。

布地奈德有如下特点：①可有效缓解哮喘症状，解除气道痉挛，抑制黏液高分泌，改善肺功能，降低急性发作次数。②使用剂量小、安全性高，且常见不良反应如声音嘶哑、咽痛等，一般停药后均可恢复。

短效 β2 受体激动剂（SABA），作为支气管扩张药，是缓解支气管痉挛的最主要治疗药物，包括沙丁胺醇和特布他林[3]。沙丁胺醇松弛气道平滑肌作用强，通常在 5～15 分钟内起效，疗效可维持 3～6 小时，是哮喘/喘息急性发作的首选药物，也可用于预防运动性哮喘。特布他林雾化溶液经吸入后，在数分钟内起效，疗效持续 4～6 小时，主要用于缓解症状，按需使用。特布他林起效慢于沙丁胺醇，达到最大作用的时间相对较长，效果较弱。

短效抗胆碱能药物（SAMA）如异丙托溴铵，为非选择性胆碱M受体拮抗剂，由于其阻断突触前膜上 M2 受体可促使神经末梢释放乙酰胆碱，持续时间更为长久，常作为辅助药物与 β2 受体激动剂联合使用[4]。常用雾化吸入 SABA、SAMA 的作用时间见表 13-1。

表 13-1 常用雾化吸入 SABA、SAMA 的作用时间

药物	起效时间 / 分钟	达峰时间 / 小时	持续时间 / 小时
沙丁胺醇	5～15	1.0～1.5	3～6
特布他林	5～15	1.0	4～6
异丙托溴铵	15～30	1.0～1.5	4～6

黏液溶解剂：黏液脓栓或黏稠分泌物是引起气道阻塞的常见原因，并可使肺功能损害加重，诱发感染。N-乙酰半胱氨酸可以打断黏蛋白肽链的双硫键（-S-S-），使黏蛋白分解，痰液黏度降低容易咳出。氨溴索可降低痰液对纤毛的黏着力，促进纤毛运动。

抗病毒药物：毛细支气管炎80%以上由呼吸道合胞病毒感染所致，使用抗病毒药物是常用治疗措施之一。α干扰素通过与人体细胞表面的受体结合，刺激细胞表达多种抗病毒蛋白，影响细胞代谢过程，有广谱的抗病毒活性[5]。

二、雾化吸入疗法可以用于治疗儿童哪些呼吸道疾病？

哮喘是一种特异性疾病，通常表现为慢性气道炎症，有喘息、气短、胸闷等呼吸道症状且逐渐加重[6]。支气管扩张药对于需要住院治疗的患儿，间断按需治疗可降低雾化治疗的次数，减少心悸的发生。对于轻、中度哮喘急性发作，重复吸入SABA通常是最有效的治疗方法，可快速逆转气流受限。对于重度哮喘急性发作，SABA联合SAMA治疗可更好地改善肺功能，降低住院率。ICS是当前治疗哮喘最有效的抗炎药物，在哮喘发作或症状加重的初期，雾化吸入支气管扩张药联合大剂量ICS（2～4倍基础剂量）可以替代或部分替代全身应用激素，布地奈德混悬液为临床应用最早和最广泛的ICS。布地奈德混悬液起始剂量：儿童每次0.5～1.0mg，每日2次。维持剂量：儿童每次0.25～0.50mg，每日2次。

咳嗽变异性哮喘治疗原则与典型哮喘相同，ICS联合支气管扩张药治疗比单用ICS或支气管扩张药治疗能更快速和有效地缓解咳嗽症状，建议治疗时间至少8周，部分患儿需要长期治疗。雾化吸入布地奈德混悬液0.5～1.0mg/次，每日1～2次，治疗的时间一般不少于6周。

感染后咳嗽的核心发病机制是气道炎症，当持续咳嗽影响生活质量时可考虑雾化吸入ICS治疗。雾化吸入布地奈德混悬液0.5～1.0mg/次，使用频次及时间依病情而定，疗程一般不超过3周。

治疗伴有哮鸣音或痰鸣音的肺炎患儿，SABA联合盐酸氨溴索在药效学上具有协同互补作用，其缓解咳嗽、平喘、缓解排痰困难的效果更加明显。

布地奈德用于急性喉气管支气管炎治疗时的初始剂量为 1.0 ~ 2.0mg，此后可每 12 小时给予 1.0mg 雾化吸入。

慢性鼻窦炎可予以布地奈德雾化吸入治疗，1mg/2mL 经鼻雾化吸入每日 1 ~ 2 次，可有效改善症状。对于 6 岁以下伴有腺样体肥大和（或）分泌性中耳炎的患儿建议经鼻雾化吸入布地奈德混悬液。在伴有大量脓涕时可使用祛痰药物，疗程不少于 2 周[7]。

三、雾化吸入的注意事项

（一）雾化吸入治疗前

（1）雾化吸入治疗前 30 分钟内不应进食，清洁口腔分泌物和食物残渣，以防雾化过程中气流刺激，引起呕吐。

（2）洗脸后不抹油性面膏，以免药物吸附在皮肤上。

（3）对于婴幼儿和儿童，为保持平静呼吸，宜在安静或睡眠状态下治疗。

（二）雾化吸入治疗中[8]

（1）按医嘱将药液配置好，放入雾化吸入器内。

（2）采用舒适的坐位或半卧位。用嘴深吸气、鼻呼气方式进行深呼吸，使药液充分达到支气管和肺部。

（3）吸入药液的浓度不能过大，吸入速度由慢到快，雾化量由小到大，使患儿逐渐适应。

（4）密切关注患儿雾化吸入治疗中潜在的药物不良反应，出现急剧、频繁咳嗽及喘息加重，应放缓雾化吸入的速度；出现震颤、肌肉痉挛等不适，及时停药；出现呼吸急促、感到困倦或突然胸痛，应停止治疗并立即就医。

（三）雾化吸入治疗后[9]

（1）使用面罩的婴幼儿应及时洗脸，或用湿毛巾擦干净口鼻部以下的雾珠，以防残留雾滴刺激口鼻皮肤，引起皮肤过敏或受损。

（2）年幼儿童可用棉球蘸水擦拭口腔后，再适量喂水（特别是使用激素类药物后），以减少口咽部的激素沉积，减少真菌感染等不良反应的发生。

（3）及时翻身拍背有助于使黏附于气管、支气管壁上的痰液脱落，保持呼吸道通畅。

（4）雾化吸入装置应该专人专用，避免交叉污染，每次使用后需进行清洁并干燥存放。

参考文献

［1］王晓玲，许静，季兴，等.儿童常用雾化吸入药物处方审核建议［J］.中国实用儿科杂志，2020，35（2）：81-87.

［2］申昆玲，邓力，李云珠，等.糖皮质激素雾化吸入疗法在儿科应用的专家共识（2018年修订版）［J］.临床儿科杂志，2018，36（2）：95-107.

［3］杜光，赵杰，卜书红，等.雾化吸入疗法合理用药专家共识（2019年版）［J］.医药导报，2019，38（2）：135-146.

［4］洪建国，陈强，陈志敏，等.儿童常见呼吸道疾病雾化吸入治疗专家共识［J］.中国实用儿科杂志，2012，27（4）：265-269.

［5］申昆玲，尚云晓，张国成，等.α干扰素在儿科临床合理应用专家共识［J］.中华实用儿科临床杂志，2018，33（17）：1301-1308.

［6］江载芳，申昆玲，沈颖.诸福棠实用儿科学［M］.8版.北京：人民卫生出版社，2015：706-722.

［7］徐文，董频，谷庆隆，等.雾化吸入在咽喉科疾病药物治疗中应用专家共识［J］.中国耳鼻咽喉头颈外科，2019，26（5）：231-238.

［8］中国医师协会急诊医师分会，中国人民解放军急救医学专业委员会，北京急诊医学学会，等.雾化吸入疗法急诊临床应用专家共识（2018）［J］.中国急救医学，2018，38（7）：565-574.

［9］王辰，陈荣昌，康健，等.雾化吸入疗法在呼吸疾病中的应用专家共识［J］.中华医学杂志，2016，96（34）：2696-2708.

第三节　沙美特罗替卡松和布地奈德福莫特罗可以吸入吗？

一、哮喘日的由来

哮喘是目前全球最常见的慢性疾病之一，据估计，全球有近3亿患者饱受该疾病的折磨。同时，哮喘也是儿童最常见的慢性疾病之一，如果没有得到积极的治疗，儿童哮喘中 1/3 ~ 1/2 的人会迁延至成年，很多国家哮喘发病率超过 10%。

基于这样的背景，1998 年 12 月 11 日，在西班牙巴塞罗那举行的第二届世界哮喘会议的开幕日中，全球哮喘病防治倡议委员会与欧洲呼吸学会代表世界卫生组织提出了开展世界哮喘日的活动，并把当天作为第一个世界哮喘日。2000 年之后哮喘日日期改为每年 5 月的第一个星期二。

二、什么是哮喘？

哮喘的本质是气道慢性炎症反应，儿童的症状主要表现为反复发作的喘息、气促、胸闷和（或）咳嗽等，多在夜间和（或）凌晨发作。

三、哮喘治疗中的两个明星药

目前，市面上有两个可以随身携带的吸入性激素类药物用于长期哮喘的控制治疗——布地奈德福莫特罗粉吸入剂、沙美特罗替卡松粉吸入剂。这两种药物的特别之处在于给药途径。它们是经过吸入后直接作用于肺部，疗效好，风险低，但是要求必须掌握正确的用药方法，才能保证药物的疗效，否则药物没有吸进去相当于没有用药，患儿的症状也不能得到控制。

（一）如何使用布地奈德福莫特罗粉吸入剂？

第一步：装药。

（1）旋松并拔出瓶盖，确保红色旋柄在下方。

（2）拿正吸入器；握住底部红色部分和吸入器中间部分，向某一方向旋转到底，再向反方向旋转到底，即完成一次装药。在此过程中，会听到一次"咔嗒"声。

第二步：吸入。

（1）先呼气（不可对着吸嘴呼气）。

（2）将吸嘴置于齿间，用双唇包住吸嘴，用力且深长地吸气。

（3）将吸嘴从嘴部移开，继续屏气 5 秒后恢复正常呼吸。

第三步：漱口。

吸入药物后必须漱口，包括咽喉部，清水漱 3 次。

（二）如何使用沙美特罗替卡松粉吸入剂？

（1）用一手握住外壳，另一手的大拇指放在手柄上，向外推动拇指直至完全打开。

（2）向外推动滑动杆发出"咔嗒"声。一个标准剂量的药物已备好以供吸入。在剂量显示窗口显示减少一个数字。不要随意拨动滑动杆，以免造成药物的浪费。

（3）尽量呼气，但切记不要将气呼入准纳器中。

（4）将吸嘴放入口中，经准纳器用力快速深吸气。

（5）将准纳器从口中拿出。继续屏气约 5 秒，然后缓慢恢复呼吸。

（6）将拇指放在手柄上，往后拉手柄，使其恢复原位，滑动杆自动复位。

（7）吸完后必须用水漱口、咽部。

四、哮喘的防治与管理

（一）坚持治疗，定期随访

哮喘对患者、患者家庭及社会有很大的影响。患者要坚持治疗，有问题及时与医生沟通。尽量避免与危险因素（如变应原、病毒感染、污染物、烟草烟雾及诱发哮喘的药物）接触，以预防哮喘发作和症状加重。定期（1～3 个月）随访，检查吸药技术是否正确，监测肺功能，评估哮喘控制情况、维持用药情况，指导治疗。

（二）注意防护，避免诱发

支气管哮喘多数由过敏因素诱发，有些过敏体质者，注意不要食用引起过敏的食物。

避免冷刺激，"冷"对于哮喘患儿来说也是一种过敏原，夏季尤其注意，空调温度不要调太低，尽量少吃冷饮。

第十四章　一大波维生素与微量元素来袭

第一节　维生素 B 族亮相

维生素 B 族是 B 族维生素的总称，家族成员有 12 种以上，作为人体组织必不可少的营养素，我们既感觉熟悉，又觉得陌生。下面就介绍一下维生素 B 大家族中最主要的几位成员及其分工（图 14-1）。

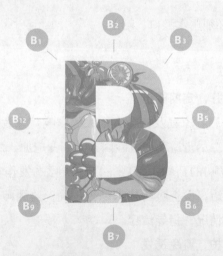

图 14-1　**维生素 B 大家族中的主要成员**

维生素 B_1：又叫抗神经炎素，有助于改善脚气病和带状疱疹；它能促进能量的合成和利用，帮助增加食欲，维持神经的正常功能。维生素 B_1 还有助于改善精神状况，精神经常处于紧张状态的人尤其需要它。

维生素 B_2：又叫核黄素，通常用于防治口角炎、脂溢性皮炎；促使毛发、皮肤、指甲正常生长；与维生素 B_6 一起服用还有助于缓解疲劳及提神

190

醒脑。

维生素 B_3：又叫烟酸，有助于促进消化系统健康，改善肠胃功能障碍和腹泻；有助于降低血液中胆固醇和三酰甘油水平；同时对于维持大脑的正常平衡不可或缺。医学上还用于改善口腔炎，预防口臭。

维生素 B_5：又叫泛酸、抗压维生素，因为它有助于肾上腺素（帮助人体应对紧急情况的激素）的产生，起到抗应激、抗寒冷、抗感染的作用，有助于消除术后的腹胀。维生素 B_5 与维生素 C 一起食用，还有助于保持肌肤活力，加快伤口愈合。

维生素 B_6：又叫吡哆素，维生素 B_6 能够加快体内脂肪、蛋白质、淀粉等物质的代谢，促进发育，抑制呕吐。维生素 B_6 缺乏往往与其他 B 族维生素的缺乏相伴随，其症状与维生素 B_2 缺乏有相似处，也是一些炎症的表现，对儿童的影响可能较大，表现为呕吐、烦躁、肌肉抽搐、惊厥等症状。

维生素 B_7：又叫生物素，是脂肪和蛋白质正常代谢不可或缺的物质。维生素 B_7 还是秃顶一族的救星，不但对防止脱发颇见功效，还能预防现代人常见的少年白发。

维生素 B_9：又叫叶酸，它与维生素 B_{12} 一起促进血红细胞形成，减少贫血。孕妇缺乏叶酸会导致胎儿的脊柱裂和无脑畸形。此外，叶酸还有助于保持血液正常的同型半胱氨酸水平（衡量心脏病的重要指标），减少心脏病的发生。

维生素 B_{12}：又叫钴胺素，可以促进血红细胞形成和再生，减少恶性贫血；可以消除烦躁，帮助集中注意力和增强记忆力；可以增进食欲，有助于儿童生长发育。

温馨提示：家长们比较熟悉的，用于治疗白细胞减少症的维生素 B_4 并不是真正的维生素，不属于维生素 B 家族的一员。

维生素 B 虽好，但也并非多多益善，在消化功能正常、饮食平衡的情况下，人体一般可以摄取足够的维生素 B，如果需要特别补充，应在专业医生的指导下进行，切忌盲目使用。

第二节　维生素 B₄，换个马甲

一、维生素 B₄ 是什么？

维生素 B₄ 于 1849 年首次从猪肝中被分离出来，1940 年科学家发现它具有维生素特性，于是把它归为 B 族维生素。但研究发现，维生素 B₄ 与其他维生素在结构和功能上存在差异。维生素是生物体所需要的微量营养成分，一般无法由生物体自身合成，需要通过饮食等手段获得；而维生素 B₄ 并非必须通过饮食摄入，可在人体合成。维生素 B₄ 主要结构为 6- 氨基嘌呤，并且是核酸的组成成分，参与遗传物质的合成，可以促进白细胞的增生，主要用于各种原因引起的白细胞减少症、急性粒细胞减少症等疾病的治疗。

二、维生素 B₄ 改名字了，别以为自己买错药了

"上次医生给开的是维生素 B₄ 片，今天怎么开了磷酸腺嘌呤片？"你是否也有这样的疑问，那么，磷酸腺嘌呤片和维生素 B₄ 片到底是什么关系？是同一种药物吗？

其实，磷酸腺嘌呤片和维生素 B₄ 片是同一种药物，维生素 B₄ 片是磷酸腺嘌呤片的曾用名。在统一药品说明书及批准文号专项工作小组于 2002 年 2 月编写的《国家药品标准化学药品说明书内容汇编》中，"维生素 B₄ 片说明书"标注的通用名称为"磷酸腺嘌呤片"。2017 年 7 月，国家药典委员会也发布了《关于"磷酸腺嘌呤片（曾用名：维生素 B₄ 片）"国家标准草案的公示》。所以，现在"维生素 B₄ 片"正式更名为"磷酸腺嘌呤片"（图 14-2）。请大家不用担心，只是名字改了，还是同一种药物。

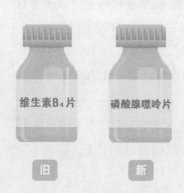

图 14-2　**药品新旧名称**

第三节　补钙，维生素 D 无法袖手旁观

一、钙是什么？

钙是人体中含量最丰富的矿物质，是生长发育必需的元素，也是人体骨骼、牙齿的重要组成成分，是神经传递、肌肉收缩、血液凝结、激素释放和乳汁分泌等所必需的元素。人体的钙贮存在哪里呢？血液里、骨骼里、牙齿里都含有丰富的钙。特别是在骨骼中，如果把骨骼比作高楼，那钙就是钢筋水泥。

婴幼儿缺钙可导致神经、肌肉兴奋性增高，引起惊跳、手足抽搐、震颤、惊厥等症状，若未及时治疗，可引起牙齿、骨骼发育不良，导致佝偻病、软骨病的发生。儿童钙缺乏常无明显的临床症状和体征。少数患儿可出现生长痛、关节痛、心悸、失眠等非特异性症状，严重的钙缺乏会出现佝偻病的临床表现。

二、什么人需要补钙？

钙和其他营养物质一样，有进有出，有供有求。钙的来源：人体可从饮食中摄入钙，也可通过体内钙的重复利用来供给钙。钙的去路：生长发育合成骨骼、肌肉等都需要钙的参与，以及肠道不能吸收的钙会随着粪便排出体外。

当然，不是任何人都需要补钙，只有当从食物中摄入的钙不够机体所需时，才适量使用钙补充剂。比如2岁以下的婴幼儿，生长发育旺盛的儿童、青少年，及孕妇等人群，对钙的需求较大，需要适量补充钙剂，以保证供需平衡。此外，如果儿童患慢性腹泻、胃肠道疾病时，肠道钙吸收利用不良，也容易引起钙缺乏，需要额外补充钙剂。

三、怎么补钙？

人体外源性钙的补充方式是从食物中摄取，比如牛奶、瘦肉等食物中

都富含钙质。正常情况下合理饮食即可补足机体所需，当需要额外补充钙剂时，我们需要考虑以下问题：

（一）选择什么钙剂？

市面上销售的钙剂有多种形式，基本上可分为无机钙和有机钙两大类。

常用的无机钙制剂有碳酸钙或碳酸钙的复方制剂。如碳酸钙 D_3 颗粒、碳酸钙 D_3 咀嚼片等。碳酸钙制剂中钙元素含量较高，能在胃酸中溶解，体内有较高的吸收率。

常见的有机钙制剂有醋酸钙、葡萄糖酸钙及其复方制剂，如醋酸钙颗粒、葡萄糖酸钙口服液、小儿五维葡钙口服液等。在购买钙剂时，一定要看清楚标签上注明的是钙元素含量还是钙的化合物的含量。

钙剂的吸收率受钙剂性状、膳食因素以及机体状况等因素影响，受钙剂颗粒大小的影响较低，因此市面上宣称的"颗粒小"，甚至"原子钙""纳米钙"的吸收率不一定就高。肯定的是有机钙的吸收率大于无机钙，乳酸钙、葡萄糖酸钙等的吸收利用率较碳酸钙、碳酸氢钙等无机钙要高。

（二）宝宝需要多少钙？

根据中国营养学会发布的 2016 版《中国居民膳食营养素参考摄入量表》，婴幼儿每日钙适宜摄入量按年龄段划分，0～6个月是200mg，6～12个月是250mg，1～3岁是600mg。具体应根据宝宝缺钙的程度和喂养方式，咨询医生。如果宝宝不缺钙，不必盲目补钙。

建议0～6个月宝宝纯母乳喂养，一个健康母亲的母乳可以提供足月儿正常生长发育到6个月所需的营养素。对于配方奶喂养的婴幼儿，应根据配方奶中钙的含量和每日喝的奶量计算补充的钙量。比如：0～6个月宝宝喂养的配方奶中钙含量为32mg/100mL，每天补充600mL左右的奶量，基本上能满足宝宝钙的需要量；1岁以上宝宝喂养的配方奶中钙含量为50mg/100mL，每日摄入500mL配方奶，再摄入适量含钙丰富的食物，也可以满足机体对钙的需求。

（三）钙剂什么时候吃？

不同钙剂服用时间不一样。碳酸钙因为原料丰富、难溶于水，需要靠胃酸转化成活性离子后才能被肠道吸收，所以建议与食物一起服用或餐后立即服用。而另一种常用的补钙剂是柠檬酸钙，其成本相对较高，但其溶解性好，不需要胃酸的活化，所以任何时间都可服用，且生物利用度高，不会产生胃胀气等不良反应，还可以预防结石。

晚上睡前补钙吸收更好。晚上睡觉时，胃肠蠕动较慢，食物在胃肠道停留时间较长，有利于钙吸收。血钙水平一般在白天较高，夜间较低。夜间特别是半夜和凌晨，低血钙水平可刺激甲状旁腺激素分泌，使骨钙分解加快，产生脱钙，引发低钙血症，严重者会出现抽搐。临睡前补钙可以为夜间的钙调节提供钙源，阻断体内动用骨钙。并且钙与自主神经的稳定有关，具有镇静、催眠作用。

（四）补钙需要注意什么？

首先，相同剂量的钙，分次补充比一次大剂量补吸收效果好。研究表明，人体每次最多只能吸收 178mg 的钙元素。如果一次性补充大量的钙，其吸收率只有 25% 左右，多余的钙会排出体外；而少量多次补钙，平均吸收率可达到 64%，安全又有效。

其次，服用钙剂时最好单独服用。避免与草酸含量高的食物同时服用，因为食物中的草酸容易与钙形成草酸钙，会影响钙的吸收。草酸含量高的食物包括菠菜、苋菜、空心菜、韭菜和萝卜等。与锌同时服用必须按适当比例，因为人体对钙和锌的吸收存在竞争性，如果钙与锌的比例大于50∶1，钙会影响锌的吸收。

四、关维生素 D 什么事儿？

维生素 D 看似跟钙"八竿子打不着"，但却对钙的吸收至关重要。钙的吸收需要维生素 D，钙的代谢平衡也受维生素 D 的影响。维生素 D 不足或缺乏，以及患肝脏、肾脏疾病而影响维生素 D 的活性，也是造成钙缺乏的重要因素。所以，补钙也要补充维生素 D。

可以选择维生素 AD 或维生素 D_3 制剂，也可以通过晒太阳促进皮肤中一种胆固醇转化为维生素 D，这种补充途径最安全，不会发生维生素 D 中毒。中国营养协会根据婴幼儿时期营养需要量，推荐每天补充维生素 D 400 ~ 800 单位。

总之，不要错过婴幼儿补钙的黄金时期，为了使婴幼儿补钙效果达到最佳，应该选择最适宜的钙源，适当的剂量，晚上睡前服用，避免与食物同服，适当地补充维生素 D 以增加钙的吸收。

第四节　缺锌会怎样？

一、锌是什么？

锌是人体生长发育所必需的一种微量元素，是机体众多酶的重要组成成分，参与多种糖、脂肪、蛋白质及核酸的代谢过程，在儿童个体的生长发育、免疫系统发育、性功能成熟等方面具有重要作用。

二、儿童为什么会缺锌？

锌储存不足：孕妇妊娠期缺锌、早产 / 低出生体重、双胎 / 多胎致使胎儿期储存锌不足，而追赶性生长又使锌需要量增加，造成婴儿出生早期即出现锌缺乏。

锌来源不足：4 ~ 6 月龄以上的婴儿，母乳已无法满足其对锌的需要，必须从辅食中获得足量的锌，若辅食以未强化锌的植物性食物为主，则容易造成 4 ~ 6 月龄以上的婴儿锌缺乏。

锌需要增加：儿童因生长快速，对锌的需要量相对较高，长期膳食以植物性食物为主，缺乏牛肉、瘦猪肉等富含锌的动物性食物，膳食锌摄入不足，是造成儿童锌缺乏的重要因素。

锌丢失增多：长期、反复罹患腹泻、呼吸道感染等，使锌丢失增加而吸收减少，也是造成锌缺乏的重要因素[1]。

三、如何判断儿童是否缺锌？

儿童锌缺乏至今尚无统一的定义和诊断标准，可依据高危因素、临床表现、实验室检查结果等综合判断。儿童轻、中度锌缺乏时，会表现出食欲缺乏、伤口不易愈合、机体衰弱、易反复感染、生长停滞、异食癖等。

如果儿童出现以上症状，同时伴有高危因素，如孕妇妊娠期缺锌、早产、低出生体重、未以强化锌辅食喂养的 4 ～ 6 月龄婴儿、2 岁以下幼儿、长期饮食不均衡、腹泻、多汗等，需及时就医，以进一步确诊是否缺锌[1]。

四、儿童缺锌如何预防？

提倡母乳喂养，母乳不足或不能母乳喂养时，强调选择强化锌的配方奶。4 ～ 6 月龄以上，应及时添加强化锌的婴儿食品或增加牛肉、瘦猪肉等富含锌的动物性食物。

长期腹泻会影响锌的吸收，可以在医生的指导下补充锌，对预防锌缺乏及治疗腹泻均有益处。如存在锌缺乏高危因素的呼吸道感染患儿，在抗菌药物治疗的同时也可以适量补充锌[1]。

五、儿童缺锌如何治疗？

一旦临床诊断为儿童锌缺乏，则需在调整饮食的基础上进行补锌治疗。具体方案可按每日每千克体重补锌 0.5 ～ 1.5mg，严重时可加倍给予，最大量每日 20mg，一般疗程为 3 ～ 6 个月，轻症者疗程可相对缩短。低锌所致厌食、异食癖等表现一般于服锌剂后 2 ～ 4 周好转，生长落后一般于服锌剂后 1 ～ 3 个月好转[2]。

六、补锌制剂有哪些？

儿童常用的补锌制剂有葡萄糖酸锌（口服溶液、颗粒、片、咀嚼片、糖浆）、葡萄糖酸钙锌口服溶液、甘草锌（颗粒、胶囊）、赖氨葡锌（颗粒、片）等，应根据儿童年龄、体重、锌缺乏程度及药品剂型、锌含量等选择适宜的品种，详见表14-1。

七、补锌注意事项

锌剂偶可引起轻度恶心、呕吐、便秘等不良反应。补锌治疗时，应随时观察疗效与不良反应。待缺锌状态恢复正常后，及时停药，切莫过量，以防引起中毒。大多数儿童在合理喂养下不会缺锌，过量补充会影响铁、铜、

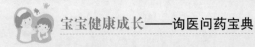

表 14-1　常见补锌制剂的主要成分及锌含量、适应证、儿童用法用量

药品名称	主要成分及锌含量	适应证	儿童用法用量
葡萄糖酸锌口服溶液	本品每支 10mL，含葡萄糖酸锌 50mg（相当于锌 7mg）	用于治疗缺锌引起的营养不良、厌食症、异食癖、口腔溃疡、痤疮、儿童生长发育迟缓等	口服。12 岁以上儿童一次 20mL，每日 2 次。12 岁以下儿童每日用量：1 ~ 3 岁，每日 10 ~ 15mL；4 ~ 6 岁，每日 15 ~ 20mL；7 ~ 9 岁，每日 20 ~ 25mL；10 ~ 12 岁，每日 25 ~ 30mL
葡萄糖酸锌颗粒	本品每包含葡萄糖酸锌 100mg（相当于锌 15mg）	用于治疗缺锌引起的营养不良、厌食症、异食癖、口腔溃疡、痤疮、儿童生长发育迟缓等	口服。1 ~ 3 岁，每日 1 包，分三次服用；4 ~ 6 岁，每日 1 包半，可分次服用；7 ~ 9 岁，每日 2 包，可分次服用；10 ~ 12 岁，每日 2 包半，可分次服用
葡萄糖酸锌咀嚼片	本品每片含主要成分葡萄糖酸锌 35mg（相当于锌 5mg）	用于治疗因缺锌引起的生长发育迟缓，营养不良、厌食症、复发性口腔溃疡，痤疮等	口服（咀嚼或含化）。儿童用量：1 ~ 3 岁，每次 2 片，每日 2 次；4 ~ 6 岁，每次 3 片，每日 2 次；7 ~ 12 岁，每次 4 片，每日 2 次
甘草锌颗粒	主要成分：甘草锌，每袋 5g（相当于锌 12 ~ 14.5mg）	①由于缺锌引起的儿童厌食症、异食癖、生长发育不良②寻常型痤疮③口腔、胃、十二指肠及其他部位的溃疡症。可用于促进切口、创伤、烧伤的愈合	口服。①常用剂量：每日按体重 0.5 ~ 1.5mg/kg 计算，分 3 次服用。也可按儿童包装规格使用：1 ~ 5 岁，每次 0.75g，每日 2 ~ 3 次；6 ~ 10 岁，每次 1.5g，每日 2 ~ 3 次；11 ~ 15 岁，每次 2.5g，每日 2 ~ 3 次，开水冲服。②保健营养性补锌：按儿童包装规格使用，每次 1.5g，每日 2 ~ 3 次
赖氨葡锌颗粒	本品为复方制剂，每包 5g，含葡萄糖酸锌 35mg（相当于锌 5mg）	用于防治小儿及青少年因缺乏赖氨酸和锌而引起的疾病	口服。1 ~ 6 个月新生儿每日半包；7 ~ 12 个月儿童每日 1 包；1 ~ 10 岁儿童每日 2 包；10 岁以上儿童，每日 3 包

注：表中内容为部分补锌制剂的说明书内容，同一制剂因厂家不同锌含量可能不同，请以说明书为准

钙等其他营养元素的吸收，引起代谢紊乱，从而引发其他疾病。

另外，家长们要注意，锌剂宜饭后服用，以减少胃肠道刺激；不可与牛奶及含铝盐、钙盐、碳酸盐较多的物质同服；避免同时食用大量苹果、梨、香蕉、茶等鞣酸含量高的食物。

参考文献

［1］中华医学会儿科学分会儿童保健学组，《中华儿科杂志》编辑委员会. 儿童微量营养素缺乏防治建议 [J]. 中华儿科杂志，2010，48（7）：506-508.

［2］江载芳，申昆玲，沈颖. 诸福棠实用儿科学 [M]. 8 版. 北京：人民卫生出版社，2015：591-592.

第五节　"铁"与"血"

一、血液为什么这样红?

血液在心血管系统内循环流动，把从肺获取的氧气和肠道吸收的营养物质运送到各器官、组织和细胞；同时将细胞代谢产生的二氧化碳运送到肺，将其他代谢终产物运送到肾等器官排出体外。

血液是由血浆和血细胞组成[1]，其中红细胞的数量最多，约占细胞总数的 99%。红细胞内大部分是血红蛋白，因此血液呈红色。

二、铁

铁是合成红细胞血红素必不可少的元素，吸收的铁首先到达骨髓，进入幼红细胞，聚集在线粒体中。同时，铁也是血红蛋白的组成部分，有了它，血红蛋白便能进行携氧和用氧。

正常情况下机体不易缺铁，我们日常饮食中含有丰富的铁，特别是我国传统的铁锅烹饪，有额外铁混入饮食中。而且机体红细胞破坏所释放的铁，还能再利用。

但有一些特殊情况，如长期病理性失血（如上消化道出血、便血等）、机体需铁量增加（如妊娠妇女、婴幼儿等）、吸收不良（萎缩性胃炎、胃酸缺乏等）等，往往造成缺铁而致贫血，此时应适当补充铁元素。

三、铁剂

铁剂按应用途径分为口服铁剂和静脉铁剂，二者各有优缺点（图14-3）。

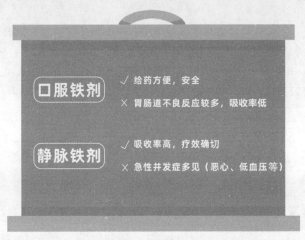

口服铁剂
✓ 给药方便，安全
✗ 胃肠道不良反应较多，吸收率低

静脉铁剂
✓ 吸收率高，疗效确切
✗ 急性并发症多见（恶心、低血压等）

图 14-3　**口服铁剂和静脉铁剂各有优缺点**

口服与静脉铁剂之间的选择取决于许多因素，包括病情严重程度、不同铁剂的可用性及费用等。

一般首选口服铁剂，因为使用简单、方便，但胃肠反应大，尤其儿童患者依从性比较差，且胃肠吸收率低，补铁实际疗效不确切。

如果儿童不能耐受口服铁，或铁需求量超过口服铁能满足的最大量，可考虑使用静脉铁剂（尤其是血液透析患儿）[2]。静脉补铁吸收率高，可很快达到预期的临床效果。静脉铁剂滴注期间要用心电监护监测生命体征，家长应注意铁剂过敏反应和儿童可能出现的心悸、头晕等症状。

我们还要了解铁元素的两种形态，即无机铁和有机铁[3]，口服铁剂中，无机铁以硫酸亚铁为代表[4]，有机铁包括富马酸亚铁、右旋糖酐铁、葡萄糖酸亚铁、琥珀酸亚铁、多糖铁复合物等，它们的含铁量有所不同（见表14-2）；常用静脉铁剂包括低分子右旋糖酐铁、羧基麦芽糖铁、蔗糖铁和异麦芽糖酐铁等[5]。

表 14-2 常见口服铁剂规格及铁元素含量

铁剂品种	规格	铁元素含量 /mg
富马酸亚铁	200mg	65
右旋糖酐铁	5mL	25
葡萄糖酸亚铁	300mg	35
琥珀酸亚铁	100mg	32
多糖铁复合物	150mg（按铁计算）	150

铁的吸收受多种因素影响，亚铁离子 Fe^{2+} 比铁离子 Fe^{3+} 易吸收。酸性可促进铁的离子化，胃酸、维生素 C 及食物中的还原物质（如果糖、半胱氨酸）等，可促使三价铁还原为二价铁，使其在十二指肠和空肠上段吸收（图 14-4）[6]。

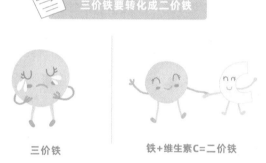

三价铁　　　　　铁+维生素C=二价铁

图 14-4 三价铁离子转化为二价铁离子才能被人体吸收

吸收进入肠黏膜的铁，根据机体需要可以直接进入骨髓供造血使用，也可以铁蛋白形式贮存在肝、脾中。

四、铁剂的补充

贫血是指循环血液中血红蛋白含量或红细胞数量低于正常，不能满足生理功能需求的一类疾病[7]。按照病因及发病机制的不同可分为缺铁性贫血、慢性巨幼红细胞贫血和再生障碍性贫血。铁缺乏造成体内贮存铁耗竭，血红蛋白合成减少，进而影响红细胞生成所引起的贫血最为常见，可通过补充铁剂进行治疗。

治疗用补充铁剂：口服铁的剂量为 2 ～ 6mg/（kg·d），单日最大剂量为 150 ～ 300mg/d，单次或分 2 ～ 3 次给药，两餐间服用。

预防用补充铁剂：铁元素每日 1 ～ 2mg/kg，一次性给药。

五、注意事项

（1）铁剂不宜放置过久，因硫酸亚铁是二价铁，放置过久，存贮不当，二价铁可氧化成三价铁而影响疗效。

（2）因为铁剂对胃黏膜有刺激，宜饭后服用，从小剂量开始，逐渐增加胃肠的耐量。

（3）铁剂不宜与牛奶同服，因牛奶含磷高，可能影响铁的吸收。也不能与质子泵抑制剂（如奥美拉唑）同时服用。

（4）铁剂不宜过量服用，如果用量较大，可刺激胃肠黏膜，引起腹痛、腹泻等症状，严重者可发生昏迷，因此铁剂治疗全程均需严密监测各项铁代谢指标。

（5）建议服用铁剂的同时服用维生素 C，以促进铁的吸收。

（6）为使体内铁贮存恢复正常，待血红蛋白正常后尚需减半量继续服药 2 ～ 3 个月。

（7）服用铁剂后可能会出现便秘，粪便呈黑褐色，这是由于铁与肠内硫化氢结合形成硫化铁所引起的，是正常现象，停药后便消失，家长不必紧张。

参考文献

［1］王庭槐，罗自强，沈霖霖.生理学 [M]. 9 版.北京：人民卫生出版社，2018：271-272.
［2］刘小荣.小儿慢性肾脏病贫血的诊断与治疗 [J]. 中华实用儿科临床杂志，2015，30（17）：1289-1293.
［3］中华医学会血液学分会红细胞疾病（贫血）学组.铁缺乏症和缺铁性贫血诊治和预防多学科专家共识 [J]. 中华医学杂志，2018，98（28）：2233-2237.
［4］刘小荣.儿童慢性肾脏病贫血诊断与治疗专家共识 [J]. 中国实用儿科杂志，2018，33（7）：493-497.

［5］中华医学会血液学分会红细胞疾病（贫血）学组.静脉铁剂应用中国专家共识（2019 年版）[J].中华血液学杂志，2019，40（5）：358-362.

［6］杨宝峰，陈建国，臧伟进.药理学 [M].9 版.北京：人民卫生出版社，2018：271-272.

［7］中国营养学会"缺铁性贫血营养防治专家共识"工作组.缺铁性贫血营养防治专家共识 [J].营养学报，2019，41（5）：417-426.

第六节　DHA 与 EPA

二十二碳六烯酸（docosahexenoic acid，DHA）和二十碳五烯酸（eicosapentenoic acid，EPA）这一对名词可能大家并不陌生。那么 DHA 和 EPA 究竟对宝宝有什么用处，如何才能正确补充呢？

20 世纪 50 年代人们进行了大量的科学研究，认为鱼油对人体有诸多益处，而产生这些益处的真正来源就是 ω-3 不饱和脂肪酸（因其第一个不饱和键位于甲基一端的第 3 个碳原子上，故名 ω-3）。实际上 ω-3 不饱和脂肪酸代表了多种物质，直至近 20 年来人们才逐渐把 DHA 和 EPA 的作用研究清楚，并单独对此进行阐述。

人类的生长、发育离不开 DHA，胎儿早在子宫里就需要 DHA 来促进大脑、中枢神经系统和视网膜的发育，也因此妈妈们从怀孕到哺乳期结束都需要补充 DHA。婴幼儿也需要继续补充 DHA 直至学龄期。5 岁后，大脑和中枢神经系统的发育速度有所减慢，身体对 DHA 的需要也逐渐下降。这个时候是增加 EPA 摄入的好时期。EPA 可以帮助儿童提高注意力、认知能力、学习能力。此外，EPA 还有降低炎症反应发生率的作用，通俗点说就是可以减少咳嗽、哮喘等过敏性疾病的发生。

既然这两种物质这么好，要从哪里补充呢？DHA 和 EPA 多存在于鱼类、鱼油以及其他多种海产品中，有些来源于植物的保健品也会宣传富含 ω-3 不饱和脂肪酸，但其中 DHA 和 EPA 的含量较低，且只有极少量的 DHA 能被转化为人体可以吸收的形态。所以要想补充 DHA 和 EPA 最好选择来源于海产品的食物或保健品。记住一个原则，能食补就不要药补，特别是我们沿海地区有着得天独厚的地理条件，如果孩子一周能吃两次鱼基本就可以补充足够的 DHA 和 EPA。

至于保健品中 DHA 和 EPA 的补充量，目前我国还没有统一的标准，国际上有不同团体或机构为不同种族人群提供的指南，这里我们提供一份联合国粮农组织颁布的通用标准，仅供参考：

①6 ～ 24 个月儿童：DHA 10 ～ 12mg/kg。

②2 ～ 4 岁儿童：DHA + EPA 100 ～ 150mg。

③4 ～ 6 岁儿童：DHA + EPA 150 ～ 200mg。

④6 ～ 10 岁儿童：DHA + EPA 200 ～ 250mg。

第七节　维生素 AD 和鱼肝油是一样的吗？

一、"鱼肝油" = 维生素 AD 吗？

首先可以很明确地说"鱼肝油" ≠ 维生素 AD，两者之间有很大的区别。目前市面上的"鱼肝油"多为鲨鱼、鳕鱼等大型鱼类肝脏中的提取物，主要包含维生素 A、维生素 D、DHA、鱼油等成分，属于食品或保健品范畴，而且不同厂家的产品，质量参差不齐，产品中维生素 A、维生素 D 的含量和比例也不固定，家长们选择起来比较困难。药品类的维生素 AD，如维生素 AD 滴剂是经国家药品监督管理局批准的非处方药（图 14-5），它剂量精确、配比合理、疗效确切、使用安全，所以更推荐儿童使用。

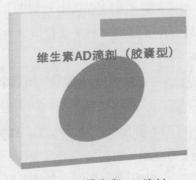

图 14-5　**维生素 AD 滴剂**

二、为什么婴幼儿需要及时补充维生素 AD 呢？

维生素 A 具有促进视网膜发育、维持上皮细胞稳定性、促进免疫球蛋白的合成等作用；维生素 D 能够促进钙吸收，可预防小儿佝偻病。这两种维生素对宝宝生长发育比较重要，家长们要注意观察宝宝们的实际情况，若发现宝宝出现缺乏维生素 AD 的症状时，要及时补充。一般建议早产儿、低出生体重儿，双胎儿出生后 1 周开始补充维生素 D 800 单位 / 天，3 个月后改用预防量，足月儿出生后 2 周开始补充维生素 D 400 单位 / 天。

三、维生素 AD 要吃多久？

维生素 AD 应按照医生或药师的建议服用，过量服用维生素 AD 会造成维生素 A、维生素 D 中毒（这也是我们不推荐家长们盲目给儿童服用剂量无法把控的保健类"鱼肝油"的原因）。我们建议：1 岁以内的宝宝，夏天和冬天都要补充预防量的维生素 D（600 单位以下），尤其是早产儿、双胎儿（多胎儿）和维生素 AD 缺乏的宝宝，需连续服用 2 ~ 3 年；1 岁以上的宝宝，冬天服，夏天可以停服；3 岁至青春期的儿童，可根据户外活动、饮食、健康状况来定，如天气寒冷、宝宝喝奶少、不喜欢户外活动、经常患病，应补充适量维生素 D。

第十五章　过敏药的攻防

第一节　过敏，抗组胺药的隐秘战争

一、什么是过敏？

过敏是由于机体免疫系统对环境中典型无害物质产生超敏反应的一类疾病，包括过敏性鼻炎、特应性皮炎、过敏性哮喘、食物过敏和严重过敏反应等[1]。

简而言之，当机体对某一种物质产生异常反应时，就会发生过敏。过敏可能会引起轻微甚至严重的问题。

二、常见的过敏原有哪些？

过敏原可分为食入性的、吸入性的、接触性的以及药物性的等。

儿童常见的食物过敏原包括牛奶、鸡蛋、黄豆、花生、小麦以及海鲜等。

在空气中可以吸到鼻子里或接触到皮肤的过敏原有尘螨、花粉、霉菌以及宠物毛屑等（图 15-1）。

接触性过敏原有乳胶或化学品等，有的宝宝输液时对胶布过敏，就会起一层红疹。

药物过敏最常见的如对青霉素类、头孢菌素类抗菌药物过敏等[1]。

三、什么是抗组胺药？

当机体发生过敏反应时，就会释放组胺。抗组胺药是指通过和组胺受体结合以拮抗组胺作用的一类药物，主要拮抗或阻断速发型超敏反应中组

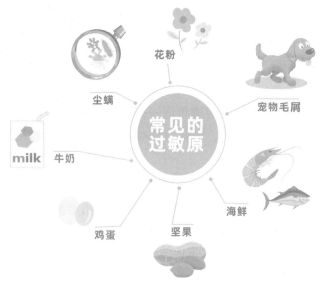

图 15-1　儿童常见的过敏原

胺的作用，用于治疗荨麻疹、特应性皮炎、湿疹等过敏性疾病。这也就是人们常说的抗过敏药[2]。

四、抗组胺药在儿童常见过敏性疾病中有何作用？

（一）普通感冒

普通感冒的药物治疗以对症治疗药物为主，有助于消除或减轻普通感冒患者的打喷嚏和流鼻涕等卡他症状[3]。

第一代抗组胺药：如马来酸氯苯那敏和苯海拉明等，推荐其为普通感冒的首选药物。但是家长们在给宝宝用药时需要注意确定使用的是否是复方制剂，例如小儿氨酚黄那敏，主要成分为对乙酰氨基酚、马来酸氯苯那敏、人工牛黄，这时候若再使用马来酸氯苯那敏，就是重复用药了，超过了规定的使用剂量[2]。

（二）儿童变应性鼻炎

推荐口服或鼻用第二代或新型 H_1 抗组胺药，可有效缓解鼻痒、打喷嚏和流涕等症状，是轻度间歇性和轻度持续性变应性鼻炎的首选治疗药物，例如西替利嗪、非索非那定、氯雷他定等[3]。口服 H_1 抗组胺药对缓解眼部症状也有效[4]。疗程一般不短于 2 周，5 岁以下儿童推荐使用糖浆制剂，5 岁以上儿童可口服片剂。

（三）荨麻疹

自发性荨麻疹可以单纯使用抗组胺药治疗。单一常规剂量的二代抗组胺药（如氯雷他定）是慢性荨麻疹的一线用药，适合成人及儿童。一代抗组胺药由于有中枢抑制作用，影响学习和认知功能，不推荐长期使用[5]。

（四）哮喘

由于担心抗组胺药可能会引起气道阻塞，因此哮喘患者常常禁忌使用抗组胺药；2016 版《儿童支气管哮喘诊断与防治指南》及第 8 版《儿科学》哮喘的治疗药物中均无抗组胺药的推荐[6]。

五、抗组胺药常见的不良反应有哪些？

（一）中枢神经系统

第一代抗组胺药：常可引起嗜睡、抑郁、疲乏或注意力不集中等不良反应，长时间使用可影响儿童认知功能发育和学龄儿童的学习表现，部分儿童可出现与抑制相反的激惹、多动和抽搐等症状，不推荐常规应用。

第二代抗组胺药：化学结构特征与第一代不同，在治疗剂量下没有或很少发生中枢神经系统不良反应。对于儿童，应尽量选择具有无镇静作用的药物。

注意：第一代抗组胺药可通过乳汁引起婴儿嗜睡和激惹，哺乳期妇女如需使用，首选第二代抗组胺药中的氯雷他定、西替利嗪。

（二）心脏

第一代抗组胺药：可能会引起窦性心动过速、反射性心动过速、QT 间期延长等心脏毒性反应。

第二代抗组胺药：特非那丁和阿斯咪唑可致尖端扭转型心律失常，现临床已不用。

（三）其他

如赛庚啶，容易引起接触性过敏，应尽量避免外用；超量使用第一代抗组胺药有造成眼压升高、尿潴留，甚至内脏损害的风险。

所以，儿童用药应选择合适的剂型，如糖浆、口服溶液等，并注意年龄限制。药物反应个体差异较大，剂量、品种应尽量个体化。

参考文献

［1］中华儿科杂志编辑委员会，中华医学会儿科学分会.儿童过敏性疾病诊断及治疗专家共识[J].中国儿科杂志，2019，34（9）：721-728.

［2］中华医学会变态反应学分会儿童过敏和哮喘学组，中华医学会儿科学分会呼吸学组哮喘协作组.抗组胺 H_1 受体药在儿童常见过敏性疾病中应用的专家共识[J].中国实用儿科杂志，2018，33（3）：161-170.

［3］谷庆隆，洪建国，许政敏.儿童普通感冒与变应性鼻炎早期识别和诊治专家共识[J].临床儿科杂志，2017，35（2）：143-147.

［4］《中华耳鼻咽喉头颈外科杂志》编辑委员会鼻科组，中华医学会耳鼻咽喉头颈外科学分会鼻科学组、小儿学组，《中华儿科杂志》编辑委员会.儿童变应性鼻炎诊断和治疗的专家共识（2010年）[J].中华儿科杂志，2011，49（2）：116-117.

［5］中国中西医结合学会皮肤性病专业委员会环境与职业性皮肤病学组.抗组胺药在皮肤科应用专家共识[J].中华皮肤科杂志，2017，50（6）：393-396.

［6］中华医学会儿科学分会呼吸学组，中华儿科杂志编辑委员会.儿童支气管哮喘诊断与防治指南（2016年版）[J].中华儿科杂志，2016，5（3）：167-181.

第二节　听闻孟鲁司特钠"黑框"了

2020年3月4日美国食品药品监督管理局发布安全警告称，孟鲁司特钠（商品名：顺尔宁）及其仿制药可诱发兴奋、睡眠障碍和抑郁症等严重神经/精神不良事件，甚至可导致自杀意念和行为（图15-2）。

一、孟鲁司特钠在儿童中的应用

孟鲁司特钠不仅可以治疗过敏性鼻炎，还可以控制不同时期哮喘的症状，是除了吸入性糖皮质激素外唯一可单独使用的长效哮喘控制药。目前，孟鲁司特钠在儿童哮喘预防和治疗中的应用也很普遍（表15-1）。

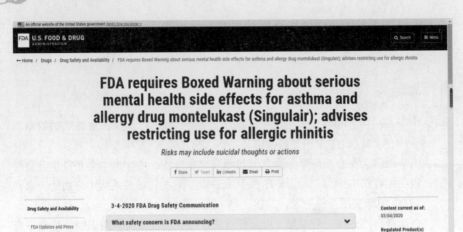

图 15-2　孟鲁司特钠安全警告

资料来源：http://www.fda.gov/drugs/drug–safety–and–availability/fda–requires–boxed–warning about–serious–mental–health–side–effects–asthma–and–allergy–drug.

表 15-1　孟鲁司特钠在儿童中的应用[2]

应用	孟鲁司特钠的疗程
哮喘的预防	短期服用孟鲁司特钠 7 ~ 20 天，可有效减少哮喘加重的风险并改善后续可能发生的哮喘急性发作症状
哮喘的治疗	急性发作症状控制后可作为控制治疗药物长期维持；中至重度持续性哮喘，孟鲁司特钠与吸入性糖皮质激素联用，一般不少于 1 个月
咳嗽变异性哮喘	按哮喘长期规范治疗，孟鲁司特钠、吸入性糖皮质激素或二者联合，疗程至少 8 周
毛细支气管炎	急性发作期：在综合治疗的基础上服用孟鲁司特钠 2 ~ 4 周；恢复期：存在反复咳嗽，特别是有过敏体质或家族遗传倾向易发展为哮喘者，建议持续服用孟鲁司特钠 4 ~ 12 周
过敏性鼻炎	孟鲁司特钠联合鼻用糖皮质激素治疗 2 ~ 4 周，有效需要维持治疗 1 个月；过敏性鼻炎合并哮喘的患儿，孟鲁司特钠尤其适用
腺样体肥大	对于腺样体和（或）扁桃体肥大的儿童出现阻塞性睡眠呼吸暂停综合征（OSAS）（轻–中度为主），可选用孟鲁司特钠和（或）鼻用糖皮质激素治疗，疗程不少于 12 周

但值得注意的是，孟鲁司特钠并不是治疗哮喘的一线药物，不管是哮喘急性发作还是长期控制，吸入性糖皮质激素和支气管扩张药均是首选；

只有当基础治疗不能有效控制症状时才考虑联合使用孟鲁司特钠。所以，治疗过敏性鼻炎时孟鲁司特钠仍为次选药物（首选二代抗组胺药），对于中、重度过敏性鼻炎和过敏性鼻炎合并哮喘的儿童，可考虑孟鲁司特钠联用鼻用糖皮质激素[1]。所以，孩子要不要吃、能不能吃孟鲁司特钠还得根据其自身的病情由医生来判断。

二、儿童如何正确服用孟鲁司特钠？

孟鲁司特钠在我国有三种剂型，分别是孟鲁司特钠片、孟鲁司特钠咀嚼片和孟鲁司特钠颗粒。根据孩子的年龄选择合适的剂型和剂量（表15-2），只有在正确的用法、用量下才能最大限度地避免不良反应的发生。

表 15-2　**孟鲁司特钠的用法用量**[3]

剂型	规格	适用年龄 / 岁	用法用量
孟鲁司特钠片	10mg/ 片	≥ 15	四种规格的药品皆是每日一次，一次一片（袋），睡前服用
孟鲁司特钠咀嚼片	5mg/ 片	6 ~ 14	
	4mg/ 片	2 ~ 5	
孟鲁司特钠颗粒	4mg/ 袋	1 ~ 2	

在服用孟鲁司特钠时需要注意：孟鲁司特钠见光不稳定，颗粒应选用不透光的溶媒来服用，比如牛奶、配方奶、果汁等，唯独不能使用白开水溶解，但服药后可以饮水。

三、孟鲁司特钠的安全性

其实，孟鲁司特钠是一种相对来说比较安全的非激素类抗炎药，而关于孟鲁司特钠神经/精神相关的不良反应早已不是"新闻"。此前，澳大利亚、英国等多个国家也对孟鲁司特钠的精神事件风险提出过警告。孟鲁司特钠药品说明书中的不良反应中也有提及，精神系统紊乱：包括攻击性行为或敌对性的兴奋、焦虑、抑郁、方向知觉丧失、注意力不集中、夜梦异常、幻觉、失眠、记忆损伤、精神运动过激（包括易激惹、烦躁不安和震颤、梦游、自杀的想法和行为等）。神经系统紊乱：眩晕、嗜睡、感觉异常、触觉减退及十分罕见的癫痫发作。

而此次美国食品药品监督管理局对孟鲁司特钠的黑框警告，并不是说其不能用，而是提醒患者、家长、护理者对于孟鲁司特钠的不良反应，尤其是可能出现的神经/精神系统不良反应的风险有足够的、合理的认知，以便做出知情的治疗决定，引起大家的足够重视。

四、对于被黑框警告的孟鲁司特钠，我们应该注意什么？

（1）作为医生：要慎重使用孟鲁司特钠。给予孟鲁司特钠处方时，需要确认是否为适用证，尽量不要给轻症患者，尤其是轻症过敏性鼻炎患者使用。询问患者是否为发生不良反应风险较高的人群（既往存在精神、神经系统疾病或长期使用），主动告知神经系统不良反应的可能性并积极随访。

（2）作为药师：要做好用药交代。告知患者或患者家属，初始服用孟鲁司特钠或增加剂量时，需要注意观察是否出现神经系统和精神异常，特别是儿童患者。必要时进行随访，上报怀疑与孟鲁司特钠有关的不良反应。

（3）作为家长：要做好监测，不要因为某一不良反应而陷入恐慌，私自停药；也不要因为服药后一时有效而后凭经验私自购买和使用；应当在医生和药师的指导下使用。使用过程中配合医生和药师监测孩子的精神症状：如激动、易怒、幻觉、注意力不集中等。如果怀疑服用孟鲁司特钠后有严重的不良反应，请及时咨询专业的医生和药师。

参考文献

[1] 中国医师协会儿科医师分会儿童耳鼻咽喉专业委员会.过敏性鼻炎诊疗——临床实践指南[J].中国实用儿科杂志，2019，34（3）：169-175.

[2] 中华医学会儿科学分会呼吸学组.白三烯受体拮抗剂在儿童常见呼吸系统疾病中的临床应用专家共识[J].中华实用儿科临床杂志，2016，31（13）：973-977.

[3] 中华医学会儿科学分会呼吸学组，《中华儿科杂志》编辑委员会.儿童支气管哮喘诊断与防治指南（2016年版）[J].中华儿科杂志，2016，54（3）：167-181.

第三节　请把这些感冒谣言扫进垃圾桶

感冒是一种生活中常见、由多种病毒引起的急性上呼吸道感染性疾病。我们经常听到一些说法："感冒了不用吃药，多喝热水就好了""多吃点维生素 C，预防感冒效果好""吃点感冒药，好得快"……还有一些家长直接把自己吃的感冒药减半给宝宝用。这些做法都对吗？

一、感冒了一定要吃感冒药吗？

感冒分两种，普通感冒和流行性感冒（流感）。而我们常说的感冒是指普通感冒，又称伤风、急性鼻炎或上呼吸道感染。

普通感冒症状较轻，无论服药与否，一般 7 ~ 10 天均会自行痊愈。目前尚无专门针对普通感冒的特异性抗病毒药物。因此，如果普通感冒症状较轻，无须服药；如果其症状明显影响日常生活，则需进行对症治疗（如减轻鼻黏膜充血、退烧、镇咳、祛痰等），并注意休息、适当补充水分，避免继发细菌感染等。

二、感冒了要不要吃抗菌药物？

过多使用甚至滥用抗菌药物是普通感冒治疗的误区。有研究比较了使用抗菌药物和使用安慰剂的人，结论是并不支持使用抗菌药物。

无论是普通感冒还是流感，都是由病毒引起的。而抗菌药物仅是用来治疗细菌感染性疾病的，只有当感冒合并了细菌性感染，方可使用抗菌药物。抗菌药物需要医生开具处方，在此之前，需要通过做一些检查来判断是否有细菌感染，是否需要加用抗菌药物。

三、维生素 C 能防治感冒？

有传言说，多吃维生素 C 可以预防感冒。许多健康栏目的专家们也建议补充高剂量的维生素 C 来预防感冒。

芬兰赫尔辛基大学的一项研究表明：每天服用 2g 维生素 C 的人和每

天只吃安慰剂的人发生感冒的概率是一样的，维生素 C 对预防感冒的作用并不大。另外，维生素 C 的药品说明书中也未明确指出有防治感冒的作用。其作用之一是增强机体抵抗力，这在任何疾病的防治中都是很重要的，但很显然，我们并不能依此得出维生素 C 能够预防感冒的结论。在多数情况下，维生素 C 作为人体必需的营养素，只是起到辅助性的治疗作用。

因此，在一般人群中，由于维生素 C 对减少感冒发病并无作用，常规补充维生素 C 是没有道理的。

四、儿童能使用复方感冒药吗？

复方感冒药即含有不止一种成分的感冒药。以小儿氨酚黄那敏等为代表的儿童复方感冒药在我国相当常见，里面包含了多种成分：对乙酰氨基酚、马来酸氯苯那敏和人工牛黄等。每种成分针对不同的感冒症状，所以才能实现缓解不同症状的功效。一次解决多个问题看似挺好，但当孩子只出现了发热，若给他服复方感冒药的话，药物中的其他成分，对孩子来说，就是过量用药。

欧美等发达国家不推荐 4 岁以下儿童使用复方感冒药，原因是没有证据显示这类药物对孩子来说是收益大于风险的。2012 年，我国《普通感冒规范诊治的专家共识》中提到"由于非处方感冒药在 2 岁以下幼儿中应用的安全性尚未被确认，因此不能应用于幼儿的感冒"。

针对儿童感冒，应对症处理，尽量选择单一成分的药物来帮助其缓解症状。

五、儿童可以直接把成年人用的感冒药减量使用？

儿童有别于成人，其器官功能尚未发育完全，肝脏解毒和肾脏排泄等功能较弱，因此对药物的耐受性较差。儿童感冒应选用专门的小儿感冒药，而非简单地将成人感冒药减剂量来服用。

首先，成人的感冒药有很多成分只适合成年人，以阿司匹林为例，儿童使用可诱发脑病合并内脏脂肪变性综合征（Reye 综合征）并可致患儿死亡。减量只是减少剂量，却不能减成分。其次，感冒药剂型不同，成人的药物一般是片剂、胶囊，不好吞服，儿童服用可能会造成不必要的意外。
最后，儿童用药剂量一般比成人更为准确，具有一定的换算方式，不可随
意将成人感冒药减量给儿童服用。

第十六章 止泻药的小闹剧

第一节 三种补液盐

口服补液盐是医生治疗宝宝腹泻、预防脱水的首选药品，每年挽救近50万人的生命，所以口服补液盐的出现被世界著名的医学期刊誉为20世纪最重要的医学进展。口服补液盐由多种成分组成，是世界卫生组织建议配方。口服补液盐分为Ⅰ、Ⅱ、Ⅲ三类，那么它们究竟有什么不同呢？

一、乱世出英雄，霍乱之时显身手——口服补液盐Ⅰ

说起口服补液盐Ⅰ就不得不提起霍乱。霍乱是由霍乱弧菌引起的烈性肠道传染病。一旦患者及带菌者的排泄物污染了水源和食物，健康人饮用可迅速致病，并再次通过排泄广泛传播。感染者上吐下泻，排出像米汤一样的水样便。人体短时间内大量丢失电解质和水分，血容量严重不足。首先出现眼窝凹陷、口干、手脚皮肤起皱、血压下降、情感淡漠，很快出现肾衰竭。从出现症状到死亡平均12小时，病死率达50%～70%。

人们面对霍乱瘟疫一筹莫展。直到20世纪40年代，耶鲁大学戴恩·达罗（Dane Darrow）进行有关人体内电解质等方面的研究，建议通过大量补充含有葡萄糖、钠、钾、乳酸等液体来治疗疾病。这个建议后来又通过多名医学、生理学家的论证、改进和完善。直到1967年，世界卫生组织制定出口服补液盐Ⅰ的配方。

它打破了腹泻治疗的常规思维，相比输液更易得、安全、方便，即使在最落后的地区也可以通过口服马上补充电解质和水分。它使霍乱致死率降低到5%。

216

二、换了个盐——口服补液盐Ⅱ

然而在口服补液盐Ⅰ使用过程中，人们却发现一个现象。就是有些口服补液盐Ⅰ会变色。当白色的药粉变成黄色甚至棕色，疗效就变差了。这是为什么呢？

经过研究，原来是因为口服补液盐Ⅰ中的一个成分——碳酸氢钠。碳酸氢钠是强碱弱酸盐，化学性质不稳定，在受热、潮湿条件下特别容易分解为碳酸钠、二氧化碳和水。碳酸氢钠的分解造成口服补液盐Ⅰ酸碱度的改变。这些改变使口服补液盐Ⅰ中的葡萄糖成分受到影响慢慢产生糠醛，颜色越来越黄，严重时呈棕色。口服补液盐Ⅰ含的两种药物成分都分解或发生了改变，那么该怎么应对呢？

经过试验，世界卫生组织推出新的配方，这就是口服补液盐Ⅱ。口服补液盐Ⅱ就是把口服补液盐Ⅰ含有的不稳定的盐——碳酸氢钠，换为了较稳定的盐——枸橼酸钠。

三、进化改良，成为治腹泻的神器——口服补液盐Ⅲ

随着医学进步，公共卫生条件也在不断改善，霍乱终于不再肆虐传播。口服补液盐Ⅱ也被尝试用于其他腹泻造成的脱水治疗。然而在给许多腹泻宝宝使用时，发现宝宝不爱喝，而且引起高钠血症的风险也比较高。这又是怎么回事呢？

原来婴幼儿腹泻大多数是病毒性肠炎，丢失水分多于丢失的电解质钠。而口服补液盐Ⅱ中电解质钠含量太高了。为了让水分更容易在小肠迅速吸收。经过多次改良，发现减少葡萄糖和钠的含量后，不但更适合儿童的生理特点，而且口感好也更容易被宝宝接受。这个配方就是现在的口服补液盐Ⅲ。

口服补液盐Ⅲ不但能防治脱水，还能减少腹泻次数和腹泻持续的时间。因为良好的安全性、有效性和较好的口感，被世界卫生组织、联合国儿童基金会等组织广为推荐，用于腹泻和呕吐产生轻、中度脱水的预防和治疗，成为治疗腹泻的首选药物。三种口服补液盐的区别见表16-1。

表 16-1   口服补液盐 I、II、III 成分区别

名称	液体量/mL	葡萄糖/g	氯化钠/g	氯化钾/g	碳酸氢钠/g	枸橼酸钠/g
口服补液盐 I	500	11	1.75	0.75	1.25	—
口服补液盐 II	500	10	1.75	0.75	—	1.45
口服补液盐 III	250	3.375	0.65	0.375	—	0.725

四、口服补液盐 III 使用要点

药再好用对才能起效。口服补液盐 III 使用时，将一袋 5.125g 的口服补液盐放入药品配备的专用量杯中，加入温开水至 250mL，搅拌均匀。然后倒入干净密封的瓶子里，随喝随倒。如果太凉可以把瓶子放入热水中加热。注意不能向补液盐溶液中加入热水、糖、牛奶等，以免影响效果。

两岁以内的小宝宝可以使用滴管、喂药器或小勺服药，年龄大一些的儿童可以使用杯子，按照医嘱的用量，少量多次服用。

第二节   蒙脱石是石头吗？

宝宝肠胃不舒服看医生，"蒙脱石散"常常会在处方中出现，正因如此，"蒙脱石"在家长中有着很高的知名度，你是否也曾疑惑过："蒙脱石，是石头吗？"

蒙脱石（montmorillonite）是由颗粒极细的含水铝硅酸盐构成的层状矿物，也称胶岭石、微晶高岭石。是火山凝结岩等火成岩在碱性环境中蚀变而成的膨润土的主要组成部分。听起来好像离我们很遥远，但是它凭借自身优异的阳离子交换性能和吸附性，在造纸、化妆品生产等诸多方面发挥作用。

在医药领域，蒙脱石可以做医药载体，起控释剂功效，而大家常见的"蒙脱石散"，是其最为人所知的身份。

天然蒙脱石微粒粉剂，为双八面体蒙脱石结构，具有层纹状结构和非均匀性电荷分布，对消化道内的病毒、细菌及其产生的毒素、气体等有极强的固定、抑制作用，使其失去致病作用；此外对消化道黏膜还具有很强

的覆盖保护能力，修复、提高黏膜屏障对攻击因子的防御功能，用于成人及儿童的急性、慢性腹泻的临床治疗。

所以，蒙脱石作为一种矿物原料，在我们生活中的很多方面发挥着作用，作为药物的蒙脱石散也是来源于它。

第三节　腹泻时到底该做点什么？

腹泻为多种病原、因素引起的以大便次数增多和大便性状改变为特点的一种疾病，是儿童患病和死亡的主要原因，也是造成小儿营养不良的重要原因。

引起腹泻的原因分为感染因素和非感染因素。其中，感染因素主要有病毒（如轮状病毒、诺如病毒、肠腺病毒、柯萨奇病毒等）、细菌（如大肠埃希菌、空肠弯曲菌、沙门菌等）、真菌（白色念珠菌多见）、寄生虫感染；非感染因素主要有喂养不当、过敏性腹泻、乳糖酶缺乏或活性降低、气候突然变化（天气过冷或过热）等。

下面我们就具体讲讲儿童腹泻时到底该做点什么。

一、饮食调整

腹泻时，因代谢旺盛，为避免营养不良，建议继续饮食，可以缩短腹泻后的康复时间。伴有严重呕吐的患儿暂时禁食 4 ~ 6 小时（不禁水）。

乳糖酶缺乏，建议暂停乳类喂养，或改为不含乳糖的配方奶。过敏性腹泻可考虑避免服用过敏性食物或水解蛋白配方奶。

二、药物治疗

（一）纠正脱水：口服补液盐

口服补液盐不是止泻药，但是根据世界卫生组织和联合国儿童基金会建议，口服补液盐是腹泻治疗的首选药物。目前市面上的口服补液盐有口服补液盐Ⅰ、口服补液盐Ⅱ、口服补液盐Ⅲ。第三代口服补液盐（即口服补液盐Ⅲ），相比第一代、第二代口感更好，且为低渗性口服补液盐配方，更适合儿童补液需要。

口服补液盐Ⅲ的使用方法：将一袋口服补液盐Ⅲ溶解于 250mL 温开水中随时饮用，于 4 小时内饮用完毕即可。注意事项：口服补液盐Ⅲ一袋只能配 250mL 水，不能随意减少或增加水量，以免影响治疗效果！

（二）肠黏膜保护：蒙脱石散

蒙脱石散是一种高效消化道黏膜保护剂，同时具有改善肠道吸收和分泌的功能，能有效阻止病原微生物的侵袭，促进微生态平衡恢复，减少排便次数，缩短腹泻病程，提高治愈率[1]。蒙脱石散以原形经肠道排出，不进入血液循环，无毒副作用。蒙脱石散对于各种类型的腹泻均有较好的效果，尤其适用于婴幼儿急性腹泻。

儿童腹泻，1 岁以下每日 1 袋蒙脱石散，分 3 次服；1 ～ 2 岁每日 1 ～ 2 袋，分 3 次服用；2 岁以上每日 2 ～ 3 袋，分 3 次服用。治疗急性腹泻时首次剂量应加倍。需要注意的是：1 袋蒙脱石散溶于至少 50mL 温水中，以防水量过少引起宝宝便秘。适宜与进食间隔 2 ～ 3 小时，否则不能均匀地覆盖在黏膜表面。并且需间隔一段时间再服用其他药物，避免吸附。

（三）调节肠道菌群：微生态制剂

微生态制剂有益于调节肠道正常菌群生态平衡、抑制病原菌入侵，从而控制腹泻。微生态制剂对于儿童抗菌药物相关性腹泻、儿童急性感染性腹泻有效，尤其是对病毒感染导致的水样腹泻疗效显著，在疾病早期给予疗效更明显，故推荐应用[1]。

需要注意的是，微生态制剂对侵袭性细菌导致的腹泻没有明显疗效，故不推荐应用。常用的微生态制剂有：布拉氏酵母菌散、酪酸梭菌二联活菌散、双歧杆菌乳杆菌三联活菌片、枯草杆菌二联活菌颗粒等。对于含乳糖或牛乳的益生菌，乳糖不耐受的宝宝是禁止使用的。因此，在给这些宝宝选择益生菌之前要仔细阅读说明书。

（四）抗分泌药物：消旋卡多曲

消旋卡多曲可以减少水和电解质分泌，能明显缩短急性水样腹泻患儿的病程，在最初 24 小时内能明显地控制腹泻症状[1]。用法及用量：儿童最常用剂量为 1.5mg/kg，每日 3 次，作为口服补液盐的辅助治疗应用，可以和食物、水或母乳一起服用，服用 5 天后若腹泻症状仍持续，应采取其他治疗方案。

（五）抗感染：抗菌药物

大多数病原菌所致急性腹泻均是自限性的，因此，即使怀疑为细菌性腹泻时，也不首先推荐使用抗菌药物；对于痢疾样腹泻患儿、疑似霍乱合并严重脱水、免疫缺陷病、早产儿以及有慢性潜在疾病的儿童推荐应用抗菌药物治疗[1]。应用抗菌药物前首先要进行粪便标本的细菌培养和病原体检测，以便选用和调整抗菌药物。

（六）补锌：锌剂

由于急性腹泻时锌排泄增加、组织锌减少，补锌治疗有助于改善急性腹泻患儿的临床预后，减少腹泻复发[1]。急性感染性腹泻患儿恢复正常进食后即可予以补锌治疗：< 6 个月的患儿，每天补充锌元素 10mg；> 6 个月的患儿，每天补充锌元素 20mg，共 10 ~ 14 天。锌元素 20mg 相当于硫酸锌 100mg、葡萄糖酸锌 140mg。

三、服药注意事项

宝宝腹泻，医生开了头孢类抗菌药物，蒙脱石散和益生菌制剂，先用哪个后用哪个呢？益生菌往往是"活菌"，与抗菌药物同时服用时会"杀死"这些活菌。因此两种药物应间隔 2 小时。蒙脱石散为胃肠黏膜保护剂 / 吸附剂，可将胃肠道内的细菌吸附掉，因此益生菌与胃肠黏膜保护剂合用至少间隔 1 小时。三种药物同时服用时首先服用抗菌药物，以杀灭病原菌，1 小时后服用蒙脱石散等吸附性药物，来吸附和清除病原菌，再过 1 小时服用益生菌，调节和恢复肠道菌群，发挥各自的最大疗效。

参考文献

［1］中华医学会儿科学分会消化学组.中国儿童急性感染性腹泻病临床实践指南[J].
中华儿科杂志，2016，54（7）：483-488.

第四节　橘红色腹泻药

如果宝宝拉肚子是由细菌感染引起的，相信不少家长对本节的主角——利福昔明不会感到陌生。

一、利福昔明的"过人之处"

2015 年，利福昔明被美国食品药品监督管理局批准用于腹泻型肠易激综合征的治疗。绝大多数治疗肠易激综合征的药物都需要持续使用才能维持症状的缓解，而利福昔明却不同，它起效迅速，服用 2 天就能很好地改善患者的症状，其中包括：腹泻次数减少、腹痛及腹胀的症状缓解、头痛及恶心呕吐症状均很快消失，这种改善往往能持续 12 周以上。并且，这种抗菌药物的使用并不会对大肠菌群造成太大的干扰。这似乎暗示着，除了抗菌作用外，利福昔明还有着不同于一般抗菌药物的特性，有着"过人之处"（图 16-1）。

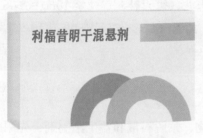

图 16-1　利福昔明干混悬剂

（一）基本不被肠道吸收

作为一种广谱肠道抗菌药物，利福昔明基本不会被肠道吸收而进入血液循环，因此，它不容易造成系统性的不良反应[1]。并且，这种抗菌药物能够在小肠中大量溶解，不经过肝肾代谢，也就不会出现西药常见的服药后肝肾受损的不良反应。

（二）高效杀灭肠道致病菌

利福昔明能有效杀灭常见的过度生长的肠道致病菌，其中包括大肠埃希菌、八叠球菌、痢疾杆菌、沙门菌、克雷伯菌、肠杆菌以及粪肠球菌和粪链球菌等肠道致病细菌。而且因为口服利福昔明胃肠道吸收少，主要停留在胃肠道中，所以益于以肠道为其治疗的靶器官，适用于肠道局部感染。

（三）降低细菌毒素对肠道的刺激

事实上，在用利福昔明治疗旅行者腹泻时就发现，利福昔明能有效治疗腹泻但几乎不改变大肠菌群的组成。简单来说，就是杀灭不利于肠道健康的细菌和它们产生的毒素，不杀灭对肠道有帮助的细菌。

（四）安全性好，耐药发生率低

利福昔明的安全性好，它不容易造成细菌的耐药性。在临床试验中，患者对利福昔明的耐受性良好，不良反应的发生率较低。对复发型的腹泻肠易激综合征患者仍然安全有效。

（五）益生菌效应

利福昔明能够调节肠道菌群功能，增加乳酸菌、双歧杆菌等菌属的丰度，具有益生元样肠道调节功能[2]。乳酸菌能够降低促炎症细胞因子的水平、抑制致病菌的生长，以及调节肠道的通透性。

二、温馨提示

儿童服用本药不能超过 7 天，对 6 岁以下儿童建议选择本药的干混悬剂，不要服用片剂或胶囊。

三、小结

利福昔明作为一种广谱肠道抗菌药物，适用于急性和慢性肠道感染、腹泻综合征、夏季腹泻、旅行性腹泻和小肠结肠炎等肠道疾病的治疗，它基本不被肠道吸收，不仅能够有效地治疗小肠细菌过度生长，还可促进益生菌的生长，已成为目前治疗肠道疾病安全、有效的药物之一。

参考文献

[1] 岑泳欣，王立生 . 利福昔明治疗肠易激综合征的研究进展 [J]. 医学综述，2017，23（4）：747-751.
[2] 韩伟，赵丽，周金池，等 . 利福昔明在胃肠道疾病中的应用现状 [J]. 胃肠病学和肝病学杂志，2020，29（4）：466-468.

第十七章　眼药水不是水

第一节　如何选购滴眼液？

伴随各种视频终端的普及，诸如手机、平板电脑等，以及生活节奏加快，我们眼睛的使用已远超负荷，越来越多的人开始抱怨眼睛干涩、胀痛及视物模糊，这些视疲劳症状在学龄儿童中也是非常常见的，我们会选择自购一些滴眼液进行家庭自我药疗，但如何选购可是有很多学问的。

一、滴眼液也是药，对症选择很重要

滴眼液，我们也可以叫它眼药水，但生活中有很多人在使用时都无视了中间的"药"字，要知道它除了带给我们水润的舒适感外，还具备药理作用，所以使用时要细细分辨适应证，选择合适的滴眼液。

如果自己不确定选择是否正确，或者用药后感觉无效甚至症状加重，一定要及时到专科门诊就诊。

二、滴眼液的网红款，谨慎选择免隐患

网红滴眼液由于效果显著而被大家口口相传，滴上一滴觉得世界变得清晰了，眼睛不觉疲惫了，像是给眼睛做了次水疗，所以有些人把它当保健品一样长期使用，可是有些滴眼液中含有可收缩瞳孔和血管的成分，让我们在使用后感觉眼睛即刻舒缓，但频繁使用可能引起其他眼部疾病。

2019年4月与7月，加拿大公共卫生部门发布两条安全警示[1]，境内销售的多种眼用药物含有处方药成分（氨基己酸、甲基硫酸新斯的明），且销售未经授权批准，消费者应停止使用。这则消息也给国内消费者一个

提醒，面对网红产品，一定要冷静理智，切勿跟风购买。

（1）氨基己酸：是一种处方药成分，在临床中主要用于止血。眼用氨基己酸可能直接影响眼睛的健康，而且它能通过泪道吸收进入血液。不良反应包括眼睛流泪、视力改变、头痛、头晕、恶心、肌肉无力和皮疹等。

（2）甲基硫酸新斯的明：加拿大未批准含有甲基硫酸新斯的明的滴眼液的销售。此前这种药物曾被用于治疗青光眼，但现在已不再广泛使用，原因就是它存在大量与眼睛有关的潜在不良反应，包括视物模糊、头痛、眼睑抽搐、红眼、白内障、过敏反应、虹膜囊肿、视网膜脱离和引起特定类型青光眼发作的可能性。此外，通过泪道吸收可能会引起严重的心脏和呼吸系统不良反应。

三、滴眼液里有防腐剂，到底要不要放弃

滴眼液使用不当可导致眼表损伤，甚至引起严重的视功能障碍，而滴眼液中所含有的防腐剂是导致这些损伤的最主要原因[2]。大众媒体关于防腐剂对眼表毒性损伤的报道日益增多，加深了公众对防腐剂的恐惧。

（一）既然可导致损伤，为什么还要添加呢？

（1）抗菌防污染：防腐剂具有良好的抗菌作用，可有效防止滴眼液遭受病原微生物污染，是保护滴眼液的卫士。

（2）延长有效期：保持滴眼液中药物活性成分的效力，保证滴眼液在开启后可被多次反复使用。

（3）促药物渗透：对于治疗感染性角膜炎，防腐剂可增强角膜的药物渗透性，作为药物的好帮手，协助更多药物到达角膜病灶，发挥更好的治疗作用。

（4）经济又环保：与较昂贵的不含防腐剂的一次性滴眼液相比，可多次使用的滴眼液更符合节约和环境保护的原则，性价比更高。

（二）滴眼液引起的眼表损伤，不一定是防腐剂惹的祸

（1）药物本身：如抗病毒药物、非甾体激素等，长期使用可引起眼表细胞改变。

（2）原发疾病：防腐剂的眼表毒性反应多出现在严重眼表疾病患者

及需长期不间断使用滴眼液的患者中。

我们在日常选择滴眼液的时候，一定要理性看待防腐剂，它对眼睛安全与否需要综合评价，可不是单项否定。大量的临床研究表明，眼表泪液无明显异常的患者短时间或间歇性使用含有低浓度防腐剂的滴眼液是安全的，合理使用才是关键。

四、滴眼液选择别慌张，自我药疗首选非处方

滴眼液种类非常多，包括抗细菌及抗病毒等抗感染类、糖皮质激素类及其他抗炎类、降眼压类、人工泪液等，当我们自行选择的时候，首先选择非处方类，这类药物一般都经过较长时间的全面考察，疗效确切、毒副作用小，是家庭自我药疗的首选，但一定要记住，如果治疗无效或病情加剧，应及时就医。

眼部不适，药物治疗很重要，对于儿童，还需要格外注意用药安全，在选用滴眼液时更应谨慎，最重要的是要养成良好的用眼习惯，这样才能最大限度地避免眼科疾病的发生。

参考文献

［1］Health Canada. Multiple unauthorized eye solutions and an acne gel sold at two stores in the Lower Mainland of BC may pose serious health risks［EB/OL］.（2019-04-15）［2020-06-01］. https：//www.healthycanadians.gc.ca/recall-alert-rappel-avis/hc-sc/2019/69608a-eng.php.

［2］刘祖国，黄彩虹.正确认识滴眼液中的防腐剂［J］.中华眼科杂志，2015，51（9）：641-644.

第二节　眼膏和滴眼液的显著差异

眼部用药（如儿童配眼镜散瞳验光、青光眼降眼压治疗、干眼症使用人工泪液等）常见各种滴眼液、眼膏，有的时候某种成分会同时具备这两种形式，那么滴眼液和眼膏有什么差别呢？

一、停留时间有长短

滴眼液滴入结膜囊中能够迅速从鼻泪管排出，保留时间为 4 ~ 10 分钟。

眼膏与角膜接触时间较滴眼液长，因而有利于药物吸收，作用时间也延长[1]。

二、滋润、水润各不同

两种不同剂型在使用时带给我们直观的感受差异是，滴眼液更为水润，而眼膏在凡士林、液体石蜡、羊毛脂等基质的作用下，使用时感官上更为滋润，与滴眼液相比，眼膏能够减轻眼睑对眼球的摩擦[2]。

三、使用顺序有先后

眼膏在使用时可能发生短暂的视物模糊，为避免不便，一般情况下白天滴滴眼液，晚上睡前涂眼膏。

如果需要同时使用，则先用滴眼液后用眼膏，中间间隔 10 ~ 20 分钟。

此外在使用眼用药物的时候，为了避免交叉感染，应先滴轻症眼后滴重症眼，先滴健康眼后滴患病眼[1]。

以上内容我们知道了滴眼液和眼膏在特点和使用上是有差别的，所以在用药时要注意这些小细节。

滴眼液和眼膏的使用步骤：第一，检查药品名称，滴眼液还需要查看药液是否清亮，有无变色、浑浊或其他污浊物。第二，使用眼用药物前洗净双手，如果眼内分泌物比较多，还需要先用清洁生理盐水冲洗结膜囊。第三，头后仰或平躺，眼睛向头顶方向看，轻拉下眼睑，露出下穹隆部结膜。第四，接着按照表 17-1 的步骤用药。

表 17-1　滴眼液和眼膏的使用步骤

步骤	滴眼液	眼膏
第一步	一手持滴眼液，距离眼睛 2 ~ 3cm，通常滴 1 ~ 2 滴即可，切勿贪多，因为我们的眼部容量有限	将眼膏管开口放在稍高于下眼睑的地方，挤出 1 ~ 2cm 眼膏在下眼睑内侧

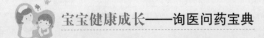

步骤	滴眼液	眼膏
第二步	轻轻闭眼，不要眨眼，上下转动眼球	同滴眼液
第三步	闭眼，按住鼻侧内眼角 1 ~ 2 分钟	闭眼 1 ~ 2 分钟
第四步	用洁净的纸巾擦干眼外多余的药物	同滴眼液

参考文献

［1］王育琴,李玉珍,甄健存.医院药师基本技能与实践[M].北京: 人民卫生出版社,
2013：113，124-125.

［2］崔德福，龙晓英．药剂学[M].北京：人民卫生出版社，2011：236.

第三节 正确使用眼药

眼科疾病用药种类很多，包括局部用药和全身用药两类。剂型有滴眼液（包括溶液、混悬液等）、眼膏、眼用凝胶和注射液。

一、给药途径

眼科最常用的给药方式是眼局部给药,将滴眼液(包括溶液、混悬液等)、眼膏或眼用凝胶等滴入或涂入结膜囊内，如果眼部治疗需要较高药物浓度，可采用眼局部注射方式给药[1]。对于眼科大多数疾病，局部用药不但完全可以达到治愈疾病的目的，也能减少全身用药带来的不良反应。

二、滴眼液给药方法

（一）摆好姿势

清洁双手，让患儿头部稍后仰或平卧，眼向上注视。

（二）找准位置

滴药者用示指轻轻将下眼睑拉开呈钩袋状，然后将药液缓慢地滴入下穹隆部（图 17-1），一般每次1 ~ 2滴，增加用量疗效并不增强。勿使滴管口触及眼睑或睫毛，以免污染。

（三）闭眼增效

轻提上睑使药液在结膜囊内充分弥散，轻轻闭合眼睑2～3分钟，可延长药物有效浓度时间。

（四）轻压内眦

轻按鼻侧的泪囊区，可明显减少药物经鼻泪管流入鼻腔的量，从而减轻全身效应。

（五）掌握间隔

当两种不同的滴眼液同时使用时，如果用完一种后马上就用第二种，就会发生药物被稀释或药物溢出结膜囊的情况。因此应当在滴用一种眼药后至少5分钟后再用第二种[2]。

眼膏的使用方法与滴眼液大致相同，有几个小提示：将1～2cm长的眼膏挤进下眼睑内（图17-2），轻轻按摩眼球2～3分钟有助于药物的扩散。一般睡前使用，这样附着眼球壁的时间长，利于保持夜间的局部药物浓度。

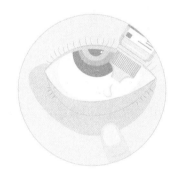

图 17-1　**将药液缓慢地滴入下穹隆部**

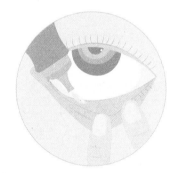

图 17-2　**将 1～2cm 长的眼膏挤进下眼睑内**

三、眼科疾病常用药物

（一）眼部感染及其用药[3]

眼部感染是眼科常见的病变，可以发生在眼睑、结膜、角膜和眼内等不同部位。治疗眼部感染的目标是控制感染，保护眼组织及其功能，用药的频次决定于感染的严重程度，滴眼液一般可以每2小时给药1次；如果白天使用滴眼液，则每晚涂用 1 次眼膏；如果只用眼膏，则每日涂用 3 ~ 4 次。感染控制后减少使用频次，痊愈后持续用药 48 小时。

一些抗菌制剂中加入糖皮质激素，具有抗炎、加速治愈的作用，但有诱发真菌或病毒感染、延缓创伤愈合等风险，特别是不能给尚未确诊的"红眼"宝宝使用这类药物。

左氧氟沙星滴眼液：用于治疗细菌性结膜炎、角膜炎、角膜溃疡等外眼感染。儿童一次 1 滴，每日 3 ~ 5 次。偶有轻微似蜇样的刺激症状。不宜长期使用，以免诱发耐药菌或真菌感染。

利巴韦林滴眼液：用于单纯疱疹病毒性角膜炎。一次 1 滴，每小时 1 次，病情好转后每 2 小时 1 次。偶有轻微的刺激症状。

（二）抗组胺药

奥洛他定：用于治疗过敏性结膜炎。每次 1 ~ 2 滴，每日 2 次，间隔 6 ~ 8 小时或以上。

（三）散瞳药和睫状肌麻痹药

复方托吡卡胺滴眼液：快速散瞳药，用于屈光检查，使用 30 分钟后效果最好，4 ~ 6 小时后瞳孔恢复正常，不影响第二天的生活学习。一次 1 滴，间隔 3 ~ 5 分钟，共滴眼 2 次。

硫酸阿托品眼用凝胶：强效散瞳药，一般 3 周左右作用消失。一次 1 滴，每日 2 ~ 3 次，检查前 1 ~ 3 天使用。滴眼后用手指压迫泪囊部 1 ~ 2 分钟，以免药物经泪小管流入鼻腔吸收。用药后出现脸红、发热、口干、畏光，儿童反应更明显。

四、注意事项

（1）先滴刺激性弱的药物，后滴刺激性强的药物；先用滴眼液，再用眼膏；双眼都需要用药者，应"先健眼、后病眼"的顺序；双眼都有病者，应按先轻后重的顺序[4]。

（2）角膜有溃疡或眼部有外伤、眼球手术后，滴药后不可压迫眼球，也不可拉高上眼睑，最好使用一次性滴眼剂[5]。

（3）如果眼内分泌物过多，应先清理分泌物。

（4）滴眼剂连续应用 1 个月后不应再用，如药液出现混浊或变色时，切勿再用。

参考文献

［1］朱南平，汤芳萍，朱运贵，等 . 实用临床药物手册 [M]. 上海：世界图书出版上海有限公司，2009：965-966.

［2］葛坚，王宁利，黎晓新，等 . 眼科学（八年制）[M]. 3 版 . 北京：人民卫生出版社，2015：528-540.

［3］中国国家处方集编委会 . 中国国家处方集——化学药品与生物制品卷（儿童版）[M]. 北京：人民军医出版社，2013：552-559.

［4］叶凤，许洋 . 滴眼剂的正确使用及注意事项 [J]. 临床合理用药杂志，2011，4（9）：6-7.

［5］国家食品药品监督管理总局执业药师资格认证中心 .2017 国家执业药师资格考试指南（药学综合知识与技能）[M]. 北京：中国医药科技出版社，2017：69-70.

第十八章　疫苗，想干大事

　　最近几年发生的疫苗事件让很多家长对疫苗产生了恐慌。但实话实说，到目前为止，疫苗仍是人类对抗传染性疾病最有力的武器，天花等疾病的彻底消失就是因为有了疫苗的存在。问题疫苗确实可怕，但是家长们要理性、冷静应对，切忌因噎废食，更不能因害怕而放弃给宝宝接种疫苗，否则感染疾病风险最高的还是宝宝。

　　宝宝在接种疫苗时，家长除了要为宝宝选择正规的卫生防疫机构外，还应做好宝宝接种前后的监护工作（图18-1）。下面就让我们一起看看宝宝接种时家长应该注意哪些问题吧。

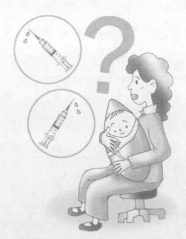

图 18-1　家长要为宝宝选择正规的卫生防疫机构，做好接种前后的监护工作

一、哪些宝宝不宜接种疫苗？

　　（1）严重过敏。严重过敏体质的宝宝，最好不要接种疫苗。比如吃

鸡蛋过敏、身上起疹子的宝宝，禁止接种麻疹、麻风、"麻风腮"、流感等疫苗。

（2）自身免疫缺陷或免疫抑制剂治疗。有先天性免疫缺陷、免疫功能低下或正在进行免疫抑制剂（如肾上腺皮质激素、化疗、放疗等）治疗的宝宝不宜进行疫苗接种，尤其是活疫苗。

（3）不良反应。第一次接种时出现严重不良反应，如痉挛、脑炎、脑病、虚脱或休克等，应禁止接种该疫苗后续的全部针次或者加强免疫。

（4）肾脏病、肝病、慢性心脏病等慢性病。凡有慢性病的宝宝，在身体康复前，暂不宜接种疫苗。但要积极采取其他预防措施，防止得传染病，并积极治疗慢性病，待其恢复后再补打各种疫苗。

（5）有中枢神经系统性疾病。脑发育不全、癫痫、高热惊厥、脑炎后遗症或有惊厥史的宝宝，接种疫苗时，可能引起严重的神经系统反应，因此不宜接种。

二、什么情况下宝宝应推迟接种疫苗?

（1）感冒发热。如果宝宝发热，体温超过37.5℃时，应暂缓接种疫苗。

（2）严重的腹泻。若宝宝腹泻严重，甚至造成宝宝脱水了，需要延迟接种疫苗。

（3）严重的皮肤病。若宝宝的接种部位有严重的牛皮癣、湿疹、皮炎、皮疹及化脓性皮肤病等，应在治愈后再接种疫苗。

三、宝宝接种疫苗后家长应注意什么?

（1）在给宝宝接种疫苗之后，不能立刻带回家，要在疫苗接种机构观察30分钟左右，无异常反应后方可离开。

（2）接种疫苗后，要避免剧烈活动，让宝宝进行休息，多喝水，并防止感染其他疾病。

（3）接种部位24小时内要保持干燥和清洁，尽量不要沐浴。

（4）注射"百白破"疫苗后当天严禁洗澡，24小时后注射部位出现红肿、硬痂必须热敷，每天3~5次，直到消肿为止。

（5）注射乙肝疫苗当天不能洗澡。

（6）吃脊髓灰质炎糖丸后，40分钟内不能吃热食物。

四、正确看待疫苗的不良反应

预防接种不良反应是指由疫苗本身所固有的特性引起的，包括局部反应和全身反应，一般不会造成生理和功能障碍。局部反应是在接种疫苗后当天局部出现红、肿、热、痛，一般2～3天消退。全身反应包括发热，少数人在接种疫苗后8～12小时体温升高，一般在38.5℃以下；烦躁、易激惹；食欲减退；腹泻、呕吐；皮疹，但较轻微；嗜睡。家长们需要密切观察宝宝接种疫苗后的不良反应以及严重程度，严重时应及时带宝宝到正规医院就诊。

预防接种是控制乃至消灭传染病的最有效、最经济、最便捷的公共卫生干预措施，它带来的利益远大于风险，我们要正确看待其不良反应，即使有可能会发生不良反应，也不能以偏概全，因噎废食。

第十九章　其他用药问题

第一节　海淘药物靠谱吗？

很多妈妈热衷于通过网络或者是托朋友，给孩子购买国外的药品，也就是我们说的海淘药物。海淘药真的靠谱吗？实际上，它可能存在很多用药风险。

网上有一款叫作"小蜜蜂"的紫草膏，被称为什么都治的万能药膏，有的家长专门从国外买来，治疗宝宝湿疹、蚊虫叮咬。可实际上去官网看一下，不难发现，它属于户外用品一类，类似于国内清凉油的性质，只推荐用于两岁以上的儿童。进一步分析这个药膏的组成，它的有效成分是紫草（comfrey）。这个成分曾经作为补充剂，在美国市场上广泛出现过，后来美国食品药品监督管理局发现，它对肝脏是有毒性的，所以就把含有紫草的口服药物剂型取消了，在法国连外用的药膏也取消了。查阅这种药物在国内的情况，事实上也没有获得我国药品监督管理部门的进口批准。若随意使用，可能存在一定的药物安全隐患。

总的来说，海淘药物涉及范围很广，问题也比较复杂，接下来我们主要和大家讲一讲，海淘药物还有哪些你不知道的"坑"。

第一，很多海淘回来的药品，并不是真正的药品，可能只是功能性保健品或者防护用品。

使用时，至少需要明确以下几个信息：你海淘的商品是药品吗？是处方药还是非处方药？药品的生产日期和有效期是什么时候？哪些人群、什么情况下可以使用？还有哪些药物禁忌、注意事项？准确的使用方法是什么？等等。那么问题来了，海淘药品的说明书都是本国语言，外语水平不好的家长，可能很难从说明书上获取有用的信息。另外，也不排除有的网络商家会夸大宣传、虚假宣传，加上语言问题，很多家长都不能轻易辨别真假。这就很容易给宝宝选择了错误的药品。

再举个例子，网上热卖的"宝宝出牙止痛凝胶"，其外包装上用外文清楚地标注着含有"苯佐卡因"。很多妈妈可能不了解"苯佐卡因"是什么，也没有从说明书上读懂相应的使用注意和风险提示，就随意使用了。其实早在2012年，美国食品药品监督管理局和我国国家药品监督管理局，都对苯佐卡因凝胶相关的高铁血红蛋白血症风险，发布了不安全的警告，禁止2岁以下儿童使用此类凝胶。所以，在缺乏药理学背景的前提下，给宝宝使用海淘药品，风险还真不小，选择药物的时候最好有专业的药师来指导。

第二，海淘药的用法、用量，可能在中国孩子和外国孩子身上有差别。

人群种族不同，药物剂型不同，在缺乏国内临床实验的情况下，我们很难评估一些国外药品，应该使用多少、用什么剂型才适合中国的宝宝。

比如吸入用布地奈德混悬液，美国说明书推荐，儿童使用剂量是0.25mg，一天用一次。但是，相同厂家、相同药品的中国说明书则推荐，儿童使用剂量是0.25 ~ 1mg，一天使用两次。很明显，临床上国内的用药剂量大于美国，这可能和国内常用雾化泵产生的粒径较大有关，为了达到相同的治疗效果，需要加大给药剂量。

再比如，哌甲酯常用于治疗注意缺陷多动障碍。在我国口服剂型多是片剂，推荐起始剂量为15mg，最高可以调到54mg。但在美国，这种药物一般是胶囊制剂，推荐的用药剂量是10 ~ 60mg。

除此之外，还有许多国外药物，目前都没有符合中国宝宝的推荐剂量，以及相关使用建议。盲目按照国外说明书使用，也不一定科学、靠谱。

第三，海淘药品运输储存不当，也可能存在一定的风险。

大家可能不知道，药品、保健品的运输条件，比普通的商品或食品要求要严格得多。细心的家长会发现，很多药品说明书最后一条都写"贮藏条件"，有些药物是需要冷藏、避光、防潮等特殊保存的。在海淘过程中，无论是普通物流，还是快递，都很难保障药品需要的运输条件。你很难预料在运输过程中，药品有没有在烈日下暴晒，或者在集装箱中经受40℃以上的高温，这对很多药品来说，都是毁灭性的。

比如部分眼用制剂，如滴眼液是需要冷链运输的。温度过高，可能会让药物变质，温度过低也会造成药品成分析出，滴入眼中时造成不适，甚至可能会伤害孩子的眼球。再比如，有一些固体药品容易吸潮结块，像阿司匹林就会因为潮湿而分解，产生对胃有害的物质。各种胶囊剂、糖衣片、颗粒剂、散剂、泡腾片等剂型的药物，也很容易吸潮。此外，药品存放还有很多讲究，药品与化妆品要分开存放，外用药与口服药也要分开存放。一次性大量采购的海淘药品，商家不一定会严格做到这些。

因为运输问题，海淘药品的质量往往会面临诸多不确定性，可能出现药物失效，甚至因为药物变质带来更多不确定的不良反应。

所以，总的来说，给大家以下提示：

首先，口碑好、销量高的海外"神药"，并不一定有神奇的疗效，反而存在一定的风险。即使疗效明确，也不一定适合国内的宝宝。其次，一旦孩子发生了不良反应或者身体异常，海淘属于跨境交易，也会有维权难的问题，选择时需要更加慎重。

同时，对于成分相同的药物，建议家长选择国内的药品。有的家长并不了解国外药物的成分，只是通过疗效知道是缓解某种症状的药物，结果淘回来以后发现和国内的药物是一样的。还可能是同一家药厂生产的，只不过在不同国家药品名称不一样而已。实际上，只要是国内正规厂家出售，经国家药品监督管理局审批，药检所监测，药品质量肯定是有保障的。

家长们如何简单辨别合法儿童药品？我们说的合法药品是指经国家药品监督管理局依照《中华人民共和国药品管理法》审批批准上市的合格药品；所有的医疗机构、药品经营企业以及零售商销售的均应为合法药品。合法药品包装上印有药品批准文号，且在国家药品监督管理局网站上能检索到所对应的药品与生产企业信息，部分药品企业提供了防伪标志以供鉴别。

海淘药品属于个人行为。海淘的药品按照《中华人民共和国药品管理法》属于假药的范畴，使用海淘药品发生的不良反应，引发的药源性损害，或者出现质量问题等后果难以预料、难以维权。

国家卫生健康委员会近年来做了大量工作，2014 年，联合国家发展和改革委员会等 6 部委发布了《关于保障儿童用药的若干意见》，从鼓励研发创制、加快申报审评、确保生产供应、强化质量监管、推动合理用药等环节，对保障儿童用药提出了具体要求。从 2015 年至今，国家卫生健康委员会还组建了儿童用药专家委员会，并先后发布了两批鼓励研发儿童药品清单，部分改善了儿童药品缺乏的情况。

海淘药物并没有想象中的那么简单，给宝宝选择海淘药品时，需要充分考虑可能的用药风险，不建议随意选择儿童海淘药品。

第二节　耐药，何以至此？

随着人们生活水平的提高，对健康越来越重视，一些不合理的行为，比如滥用抗菌药物，也逐渐被大家所熟知并身体力行地进行抵制。说到底，合理使用抗菌药物是为了避免细菌耐药，尽可能地延长药物的使用寿命。所谓知己知彼，我们先来了解一下细菌是怎么耐药的，为什么会耐药。

一、什么是耐药菌？

抗菌药物通过杀灭细菌发挥治疗感染的作用。细菌作为一类广泛存在的生物体，也可以通过多种形式获得对抗菌药物的抵抗作用，逃避被杀灭的危险，这种抵抗作用被称为"细菌耐药"，获得耐药能力的细菌就被称为"耐药细菌"。

由于抗菌药物的广泛使用，细菌耐药情况已经非常严峻，应该说，所有细菌都已经有耐药现象了，对抗菌药物完全敏感的细菌几乎不存在了，但根据耐药的严重程度，可以被称为超级耐药细菌的主要有：耐甲氧西林金黄色葡萄球菌、耐万古霉素肠球菌、耐万古霉素葡萄球菌、多重耐药铜绿假单胞菌、泛耐药不动杆菌、产超广谱 β- 内酰胺酶肠杆菌科细菌、多重耐药结核杆菌以及耐碳青霉烯类肠杆菌科细菌，如新德里金属 -β- 内酰胺酶 1 细菌。

二、细菌如何耐药？

细菌耐药属于一种自然现象，是千百年来微生物进化的结果。细菌的抗药性是细菌进化选择的结果，抗菌药物的滥用加剧了细菌耐药性的产生。细菌在生长繁殖过程中会产生耐药性基因的突变，在使用抗菌药物的情况下，耐药性细菌被筛选出来并优势繁殖。抗菌药物的滥用主要有两种形式：一是在人类疾病治疗过程中滥用抗菌药物；二是动物饲料中添加抗菌药物。有统计数据表明，世界上抗菌药物总产量的一半左右用于人类临床治疗，另一半则用在了畜牧养殖业。耐药细菌通过以下方式产生耐药：细菌改变自己的结构，不和抗菌药物结合，避免抗菌药物作用；细菌产生各种酶，破坏抗菌药物，如新德里金属–β–内酰胺酶1细菌；构建自身防御体系，关闭抗菌药物进入细菌的通道或者把已经进入细菌体内的抗菌药物排出菌体。

三、公众应如何减少耐药细菌的产生？

公众要慎重使用抗菌药物，对抗菌药物的使用要坚持"四不"原则：①不随意买药：多数抗菌药物是处方药物，不能在药店随便购买，而应凭处方购药。②不自行选药：抗菌药物是用来对抗细菌的，需对症方有疗效，选择哪类药物，需专业医生根据临床检验做出判断，不宜根据广告自行选药。③不任意服药：对于家庭小药箱中储备的抗菌药物，要谨慎使用，最好到医院确诊后，根据医嘱服用，千万不要盲目乱用。类似感冒等日常小病，不要动辄就服用抗菌药物。④不随便停药：一旦使用抗菌药物治疗，就要按时、按量服药，以维持药物在身体里的有效浓度。

第三节　有种湿疹药膏，假以爱的名义

婴幼儿湿疹的发生率非常之高，可以说困扰着大部分的家长。只要宝宝皮肤上有个风吹草动，不仅全家辛苦，宝宝更是痒得寝食难安，真是萦绕不散的痛。

湿疹重在护理，没有特效药。市面上很多所谓的"湿疹膏"，其实多是误导家长消费的陷阱。其中很多"湿疹膏"竟然都是"消字号"产品，所以本节打算讲讲这个问题，让大家精明消费。当然，最重要还是选对产品，让宝宝远离湿疹。

一、"消字号"的湿疹膏只能消毒不治病

"消字号"产品属于卫生消毒用品范畴，不具备治疗效果。

拿起你手中的那支湿疹膏看一看，在外包装不起眼的地方，产品批号里是否含有"消"字，如果有，要非常谨慎了。"卫消证字"是指消毒产品（文号为"卫消字"），作为一种外用消毒杀菌产品，不具备调节人体生理机能的功效，与药品有着明显的区别。

相对于药准字号，"消字号"的产品申请要简单很多。基本上具有消毒抑菌作用，均能通过检测，且办理周期只要 2 ~ 3 个月或者更短，也无须支付高昂的临床试验等研究费用。

二、频繁给孩子使用"消字号"湿疹膏的危害

《消毒管理办法（2017）》规定："消毒产品的标签（含说明书）和宣传内容必须真实，不得出现或暗示对疾病的治疗效果。"因此消毒产品不能像药品一样把"适应证"写得明确并标注在最显眼的地方。

"湿疹膏"产品包装并没有标注"可以治疗湿疹"这样疾病的适应证，而是标注了"止痒""消疹""去痱"，让你觉得是能起到治疗效果，认为它们和药品一样。这些产品的功效往往相似，写着适合"婴幼儿各类皮肤不适""小儿皮肤的护理"。而真正的药品是没有一个放诸四海而皆准的功效的，是有相对明确狭窄的适应证。国家卫生健康委员会近年来也多次发布了公告，公布了部分不合格产品。

药品的主药含量、添加辅料等都是有相关标准的，而"消字号"产品的很多成分并不太适宜儿童用。对照一下产品成分表，很容易发现这些名字的身影。

三氯羟基二苯醚，也就是三氯生，属于消毒剂，早在 2016 年，美国食品药品监督管理局就要求下架所有含有三氯生的洗护产品，原因是其可

能致癌，可能影响人类的生殖能力和人体内分泌环境。

醋酸氯己定，又称醋酸洗必泰，也是一种高效的抗菌消毒剂，对皮肤刺激性大，长期使用不但破坏皮肤表面原有的菌群，还增加过敏的风险。

且"消字号"产品的生产过程没有药品严格规范，制造过程中如果带入重金属不仅会加重宝宝湿疹，还可能造成累积的伤害。

湿疹宝宝皮肤通透性增高，本身已经存在着一些问题，所以选择湿疹膏时要更加小心，避开易致敏成分、可致损成分和刺激性成分，才有利于避免宝宝湿疹加重。

三、"消字号"产品还可能混杂着激素

这些消毒杀菌产品能治好湿疹吗？有很多家长觉得这类产品很好用，一抹就见效，但其实可能并不是你看到的成分在起作用。

由于这类产品不允许添加激素，所以即使加了也会故意不标示。现在"消字号"产品混乱，我们不知道"消字号"的湿疹膏添加了什么，如果添加了激素，我们无法知道它的种类和含量，有可能是过量的激素。

最后，提醒各位家长，激素药膏使用需要对症和适量。长期、大面积使用强效激素，局部皮肤会出现萎缩、毛细血管扩张、多毛、痤疮样皮炎等问题。所以虽然激素药膏相对安全，还是需要在皮肤科医生或者药师的指导下正确地使用，切不可随意盲目地使用。更不要寻求各种奇效的"湿疹膏"，那样只会让孩子受更多伤害。

第四节 三无配方粉冒充特配粉，
家长们可别买错了

近来有媒体报道称，市场上存在一些宣称能够有效解决婴幼儿过敏等问题，且具有一定功能性质的"配方粉"，甚至在部分医院附近的商店有售卖，疑似冒充"特医食品"。这到底是怎么回事呢？

一、"配方粉"固体饮料不是"特配粉"

媒体报道的"配方粉"属于固体饮料,连奶粉都算不上,更算不上婴幼儿配方奶粉。媒体曝光的那些"配方粉",几乎在罐体包装上都注有"固体饮料"的字样,有的还更为详细地标注着"高胆红素血症黄疸期营养支持固体饮料"。

大家需要知道的是,固体饮料的范围相当宽泛,标准定义为用食品原辅料、食品添加剂等加工制成的粉末状、颗粒状或块状等,供冲调或冲泡饮用的固态制品。

固态饮料执行的国家标准(GB/T 29602)除了对蛋白质做了很低的要求之外(最高要求大于1%),对于脂肪、碳水化合物等基本营养物质没有任何规定。

而普通奶粉执行的国家标准(GB 19644—2010)和婴幼儿配方奶粉执行的国家标准(GB 10765—2010)均对蛋白质、脂肪等营养成分做了详细规定。特别是婴幼儿配方奶粉,还需要经国家市场监督管理总局审批通过后才能生产和销售。

所以,这些所谓的"配方粉"根本连奶粉都算不上,就更别提能达到婴幼儿配方奶粉的标准了。

二、什么是"特配粉"?

在了解"特配粉"这个概念之前,大家需要先了解一下"特医食品"的概念。

它的全称是"特殊医学用途配方食品",是指专门为进食受到医嘱限制、消化吸收功能因疾病发生障碍、体内新陈代谢紊乱或者某些特定疾病状态的人群配制的营养食品。例如,食物蛋白过敏的患者需要规避普通食物中的蛋白成分,故而不得不吃特医食品。

特医食品中专门给婴儿吃的叫"特殊医学用途婴儿配方奶粉",简称"特配粉"。这属于特医食品中的"高级货",专门用于6个月以内的小婴儿。"特配粉"不含有谷蛋白及氢化油脂,除了有着严格的营养配比外,还会额外添加"二十二碳六烯酸""牛磺酸"及微量元素等特殊物质。

　　包含"特配粉"在内的特医食品，既不是药品，也不是保健品，该类产品要在医生或临床营养师的指导下，单独食用或与其他食品配合食用，其本身不具备治疗疾病的作用，仅作为营养支持，有辅助治疗的意义。需要注意的是，特医食品虽然不是药品，但食品、药品监督管理部门对它的管理还是非常严格的。

　　我国对特医食品实行注册管理，相关产品必须要经过国家食品、药品监督管理部门的审评、审批，才能生产和上市。厂家在申请特医食品注册时，除提供普通资料外，还必须提供相关的临床试验报告，以证明其能完成特殊医学用途。

　　目前，国家出台了三个安全标准来管理特医食品，分别是《GB 25596—2010　食品安全国家标准特殊医学用途婴儿配方食品通则》《GB 29922—2013　食品安全国家标准特殊医学用途配方食品通则》及《GB 29923—2013　食品安全国家标准特殊医学用途配方食品良好生产规范》。

　　前述那些标有固体饮料的粉，没有执行这三个标准中的任何一个，当然不是特医食品，更不可能是"特配粉"了，甚至可以说是"三无配方粉"——无婴幼儿配方奶粉配方注册资质、无特医食品注册资质、无特医食品生产许可。

三、市面上有哪些合法的"特配粉"？

　　目前，只有 51 款产品是获得特医食品注册资质的"特配粉"。也就是说，在中国市场上，只有这 51 款产品才能叫"特配粉"，拥有合法身份。家长们在购买的时候，可要擦亮眼睛！表 19-1 为详细名单。

表 19-1　获得特医食品注册资质的"特配粉"

序号	企业名称	产品名称	注册证号
1	SHS International Ltd	纽康特特殊医学用途婴儿氨基酸配方粉	国食注字 TY20175001
2	Abbott Laboratories S.A.	雅培亲护特殊医学用途婴儿乳蛋白部分水解配方粉	国食注字 TY20175002

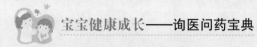

序号	企业名称	产品名称	注册证号
3	Abbott Laboratories S.A.	菁挚呵护特殊医学用途婴儿乳蛋白部分水解配方粉	国食注字TY20175003
4	杭州贝因美母婴营养品有限公司	贝因美特殊医学用途婴儿无乳糖配方食品	国食注字TY20180001
5	SHS International Ltd	纽贝瑞特殊医学用途婴儿苯丙酮尿症配方粉	国食注字TY20185001
6	Mead Johnson B.V.	亲舒特殊医学用途婴儿乳蛋白部分水解配方粉	国食注字TY201850021
7	Abbott Nutrition, Abbott Laboratories	喜康宝贝初特殊医学用途早产/低出生体重婴儿配方奶	国食注字TY20185003
8	Abbott Nutrition, Abbott Laboratories	喜康宝贝育特殊医学用途早产/低出生体重婴儿配方奶	国食注字TY20185004
9	Mead Johnson B.V.	安儿宝特殊医学用途婴儿无乳糖配方粉	国食注字TY20185005
10	Nestle Nederland B.V.	早瑞能恩特殊医学用途早产/低出生体重婴儿配方食品	国食注字TY20185006
11	苏州恒瑞健康科技有限公司	乐赋特殊医学用途电解质配方食品	国食注字TY20180002
12	苏州恒瑞健康科技有限公司	乐棠特殊医学用途电解质配方食品	国食注字TY20180003
13	Abbott Manufacturing Singapore Private Limited	小安素特殊医学用途全营养配方食品	国食注字TY20185007
14	Mead Johnson B.V.	安婴宝特殊医学用途早产/低出生体重婴儿配方粉	国食注字TY20185008
15	圣元营养食品有限公司	优博敏佳特殊医学用途婴儿乳蛋白部分水解配方食品	国食注字TY20180004
16	圣元营养食品有限公司	优博安能特殊医学用途早产/低出生体重婴儿配方食品	国食注字TY20180005
17	Abbott Laboratories S.A.	雅培喜康宝特殊医学用途早产/低出生体重婴儿配方粉	国食注字TY20185009
18	Milupa Gmbh	纽荃星特殊医学用途早产/低出生体重婴儿配方食品	国食注字TY20185010
19	SHS International Ltd	纽贝臻特殊医学用途苯丙酮尿症配方粉	国食注字TY20185011
20	Nestle Nederland B.V.	蔼儿舒特殊医学用途婴儿乳蛋白深度水解配方食品	国食注字TY20185012

序号	企业名称	产品名称	注册证号
21	Abbott Nutrition	喜康宝贝添特殊医学用途婴儿营养补充剂	国食注字TY20185013
22	Nestle Deutschland AG	早启能恩特殊医学用途早产/低出生体重婴儿配方食品	国食注字TY20195001
23	Nestle Deutschland AG	超启能恩特殊医学用途婴儿乳蛋白部分水解配方食品	国食注字TY20195002
24	Nestle Nederland B.V.	安儿宁能恩特殊医学用途婴儿无乳糖配方食品	国食注字TY20195003
25	雀巢健康科学（中国）有限公司	佳膳佳立畅特殊医学用途全营养配方食品	国食注字TY20190001
26	圣元营养食品有限公司	优博启能特殊医学用途婴儿营养补充剂	国食注字TY20190002
27	Nestle Suisse SA, factory Konolfingen	小佰太能特殊医学用途全营养配方食品	国食注字TY20195004
28	杜尔伯特伊利乳业有限责任公司	伊利欣活特殊医学用途全营养配方粉	国食注字TY20190003
29	杭州贝因美母婴营养品有限公司	贝新尔特殊医学用途早产/低出生体重婴儿配方食品	国食注字TY20190004
30	Abbot Manufacturing Singapore Private Limited	全安素特殊医学用途全营养配方食品	国食注字TY20195005
31	Nestle Suisse SA, factory Konolfingen	小佳膳特殊医学用途全营养配方食品	国食注字TY20195006
32	Nestle Suisse SA, factory Konolfingen	佳膳悠选特殊医学用途全营养配方食品	国食注字TY20195007
33	每日乳业平泽工厂	爱思诺赋儿嘉特殊医学用途婴儿无乳糖配方食品	国食注字TY20195009
34	每日乳业平泽工厂	爱思诺晨而慧特殊医学用途早产/低出生体重婴儿配方食品	国食注字TY20195008
35	杭州贝因美母婴营养品有限公司	昔倍护特殊医学用途婴儿营养补充剂	国食注字TY20190005
36	天津澳斯乳业有限公司	力诺康宁特殊医学用途婴儿无乳糖配方食品	国食注字TY20190006
37	圣元营养食品有限公司	优博启瑞特殊医学用途全营养配方食品	国食注字TY20190008
38	南通励成生物工程有限公司	力存优太特殊医学用途全营养配方食品	国食注字TY20190007

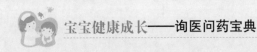
序号	企业名称	产品名称	注册证号
39	Nestle Nederland B.V.	肽敏舒特殊医学用途婴儿乳蛋白深度水解配方食品	国食注字 TY20195010
40	Wyeth Nutritionals Ireland Ltd.	惠氏铂臻蔼而嘉特殊医学用途早产/低出生体重婴儿配方食品	国食注字 TY20195011
41	圣元营养食品有限公司	优博瑞安特殊医学用途婴儿无乳糖配方食品	国食注字 TY20190009
42	吉林麦孚营养科技有限公司长春分公司	麦孚畅清特殊医学用途全营养配方粉	国食注字 TY20190010
43	SHS International Ltd	纽贝福 Periflex 特殊医学用途氨基酸代谢障碍配方食品	国食注字 TY20195012
44	爱优诺营养品有限公司	爱优诺优益力特殊医学用途全营养配方食品	国食注字 TY20200001
45	爱优诺营养品有限公司	爱优诺优康力特殊医学用途全营养配方食品	国食注字 TY20200002
46	哈尔滨拜仑斯特临床营养有限公司	唯卡能特殊医学用途全营养配方食品	国食注字 TY20200003
47	广东君悦营养医学有限公司	君蓓全特殊医学用途全营养配方食品	国食注字 TY20200004
48	苏州恒瑞健康科技有限公司	希瑞臻特殊医学用途全营养配方粉	国食注字 TY20200005
49	杭州贝因美母婴营养品有限公司	舒力乐特殊医学用途婴儿乳蛋白部分水解配方食品	国食注字 TY20200006
50	亚宝药业集团股份有限公司	唯源素特殊医学用途全营养配方粉	国食注字 TY20200007
51	Nestle Nederland B. V.	恩敏舒特殊医学用途婴儿氨基酸配方食品	国食注字 TY20205001

资料来源：https://www.nmpa.gov.cn/

四、哪些婴儿需要食用"特配粉"？

"特配粉"与普通奶粉的作用基本是一样的，都是为婴儿提供必需的营养物质，满足成长发育的需要。不同的是，"特配粉"的配方不一样，主要包括无乳糖配方或低乳糖配方、乳蛋白部分水解配方、乳蛋白深度水解配方或氨基酸配方、早产/低出生体重婴儿配方、母乳营养补充剂、氨基酸代谢障碍配方等，它们分别适用于乳糖不耐受的婴儿、乳蛋白过敏高风险的婴儿、食物蛋白过敏婴儿、早产/低出生体重儿和氨基酸代谢障碍的婴儿。

面对这么拗口的医学专业术语，想必大家都已经晕了。那么到底怎么选择，家长还是要听从正规医院的医生或营养师的专业指导。千万别被店家牵着鼻子走，不然很有可能上当受骗，损失钱财自不必说，关键是宝宝吃错了"口粮"，轻则可能无法辅助相关疾病的痊愈，重则可能加重症状或引发其他疾病，那后果可是相当严重的！

第五节　治心脏病的普萘洛尔用来治血管瘤？ 医生，您没开错药吧？

婴幼儿血管瘤是婴儿期最常见的良性肿瘤之一（图 19-1），患病率为 2.6% ~ 4.5%。部分血管瘤病变较小并可自发消退，不需要任何干预。然而，5% ~ 10% 的血管瘤（常与部位有关）可能引起严重并发症，需要治疗[1]。

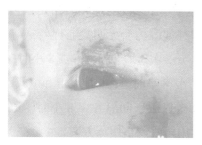
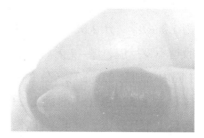

图 19-1　**婴幼儿血管瘤**

随着我国二孩政策的放开，婴幼儿数量持续增加，婴幼儿血管瘤的患病人数也随之逐渐上升。最近我们接到了一起用药咨询，一位家长带孩子到医院诊治婴幼儿血管瘤时，医生给开一种叫"普萘洛尔"（又叫"心得安"）的口服药物。该家长反映，该药主要用于治疗心脏疾病，翻遍了其药品说明书，也没有看到可以用来治疗"血管瘤"，因此，家长心里就有疑惑了：怎么回事？医生是不是开错了药啊？这个药对血管瘤真的管用吗？有确切的治疗依据吗？下面我们就来说说这个治心脏疾病的药到底对婴幼儿血管瘤有没有用。

一、普萘洛尔用于治疗血管瘤的证据

2008 年法国某儿童医院的医生在应用普萘洛尔治疗其他心脏病的同时，发现患儿的血管瘤快速消退了，该药可以有效抑制重症血管瘤的增殖，并促使其消退[2]。这次偶然的发现开辟了婴幼儿血管瘤治疗的新纪元！从此以后，口服普萘洛尔已经成为治疗婴幼儿血管瘤的首选药物，多国医疗机构也纷纷出台相关政策或指南，推荐普萘洛尔用于治疗婴幼儿血管瘤。

2015 年 5 月，由欧洲 11 位不同学科专家通过回顾文献、数易初稿、会议投票等流程后制定了婴幼儿血管瘤的治疗建议[3]，讨论了普萘洛尔在血管瘤的局部治疗、外科治疗和全身治疗中的应用。

2016 年 6 月，由中国 11 位不同专业、从事婴幼儿血管瘤诊治的知名专家共同讨论，制定了《口服普萘洛尔治疗婴幼儿血管瘤中国专家共识》[4]，该共识中规范了普萘洛尔在婴幼儿血管瘤治疗中的应用。并指出，普萘洛尔治疗血管瘤患儿时，用药剂量为 $1.0 \sim 1.5$ mg/（kg·d），最大剂量不超过 2.0mg/（kg·d）。1 个月以下和（或）体重小于 5kg 的患儿，初始剂量为 1.0mg/kg，分 2 次口服，间隔 $6 \sim 8$ 小时；如服药后无明显心血管或呼吸道不良反应，$1 \sim 2$ 天后增加至 1.5mg/kg，分 2 次口服，间隔 $6 \sim 8$ 小时；1 周内增加至 2.0mg/kg，分 2 次口服，间隔 $6 \sim 8$ 小时。1 个月以上和（或）体重大于 5kg 患儿，剂量为 2.0mg/kg，分 2 次口服，间隔 $6 \sim 8$ 小时。服药后 1 个月复诊，效果不佳者，视情况继续用药或调整用药方案。

提醒家长注意，国内尚无普萘洛尔口服液，只有片剂，服药时需将药片碾碎，用 10mL 糖水或奶水（奶粉）溶解成 1.0mg/mL，用带刻度注射器抽取相应剂量，一次性灌入口内。

2017 年 3 月，澳大利亚血管性疾病网联合澳大利亚儿科皮肤病网发布了《口服普萘洛尔治疗婴幼儿血管瘤的共识声明》[5]，指出对于危及生命、有溃疡风险或存在重要功能损害、心理影响或残疾风险的血管瘤应早期口服普萘洛尔治疗。

2018 年 5 月，英国儿科皮肤病学会（British Society for Paediatric Dermatology，BSPD）发布了《口服普萘洛尔治疗小儿血管瘤的共识指南》[6]，主要针对口服普萘洛尔治疗小儿血管瘤的相关内容提出 47 条声明，涉及开始普萘洛尔治疗的适应证和禁忌证，围治疗期调查，治疗开始和目标剂量，不良反应监测，普萘洛尔在 PHACES 综合征［PHACES 综合征是以首字母缩写词组合而命名的一类病变，分别代表颅后窝畸形（posterior fossa malformations，P），血管瘤（hemangioma，H），动脉异常（arteria abnormalies，A），主动脉狭窄和（或）心脏缺损（coarctation ofthe aorta and/or cardiac defects，C），眼部异常（eye abnormalities，E）及胸骨裂隙（sternal defects，S）］中的应用以及停药等。

此外，法国跨国企业 Pierre Fabre Dermatologie 生产的儿科药物盐酸普萘洛尔口服溶液 Hemangeol™ 已于 2013 年 9 月获得美国食品药品监督管理局批准上市销售，Hemangeol™ 成为首个也是唯一用于增殖期婴幼儿血管瘤治疗的药物[4]。

综上所述，在中国，虽然普萘洛尔的药品说明书适应证中并未包括"治疗血管瘤"，但用普萘洛尔治疗婴幼儿血管瘤是经过广泛临床观察，并且有规范、指南和循证医学证据支持的。当然，目前在没有修改药品说明书的情况下，还属于超说明书用药，但是这种超说明书用药并不意味着不合理用药、违法用药或试验性用药[7]。按相关的专家共识，正确使用普萘洛尔用于治疗婴幼儿血管瘤是安全、有效且有证可循的，家长们大可放心。

二、普萘洛尔治疗婴幼儿血管瘤的注意事项

目前对普萘洛尔治疗婴幼儿血管瘤的作用机制尚不明确，提出了许多假说，如认为普萘洛尔可以通过促使血管收缩、抑制血管生成、诱发血管瘤内皮细胞凋亡或 3 种机制联合作用而使瘤体颜色变浅，质地变软，病变范围缩小[8]。虽然口服普萘洛尔治疗婴幼儿血管瘤疗效确切，不良反应少，患儿耐受性良好，诱导血管瘤消退的作用优于其他的治疗方法，但是在使用普萘洛尔治疗婴幼儿血管瘤时，仍有许多注意事项需要医生和家长们务必谨记。

（一）适应证

婴幼儿血管瘤，年龄在 1 岁以内。

（二）禁忌证

（1）严重心脏疾病，包括心源性休克、窦性心动过缓、低血压、Ⅱ~Ⅲ度房室传导阻滞、心力衰竭者。

（2）支气管哮喘、气道敏感性疾病、通气困难或其他肺部疾病者。

（3）对 β 肾上腺素受体阻滞剂过敏者。

（三）不良反应

普萘洛尔治疗血管瘤的不良反应发生率较低，且一般轻微，无须特殊处理。少数可发生严重不良反应，应给予警惕和重视。常见的不良反应包括胃肠道反应（腹泻，少数患儿便秘，部分患儿呕吐反应较重）、睡眠紊乱（兴奋或嗜睡）、手足发凉、低血压、心率减慢（心动过缓）、呼吸道症状（哮喘发作、感染）、低血糖、心肌酶改变等。

（四）药前护理

对患儿进行全面的身体检查，除了解患儿的一般情况，如用药前的心率、血压、血常规等检查外，还应该详细记录并用记号笔在血管瘤周围做好记号或用相机拍照，方便进行服药前后的对比，如血管瘤的类型、生长的部位、瘤体的颜色、形状、大小等。

（五）药后护理

普萘洛尔有直接抑制心肌收缩、抑制传导、减慢心率的作用。因此，口服普萘洛尔有可能导致窦性心动过缓、房室传导阻滞、心搏停止、低血压、心绞痛、急性充血性心力衰竭等严重情况，所以在用药前要积极完善各项辅助检查，密切观察孩子用药后的反应，如有不适，应及时就医处理。

总之，目前来说，普萘洛尔已替代激素成为治疗婴幼儿血管瘤的一线药物，其疗效及安全性得到了认可。但是对普萘洛尔治疗婴幼儿血管瘤的作用机制尚不明确，在使用时，家长应谨记医嘱，密切观察孩子用药后的反应，如有不适，立即就医。

参考文献

［1］夏厚福，赵怡芳．婴幼儿血管瘤的治疗：欧洲专家组的推荐规范［J］．中国口腔颌面外科杂志，2016，14（5）：461-466.

［2］LEAUTE-LABREZE C，DUMAS de la ROQUE E，HUBICHE T，et al. Propranolol for Severe Hemangiomas of Infancy[J]. N Engl J Med, 2008, 358(24): 2649-2651.

［3］HOEGER P H，HARPER J I，BASELGA E，et al. Treatment of infantile haemangiomas：recommendations of a European expert group[J]. Eur J Pediatr, 2015，174（7）：855-865.

［4］郑家伟，王绪凯，秦中平，等.口服普萘洛尔治疗婴幼儿血管瘤中国专家共识[J].上海口腔医学，2016，25（3）：257-260.

［5］SMITHSON S L，RADEMAKER M，ADAMS S，et al. Consensus statement for the treatment of infantile haemangiomas with propranolol[J]. Australas J Dermatol, 2017，58（2）：155-159.

［6］SOLMAN L，GLOVER M，BEATTIE P E，et al. Oral propranolol in the treatment of proliferating infantile haemangiomas：British Society for Paediatric Dermatology consensus guidelines[J]. Br J Dermatol, 2018，179（3）：582-589.

［7］FRATTARELLI DA，GALINKIN J L，GREEN T P，et al. Off-label use of drugs in children[J]. Pediatrics, 2014，133（3）：563-567.

［8］张凌，麦华明，郑家伟.普萘洛尔治疗婴幼儿血管瘤的作用机制研究进展［J］.中国口腔颌面外科杂志，2012，10（4）：342-346.

第三篇　常见问题

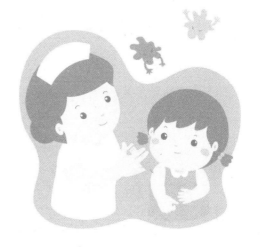

第二十章　宝宝用药不简单

第一节　儿童用药的剂量

但凡读过儿童药品说明书的家长，对"儿童用量酌减"这句话一定不陌生。要说中国文字真是博大精深，仅仅两字"酌减"，实际操作起来却令人挠头不已：酌减，酌什么，怎么减？

一、酌儿童年龄分段

儿童因生长发育，不同阶段的器官功能、身高体重、行为活动能力等差别巨大，目前一般采用世界卫生组织的儿童生长分期方案，将 18 岁以下未成年人分为 6 个不同的阶段，在给药时儿童的年龄段不同，给药剂量不同。

（1）新生儿期：指生后脐带结扎至生后满 28 天。这一阶段儿童组织器官娇嫩，机体调节能力欠佳，需要精心的照料。

（2）婴儿期：生后 29 天至 1 周岁为婴儿期。

（3）幼儿期：满 1 周岁后至 3 周岁为幼儿期。

（4）学龄前期：满 3 周岁后至 7 周岁为学龄前期。

（5）学龄期：满 7 周岁后至青春期前，一般为 11 ~ 12 岁之前。

（6）青春期：第二性征发育到 18 岁为青春期，男女及个体均存在差异。此阶段儿童的器官功能已基本发育成熟，很多方面已接近成人。

二、酌千克体重

按体重计算给药剂量是比较常用的方法，在给予标注"儿童酌减"的药物时，可以进行一个简单的估算。一般成人的剂量是按照 70kg 体重计算，再带入患儿的体重，折算出患儿需要使用的剂量。计算公式如下：

小儿药量 =（小儿体重 × 成人剂量）/70

公式中的 70 为成人的平均体重 70kg。

这个公式简便易用，但有两个缺点：一是年龄过小时不方便计算；二是体重过重或过轻时计算偏差较大。

三、酌体表面积

前面提到，酌体重计算剂量，若体重过高计算的用量超过成人用量时可以吗？答案显然是否定的！

这个时候我们就需要体表面积计算法了。

小儿药量 =（小儿体表面积 × 成人剂量）/1.73

公式中的 1.73 为成人的平均体表面积 $1.73m^2$。

体表面积的计算可以遵循下面的公式：

体重＜ 30kg：体表面积（m^2）= 体重（kg）× 0.035 + 0.1

体重＞ 30kg：体表面积（m^2）=1.05+［体重（kg）–30］× 0.02

四、酌药物剂型

不同的药物剂型也各有特点，有时给药还需酌药物剂型调整。

（1）混悬液：用前需注意摇匀，确保每次使用的药量相同。

（2）颗粒剂：冲服时注意水温。比如免煎颗粒要用沸水，活菌制剂必须用温水。

（3）片剂：搞清楚是否可以掰开。缓控释片如无刻线不可掰开。

（4）糖浆：不宜立即用温水冲服。

（5）滴剂：滴管外有保护套，注意套好。

（6）泡腾剂：用水冲开后再服用，千万不要整片吞服。

精准的儿童用药剂量不是"酌情"考虑出来的，而是一开始临床试验中通过科学严谨的方法获得的。随着国家对儿童健康事业的重视，对儿童适宜药物开发的大力支持，越来越多的儿童药完善了儿童用药数据资料，

"酌减"的情况会越来越少，"剂量靠猜，用药靠掰"终将成为过去。让我们算一算儿童用药剂量，准确、正确地用药，共同呵护儿童健康成长。

第二节　药物剂型小百科

药物是指用于治疗、预防和诊断人类疾病以及对机体的生理功能产生影响的物质。根据来源，可分为中药与天然药物、化学药物（即平时所说的西药，是通过化学途径而得到的化合物，是本节主要介绍的类型）、生物技术药物。但是，无论哪一种药物，如果不借助合适的剂型，都不能直接应用于人体。

一、什么是剂型？

由于植物提取、化学合成或生物技术所制得的各种药物通常是粉末状、结晶状的，所以患儿无法直接使用，因此，有必要将这样状态的药物加工改造便于患儿使用。药物制成的适合某种给药途径的形式，称为剂型，如片剂、胶囊、溶液剂[1]。

我国儿童药品的制剂、规格均较少，"剂量靠猜，用药靠掰"是家长们的经常做法，儿童用药充满了挑战。国家有关部门为进一步做好保障儿童用药工作，已经着手促进儿童适宜品种、剂型、规格的研发创制。

二、剂型的重要性

药物剂型与临床用药的顺应性密切相关，对疗效起主导作用。随着生活水平的改善和提高，人们对药品质量提出更高要求，剂型对疗效产生的影响主要体现在7个方面[2]，见图20-1。

三、儿童内科用药常用剂型

（一）滴剂
1.布洛芬混悬滴剂[3]
（1）使用前摇动药瓶，将药物充分混匀。混悬剂，即难溶性固体药

257

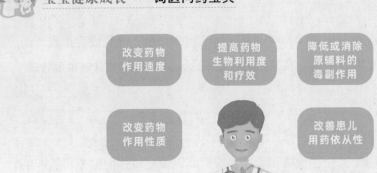

图 20-1　剂型对疗效产生影响的 7 个方面

物以微粒状态分散于介质中形成的非均匀的液体制剂，使用前摇匀能保证药物浓度均一。

（2）滴管插入宝宝口中适当深度，以免吐出；且滴速不宜太快，以免呛入呼吸道，引起肺部感染。

（3）滴剂可混合于饮料（牛奶）或食物（稀粥）中。

2. 维生素 AD 滴剂

不能给熟睡、哭吵的婴儿喂服，以免引起油脂吸入性肺炎。

（二）糖浆剂

含药物的浓蔗糖水溶液（纯蔗糖的饱和水溶液浓度为 65% ~ 85%），所含的糖和芳香剂（薄荷、香橙、草莓等）能掩盖某些药品的苦味、咸味和其他不适臭味，香甜可口，尤其受儿童欢迎。

糖浆剂可用量杯按规定用量量取后服用，或以汤匙作计量容器，服后不宜立即用温水冲服（尤其是用于镇咳平喘的糖浆）。

不宜久贮，一般夏天不超过 1 个月，冬天不超过 3 个月，再次服用时应该对着光线看，观察溶液是否依然澄清，如出现大量气泡、絮状混悬物、沉淀物或变色、结晶，表明糖浆液已变质，不能再服用。

（三）片剂

片剂是原料药物或与适宜的辅料制成的圆形或异形的片状固体制剂，是现代药物制剂中应用最广泛的剂型之一。优点有剂量准确、服用方便、化学稳定性较好、携带方便。

如果片剂体积过大，可碾碎成粉末，或用水混合为糊状喂服；对婴幼儿及处于昏迷状态的孩子不宜吞服，可用极少量温水调成混悬液体后喂服。

泡腾片含有碳酸氢钠和有机酸，遇水时二者反应生成大量的二氧化碳气体而成泡腾状的片剂。

一粒泡腾片引发的悲剧：有一位粗心家长把泡腾片当作片剂给孩子直接吞服，泡腾片与唾液接触后产生大量气体充满整个气道，孩子窒息并最终因脑部缺氧时间过长导致死亡。

泡腾片使用时应注意：①供口服的泡腾片一般宜用 100 ～ 150mL 凉开水或温水浸泡，可迅速崩解和释放药物，应待完全溶解或气泡消失后再饮用；②不应让幼儿自行服用；③严禁直接服用或口含；④药液中有不溶物、沉淀、絮状物时不宜服用。

咀嚼片服用时应注意：①在口腔内的咀嚼时间宜充分；②咀嚼后可用少量温开水送服；③用于中和胃酸时，宜在餐后 1 ～ 2 小时服用。

（四）颗粒剂

颗粒剂是原料药物与适宜的辅料混合制成具有一定粒度的干燥颗粒状制剂。主要用于口服，可直接吞服或冲入水中饮服。根据颗粒剂在水中的状态分为：可溶颗粒剂（通称为颗粒）、混悬颗粒剂、泡腾颗粒剂，近年来新增肠溶颗粒、缓释颗粒和控释颗粒等。

颗粒剂质量稳定，携带和服用方便，但应注意：混悬颗粒剂用温开水冲开后，如有部分颗粒不溶解，也应一并服用；泡腾颗粒剂加水溶解后再服用，切忌放入口中直接服用；肠溶颗粒、缓释颗粒、控释颗粒宜直接吞服，严禁嚼碎服用，每日仅用 1 ～ 2 次，服药时间宜固定。

四、皮肤科用药剂型

软膏、乳膏剂：①清洗皮肤，擦干；②对有破损、溃烂、渗出的部位一般不要涂敷；避免接触眼睛及黏膜（如口、鼻黏膜）；③用药部位如有烧灼感、红肿等情况应停药，并将局部药物洗净；④涂敷后轻轻揉擦给药部位，使药物进入皮肤；⑤用药疗程应根据治疗效果确定，不宜长期用药[3]。

五、眼科用药剂型

滴眼液给药方法：

（1）摆好姿势：清洁双手，让患儿头部稍后仰或平卧，眼向上注视。

（2）找准位置：滴药者用示指轻轻将下眼睑拉开呈钩袋状，然后将药液缓慢地滴入下穹隆部，一般每次1～2滴，增加用量疗效并不增强。勿使滴管口触及眼睑或睫毛，以免污染。

（3）闭眼增效：轻提上睑使药液在结膜囊内充分弥散，轻轻闭合眼睑2～3分钟，可延长药物有效浓度时间。

（4）轻压内眦：轻按鼻梁侧的泪囊区，可明显减少药物经鼻泪管流入鼻腔的量，从而减少全身效应。

（5）掌握间隔：当两种不同的滴眼液同时使用时，如果用完一种后马上就用第二种，就会发生药物被稀释或药物溢出结膜囊的情况。因此应当在滴用一种眼药后至少5分钟后再用第二种。

眼膏的使用方法与滴眼液大致相同，有几点提示：将1～2cm长的眼膏挤进下眼睑内，轻轻按摩眼球2～3分钟有助于药物的扩散。一般睡前使用，这样药物附着眼球壁的时间长，利于保持夜间的局部药物浓度[3]。

六、耳鼻喉科用药剂型

滴耳剂：是滴入外耳道的液体制剂，有消毒、止痒、收敛、消炎、润滑等作用。如果耳聋或耳部不通，不宜应用；耳膜穿孔者也不要使用。

滴耳剂使用方法（图20-2）：①滴耳剂用手捂热（较凉的药液滴入时有引起眩晕的可能）；②使儿童头部偏向一侧，患耳朝上，轻轻向后拉耳郭使耳道变直；③一次滴入2～3滴，每日2次或参阅药品说明书的剂量，不要将药瓶尖端直接接触耳朵；④滴药后应保持原体位几秒钟，或可用药棉塞耳；⑤若用后药液立即从耳中流出，需重新滴药；⑥连续用3天患耳仍痛，应及时去医院就诊；⑦避光、密封、冷藏保存。开启后最多用4周。滴耳剂与滴眼液的药瓶相似，用药前需仔细查对（图20-3）。

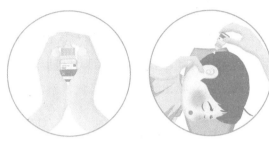

图 20-2　滴耳剂使用图示

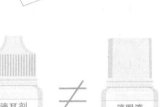

图 20-3　**滴耳剂与滴眼液的药瓶相似，用药前需仔细查对**

　　滴鼻剂：是滴入鼻腔内的液体制剂，主要供局部消毒、消炎、收缩血管和麻醉之用。鼻腔又深又窄，所以滴鼻时应头往后仰，适当吸气，使药液尽量达到较深部位；另外，滴鼻剂必须对鼻黏膜没有或仅有较小的刺激。

　　滴鼻剂使用方法（图 20-4）：①滴药前把鼻涕尽量擤干净；②头部向后仰倚靠椅背，或取平卧位，肩下垫高；③对准鼻孔，瓶壁不要接触到鼻黏膜，儿童每次1 ～ 2 滴，每日 3 ～ 4 次或每次间隔 4 ～ 6 小时，可将药液顺着鼻孔一侧慢慢流下，让鼻腔侧壁起缓冲作用；④滴药后轻捏鼻翼，使药液分布均匀；⑤用口呼吸并保持体位 3 ～ 5 分钟，让药液充分吸收；⑥过度频繁使用或延长使用时间可引起鼻塞症状的反复。连续用药 3 天以上，

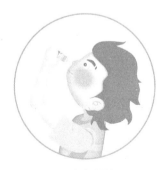

图 20-4　**滴鼻剂使用图示**

症状未好转应向医生咨询。

气雾剂：指将药物溶液、乳状液或混悬液与适宜的抛射剂共同装封于具有特制阀门系统的耐压密闭容器中，使用时借助抛射剂的压力将内容物呈雾状喷出的制剂。药物喷出状态多为雾状气溶胶，其雾滴一般小于50μm，也可为泡沫状或微细粉末状。

气雾剂使用步骤：①尽量将痰液咳出，口腔内的食物咽下；②先将气雾剂上下摇动数次；③将双唇紧贴近喷嘴，头稍微后仰，缓缓呼气，尽量让肺部的气体排尽；④将喷口放在口内，并闭上嘴唇含着喷口；⑤于深呼吸的同时揿压气雾剂阀门，使舌头向下，尽可能使药物微粒能够通过口咽部到达外周细支气管；⑥准确掌握剂量，明确1次给药揿压次数；⑦屏住呼吸10～15秒，然后缓缓将气体从鼻腔排出；⑧若需要多吸一剂，应等待至少1分钟后再重复以上步骤，以减轻患儿连续吸入造成的疲劳，并可增加药物微粒在气道和肺内的沉积量[4]。

最后送上口诀：一呼、二吸、三屏气。

参考文献

[1] 方亮，吕万良，吴伟. 药剂学 [M]. 8版. 北京：人民卫生出版社，2016：1-2.
[2] 崔福德. 药剂学 [M]. 2版. 北京：中国医药科技出版社，2011：5-6.
[3] 国家食品药品监督管理总局执业药师资格认证中心. 执业药师药学综合知识与技能 [M]. 7版. 北京：中国医药科技出版社，2015：69-70.
[4] 羊萍，廖香兰. 哮喘患者使用气雾剂用药教育 [J]. 求医问药（学术版），2011，9（1）：7.

第三节 吃药不喝温水必有妖

吃药时难免要喝水，但是许多家长都不知道服药喝水的正确方式，那么怎样送服药物才科学呢？专家告诉你，吃药喝水有讲究！

一、讲究水温

大家一直认为服药应该用温开水，根据《中华人民共和国药典》规定，温水指水温 40 ~ 50℃。而有些药物遇热后会发生物理或化学反应，影响药物疗效，甚至增加过敏等不良反应，这些药物就不能用温水，而要用 40℃以下的水送服，主要归纳为以下几类：

（一）含有助消化的酶类、活菌制剂、活疫苗

如胃蛋白酶合剂、胰蛋白酶、多酶片等，遇热后会凝固变性，药效降低。枯草杆菌二联活菌颗粒、地衣芽孢杆菌活菌胶囊、双歧三联活菌等，水温过高会影响活菌制剂的活菌成分。脊髓灰质炎糖丸服用时应当用凉开水送服，否则疫苗灭活，不能起到预防疾病的作用。

（二）维生素类

如维生素 C、维生素 B_1、维生素 B_2 等性质不稳定，遇热后易氧化还原成其他成分而影响疗效。

（三）止咳糖浆类

热水冲服会稀释糖浆，降低黏稠度，使其不能覆盖在咽喉等部位形成保护性药膜，不能减轻黏膜炎症反应、阻断刺激、增加舒适感而缓解咳嗽。

（四）胶囊

热水会加速胶囊壳溶解，胶囊里的药物提前释放，增加对食管和胃黏膜的刺激，增加不良反应，或者降低肠溶胶囊的药效。

（五）抗菌药物

如易水解的阿莫西林、头孢类等，水解速度会随水温升高而加快，用热水服用可影响药效甚至增加过敏等不良反应的概率。

二、讲究水量

服药时不能干吞或仅喝一口水，不能认为只要把药吞下去就可以了。其实不同药物、不同剂型所需的水量也不同。

（一）剂型不同，水量不同

大部分片剂通常用 150 ~ 200mL 水送服；胶囊至少 300mL 水送服；

而咀嚼片、口崩片等一般不需喝水，可直接吸收起效，喝水反而降低其疗效。

（二）药物不同，水量不同

有些药物服用时需要大量饮水：①部分抗菌药物，如喹诺酮类、磺胺类，其代谢产物易在肾小管中析出结晶，故需大量饮水，稀释其在尿液中的浓度，加速排泄；②抗痛风药，如排尿酸药苯溴马隆、别嘌醇，服药的过程中多饮水可防止尿酸在排泄的过程中形成结石；③引起口干的药品，如茶碱类、阿托品片、山莨菪碱片等；④利胆药，如熊去氧胆酸可引起胆汁的过度分泌和腹泻，应多喝水，以避免过度腹泻而脱水；⑤电解质类，腹泻时口服补液盐每袋要加200 ~ 1000mL温开水冲溶后服下，补充因腹泻而丢失的水分；⑥抗酸药，如铝碳酸镁片；⑦肠道黏膜吸附剂，如蒙脱石散等需要按药品说明书的水量服用，既不能多也不能少。

三、讲究水质

服药的水质也有讲究，做到"一用、四不用"。"一用"是绝大部分药品用温开水送服即可，"四不用"则是：

（1）不用矿泉水：矿泉水中存在一些矿物质和金属离子，例如钙，对有些药物会有影响。

（2）不用茶水：其内含有大量的鞣质，容易和药品中的蛋白质、生物碱、金属离子等发生相互作用。

（3）不用牛奶：牛奶含有蛋白质和钙，一方面可使药物失效，另一方面药物也可能让蛋白质变性，从而失去牛奶的营养价值。

（4）不用果汁：尤其是西柚汁对一些由肝脏代谢的药物有干扰。

第四节　益生菌的"吃法"

每逢节假日，又到了孩子们的欢乐时刻。但是，吃多少和吃什么对于孩子们来说变得愈发随心所欲。"饮食结构合理"和"营养均衡"在此期间更像是耳边风。亲戚朋友们都乐得孩子们多吃点。"吃吧吃吧，到了必须要对孩子们体重加以控制的时候，再切换回正常饮食就好啦。"

然而事情并非这样简单——每到假期，身边总有小朋友出现各种胃肠道状况。

在此我们提几点建议供家长们参考。

（一）尽量不要改变孩子的生活习惯和科学的膳食结构

中国学龄儿童的肠易激综合征、功能性便秘、功能性腹泻的患病率较高，功能性腹痛也很普遍。这将降低儿童的生活质量。这些疾病所共有的常见症状是餐后饱胀。

膳食、生活习惯、情绪／行为等这些因素均与胃肠道疾病息息相关。过度饮食、生活的改变易引起儿童胃肠不适。饮食结构改变可能会对身体的肠道菌群产生巨大的影响，饮食中的纤维含量降低可能造成不可逆的菌群改变。所以，节假日期间也应尽可能地维持平时的作息、饮食和运动，保证食物多样性、营养性和纤维摄入。

（二）轻微胃肠道不适可考虑适当补充微生态制剂

肠道中存在着很多种细菌。婴幼儿期是肠道菌群建立的关键时期，容易因外界因素影响发生菌群失调。

肠道菌群各司其职，能帮助人体分解吸收各种营养物质、调节免疫、建立生物屏障抵御病原。菌群种类和数量出现少量改变时，一定程度上可以被其他细菌代替或调节而不影响功能。当肠道菌群大量改变，失去调节能力时，上述功能将出现缺失。

此时，需要通过补充微生态制剂人为干预肠道的微生态环境。微生态制剂分为三大类：①益生菌，即对人体有益的微生物；②益生元，可以理解为促进益生菌生长繁殖的物质；③合生元，是前两者双剑合璧的产物。

（三）最适合的微生态制剂才是最好的

市面上微生态制剂品种很多，挑选适合的才是最好的。比如：布拉氏酵母菌可以调节腹泻症状；对于乳糖不耐受而引起腹胀、腹泻的儿童可以选用含有乳酸菌的制剂；枯草芽孢杆菌、地衣芽孢杆菌制剂可以减轻由于病原体入侵引起的腹胀、腹泻；双歧杆菌则对抗菌药物使用后引起的腹泻有治疗作用并可缓解便秘。

（四）咨询专业人员，孩子状态异常应及时就医

不同细菌、真菌制剂的适用条件、禁忌证、不良反应、注意事项均有不同。在购买、使用微生态制剂之前应咨询专业人员的意见。儿童生理特点与成人存在差异，当家长判断儿童状态异常时，应该及时就医。

第五节　怎样安排服药时间？

药师在日常的药房窗口发药时，常常会遇到患者咨询服药时间的相关问题。比如：每日服药1次，应在早上，还是晚上服用为好？每日服3次，宜餐前，还是餐后服用？应间隔几小时？为了规范患儿的服药时间，现针对药物服用时间给大家做一个简单的说明。

一、一天N次？

临床有些药物对血药浓度要求较高，因此对服药时间间隔要求比较严格，例如抗菌药物、抗癫痫药、降血压药、治疗震颤麻痹药等，一般原则是把服药时间均匀分散（一天24小时除以每天服药次数就是间隔的时间）[1]。例如，每天需要服用3次的药物，应间隔8小时；同理，每天2次，应间隔12小时；而每天1次，应每天固定一个时间服用。

而有些药物，对给药时间间隔的要求并不是特别严格，并且实际操作有难度，比如不可能把睡觉的宝宝叫醒来服药，如果没有特殊要求和说明，可以把服药时间进行调整，例如一天服用3次的药物可以选择在早上、中午、晚上宝宝清醒时服用。

二、餐前还是餐后？

口服药物进入机体后，首先在消化道与食物发生各种物理、化学反应，食物可以改变药物的吸收、分布、代谢和排泄，从而影响药物治疗作用。

空腹服药通常是指饭前1小时或饭后2小时服用。一些肠溶片药物需要迅速通过胃到达肠道发挥作用，要空腹用药；中药补益类药物也建议空腹服用；抗菌药物的吸收多数受食物影响，食物可降低药物的达峰浓度或延缓达峰时间，空腹服用生物利用度高，如头孢氨苄、头孢克洛、林可霉素、克拉霉素、阿奇霉素、利福平等[2]。完全空腹则是指清晨的空腹。

餐前服用即餐前 15 ~ 30 分钟服用，要求药物对胃无刺激，需要迅速奏效和被充分吸收，如消化系统药物多潘立酮、硫糖铝、蒙脱石散等[3]。

餐中服用可减轻对胃肠道的刺激。例如降糖药二甲双胍、利胆药熊去氧胆酸以及抗菌药物克林霉素、阿莫西林、甲硝唑等。

餐后服用即餐后半小时服药，主要是为了利用食物减少药物对消化道的刺激或促进胃肠道对药物的吸收。例如抗酸药氢氧化铝，抗菌药物头孢呋辛酯，铁剂硫酸亚铁。

另外茶水、咖啡、可乐、豆浆、牛奶等饮料含有多种化学成分，如用这些饮料服药，有可能会与某些药物的成分发生作用，影响疗效，甚至产生不良反应，所以最好用温开水服药，如有特殊要求应提前咨询医生和药师。

三、服用几天停药？

如果药物的作用只是单纯缓解症状，一般症状消失就可以停药。例如感冒药、解热镇痛药都是典型的缓解症状的药物。

如果药物的作用是控制病因，应该按医生要求的疗程服用。例如抗菌药物应服够疗程，症状消失有可能感染还没痊愈，停药容易导致复发，同时可能增加细菌的耐药性。

需要长期服用的慢性病药物尽量不要随意停药，有问题时应尽快求助医生。

儿童作为一个特殊群体，因其生理结构的特点，对合理用药的要求较成年人更高，对于药品标签上用法用量有任何疑问，应及时咨询医生、药师或仔细阅读药品说明书。

参考文献

[1] 韩志刚 . 浅析服药时间对药物吸收的影响 [J]. 中国卫生产业，2012，9（3）：54.
[2] 张述琼，潘莉 . 口服药物最佳服药时间分析 [J]. 临床合理用药杂志，2010，
3（2）：78-79.

［3］陈展曦，陈泰昌.药物服用时间的合理选择[J].临床合理用药杂志，2012，5（36）：38-40.

第六节　一起读懂药品包装盒

儿童药品外包装就像件花花绿绿的裙子，有卡通图案，有水果图案，五颜六色。其实这件"衣裳"可不单单为了保护药品，它还有很多看点，让我们跟随药师一起找"亮点"吧。

一、灵魂拷问"我是谁？"

药品跟宝宝一样，也会有自己的大名、小名，分别叫作通用名和商品名（图20-5）。药品的通用名是指国际上通用的名称，可以是含同一种化学成分的药品，也可以是同一种处方的药品。而商品名是厂家为自己的产品取的名字，每个厂家生产的药物商品名都不同。大家更为熟知的可能是某个药的商品名，但其实通用名更重要。通过药品通用名，可以判断药品联用时是否重复用药。

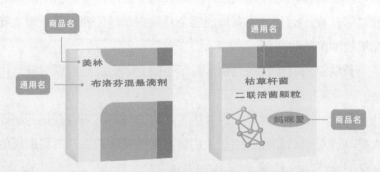

图 20-5　**药品通用名和商品名图示**

二、合法"身份证"

药品批准文号是药品生产合法性的标志。《中华人民共和国药品管理法》[1]规定，生产药品"须经国务院药品监督管理部门批准，并发给药品批准文号"。药品批准文号格式：国药准字 +1 位字母 +8 位数字。字母"Z"代表中药，"H"代表化学药品，"J"代表进口分包装药品，"S"代表生物制品。有批准文号的药品才可以购买和使用（图 20-6）。

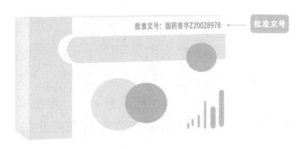

批准文号：国药准字Z20028978 — 批准文号

图 20-6　**药品批准文号图示**

三、"管辖范围"和用量

"适应证"或者"功能主治"，标明了药品的作用范围，可以治疗哪些疾病。而"用法用量"是药品的具体使用方法。儿童的给药剂量是根据体重来计算的，年龄差别越大，药量差异也越大。如果"用法用量"中规定了不同年龄的不同药量，说明是儿童药量；如果"用法用量"只有一种使用方法，这表示的是成人用量，不同年龄儿童使用时需按比例换算，见图 20-7。

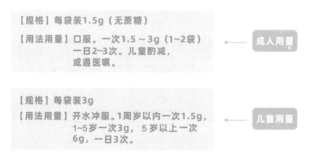

【规格】每袋装1.5g（无蔗糖）
【用法用量】口服。一次1.5～3g（1～2袋）一日2～3次。儿童酌减，或遵医嘱。 — 成人用量

【规格】每袋装3g
【用法用量】开水冲服。1周岁以内一次1.5g，1～5岁一次3g，5岁以上一次6g，一日3次。 — 儿童用量

图 20-7　**药品用法用量图示**

四、特殊标志

国家法规规定麻醉药品、精神药品、医疗用毒性药品、放射性药品、

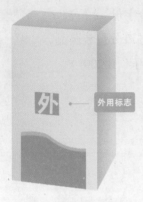

图 20-8　**药品标志图示**

外用药和非处方药的标签，必须印有规定的标志[2]。比如甲类非处方药有红色"OTC"标志，安全性更高的乙类非处方药有绿色"OTC"标志[3]，外用药有红色"外"标志，见图 20-8。

五、使用期限

药盒上的药品有效期，一般在药盒侧面或背面。关注药品有效期，避免服用过期药品对宝宝造成危害。有效期标注格式为"有效期至××××年××月""有效期至××××年××月××日"，或者"有效期至××××.××.""有效期至××××/××/××"。标注到月的有效期到该月的最后一天，如果药品开启，则不再按照"有效期至"确定有效期，因为有效期会明显缩短。

六、该放哪呢？

对贮藏有特殊要求的药品，药品的醒目位置会注明贮藏条件[2]。比如双歧杆菌四联活菌片药盒正面标示"2～8℃"，说明它需要放冰箱贮藏，见图 20-9。

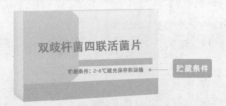

图 20-9　**药品贮藏条件图示**

七、警告和提醒

一些药盒上标有注意事项和禁忌证等，比如金刚烷胺口服液的包装上标了一岁以下婴儿禁用。

由于包装盒上版面有限，如果想了解药品不良反应和注意事项等更多药品信息，可查看药品包装盒里面的药品说明书。

参考文献

［1］全国人民代表大会常务委员会.中华人民共和国药品管理法[Z].（2019-08-26）.
［2］国家食品药品监督管理总局.药品说明书和标签管理规定[Z].（2006-03-15）.
［3］国家药品监督管理局.处方药与非处方药分类管理办法（试行）[Z].（1999-06-18）.

第七节　正确对待药物不良反应

一、药物不良反应是什么？

根据《药品不良反应报告和监测管理办法》，药物不良反应是指合格药品在正常用法用量下出现的与用药目的无关的有害反应。

日常生活中，宝宝服药后出现的呕吐、腹泻、皮疹或荨麻疹等症状，都属于比较常见的药品不良反应。此外，过敏反应、毒性反应、后遗效应、继发感染也都属于药品不良反应。另外，有些药物还会出现致癌、致畸、致突变等严重不良反应。

二、药物为什么会有不良反应？

药物不良反应是药物的固有属性，是天生的，所有药品都有可能引起不良反应，只是表现形式和轻重程度的区别。如果广告宣称某药品"无任何毒副作用"，那意味着也没有治疗效果吧。

三、如何正确对待药物不良反应？

（一）避免不必要的用药——不找事儿

由于使用药物的品种越多，发生不良反应的可能性就越大，故应尽量减少联合用药。切勿迷信新药、贵药、进口药。也不要轻信药品广告，有

271

些药品广告往往夸大药品的有效性，而对其不良反应却只字不提，极易造成误导。

（二）判定是否为药物不良反应——不怕事儿

宝宝服药期间出现了不适症状，一定是药物不良反应吗？当然不一定，也有可能是宝宝疾病进展的表现。

当判断某种不适症状是否与用药有关时，药师通常会采用"药物不良反应因果关系5项原则"做出判断。简单来说，就是：①用药与不适症状出现的时间先后关系；②说明书中是否已有记载；③宝宝的疾病及合并用药情况；④停药后症状是否减轻；⑤再用该药不适症状是否重现。通过上述梳理，家长大概心里也就有谱了。

（三）如何应对药物不良反应？——从容面对

宝宝不舒服时，应及时就医，医生会根据宝宝的病情选择适当的药物治疗，切莫轻信电视网络信息，擅自诊断随意用药！另外，服药时应遵医嘱规定，做到按时、按量、准确服药，不重复用药。

若宝宝服药后出现了不适症状，也应请医生决定是否需要停药，家长们切勿自行改变服药剂量及方式，或擅自更换其他药品。

药物不良反应并不是洪水猛兽，我们不能忽视它，但也无须过分担心害怕。想要防患于未然，减少不良反应的产生，就要从正确认识不良反应开始。出现药物不良反应时，及时就诊、合理处置，一定能将不良反应的危害降到最低。

第八节　出门忘记吃药了，别紧张，这样做

医生开完药后，患者拿回家能不能按医嘱服用药物，与药效能否发挥和不良反应是否发生有直接关系。尤其当忘记服药后，应该怎么办？

一、药物在体内的过程

药物在体内包括分解、吸收、代谢与排泄四个过程，简单来说，就是首先在胃内分解，然后在小肠内吸收入血，接着在肝脏内代谢，最后由肾

脏排泄。口服药物需要进入体循环才能发挥全身治疗作用，而且药物在体内不停地被消除，医生开出的药物，按照医嘱服用后体内药物浓度会达到一个动态平衡，但是一旦忘记服用药物会破坏这种平衡，可能造成药物浓度低于最低有效浓度，随意补服药物可能会造成药物浓度过高，产生不良反应。

二、漏服药物该怎么办?

（1）发现时间在吃药间隔时间的 1/2 以内，这时一般的药物可以采取补服，即按量补服，接下来仍可以按照间隔时间服药。例如你正在服用一天一次的药物，17：00 想起来 8：00 没有服药，这时就可以补服，以后改为 17：00 服药即可。

（2）发现时间超过给药间隔时间的 1/2，这时则不必补服，只要下次按时服药即可。例如还是服用一天一次的药物，如果第二天 6：00 才想起昨天 8：00 忘记服药，显然发现时间已超过服药间隔时间的 1/2，则不必补服。

（3）千万不能随意加倍服用。漏服一次，下次服药时补上漏服的量，即一次服用 2 倍的用量，这会造成人体短时间内药物浓度过高，药物的毒性会相应增强，甚至还可引起药物中毒。尤其高血压、糖尿病患者在服用降压药、降血糖药时，加倍服用可能危及生命。

当然，这些方法不是对所有的药物都适用，如有些药物毒副作用较大，或药品说明书中明确提示漏服后不能补服，则不要补服，以免引起不良反应；还有些营养补充剂如维生素、铁剂、钙剂、氨基酸等，发现漏服时，一般是不需要补服的（当然也可以补服）。所以最好的做法是在发生漏服时，及时咨询医生或药师。

三、防漏服药物小妙招

（1）定闹钟：现在人们一般随身携带手机，利用手机闹钟或者备忘录可以有效提醒服药时间，大大降低漏服概率。

（2）服药日历：长期服药的慢性病孩子，家长可以根据服药时间制作小日历，每次服完药物后在相应位置做标记，结合定闹钟法，既可以降低漏服概率，又可以避免出现"忘记是否服过药物"的问题。

（3）使用分类药盒：分类药盒随身携带，大多有提醒功能。

第九节　输液暗藏风险

一、寻根求源，输液原来是治这类病的

1831 年，霍乱肆虐西欧。苏格兰医生托马斯·拉塔（Thomas Latta）尝试用煮沸后的盐水注入一名奄奄待毙的重症患者静脉，补充因霍乱导致上吐下泻丢失的体液，患者奇迹般地活了过来。输液成为当时重症救治的利器。

然而第一代输液系统由广口玻璃瓶和天然橡胶制造的管路组成，很容易被空气或管路中的细菌污染。输液时因细菌污染引起的高热、寒战、发绀、休克等输液反应成为医生与药师的最大困扰。1971 年美国的 25 家医院 387 例患者因输入在制作过程经玻璃瓶口渗入细菌的 5% 葡萄糖液，致使 50 例患者死亡。

虽然之后不断改良完善，输液容器从玻璃、塑料、聚氯乙烯（polyvinyl chloride，PVC）发展为现在的非 PVC 软袋，形成全密闭静脉输液系统，大大减少了空气引入的污染。但输液穿刺带来的外渗、空气栓塞、血液感染等，输液药物直接进入人体带来的微粒污染，以及相比口服产生更高的不良反应风险等都不可完全避免。

所以输液只是治疗疾病的一种给药途径，存在优势也伴有风险。输液仅适用于口服困难或不能口服的患者、急症患者、重症患者等。

二、好得快还是"走"得快，爱恨就在一瞬间

很多人认为输液疗效好、作用快，感冒发热、疲劳甚至食欲不佳都要求来一针，甚至很多老人每年还要输液"通通血管"。但你知道吗？口服时药物需经过消化道、肝脏代谢等才能进入人体循环，而输液时药物直接进入人

体循环，很快分布到全身。所以输液不仅见效快，不良反应发生也快！

根据 2019 年《国家药品不良反应监测年度报告》，儿童药品不良反应事件中，注射剂占 77.6%，口服制剂占 16.4%。提示儿童作为特殊用药人群，受器官发育尚未完全等因素影响，对药物更为敏感，耐受性较差，其注射用药风险需重点关注。

输液常见的不良反应包括过敏反应、热原反应、局部刺激、溶血反应、水电解质紊乱、容量负荷等。这些反应不仅发生在刚开始输液时与输液过程中，甚至可发生在输液结束后一段时间。

并且输液品种越多、用药时间越长，药品之间发生相互作用的概率越大，而且药品中本来极少存在的内毒素与不溶性微粒成倍累加。微粒一旦输入人体是排不出去的，大量微粒长期存在会导致微血管血栓、肺动脉栓塞、肉芽肿等伤害，有时甚至还可致癌。

而最可怕的是输液药物、杂质甚至药液的温度、浓度、输液速度等因素都可以引发输液反应、过敏性休克等。轻则高热、寒战、面部四肢发绀，重则昏迷、休克，甚至死亡。

三、治病还是致命，关键在于能否合理使用

输液只是一种临床治疗方式，需要医生根据病情合理选择使用。并且输液过程需加强监护，输液时不要随意外出，应让医护人员随时了解患者状况，以便发生意外时可以得到迅速有效的救治。

2017 年有关部门发布《关于加强基层医疗卫生机构静脉输液管理的通知》，明确说明像普通感冒、病毒性咽喉炎等 53 种常见病、多发病，原则上不需要输液治疗。涉及宝宝的有：病程 3 天以内，体温 38℃以下，精神状态好的上呼吸道感染；轻度脱水可以口服补液的小儿腹泻；轻度喘息的毛细支气管炎；无发热、精神状态好，血常规正常的手足口病或疱疹性咽峡炎。可见很多常见疾病都是不需要输液的。

所以输液治病还是致命，关键还是在于能否合理使用。输液不是万能的。输液是有风险的。请记住："能口服，不输液"，合理用药真的很重要！

第十节 药，怎么贮藏？

我们都知道药品过期了就不能再使用，应作为有害垃圾处理。但是，如果没有正确贮藏药物，即使没有过期，药品的质量也难以保证了，药品到底该怎么贮藏呢？

一、药品贮藏条件哪里找？

那么多种药品，怎么贮藏记不住啊，或者问过药师，但到家就忘记了。其实药品包装或说明书里就有关于药品如何贮藏的标准答案。药品外包装会印有关于药品的主要信息，非常简明扼要，按照"贮藏"要求保存药品即可；除此以外，药品说明书末尾处也会标明。

二、药品贮藏条件看不懂？

知道了在哪里可以查找药品贮藏信息，但是这简短的几个字到底是什么含义呢？多少摄氏度算室温？阴凉与凉暗差别在哪里？是不是觉得每个字都懂，但又似懂非懂？药品贮藏其实就像皮肤保养，是药品与阳光、空气、水的相处之道，总结起来就是适宜温度，加上"防晒""防潮"，药品就能安全地等待不时之需了。

（一）适宜温度

高温会影响药品稳定性，在药品贮藏过程中一定要注意，记住10℃、20℃、30℃这三个阶梯（表20-1）。

表20-1　药品贮藏条件及释义

贮藏条件	释义
冷处	通常指2～10℃
阴凉	不超过20℃
凉暗	不超过20℃且避光
常温	10～30℃

如果药品未注明温度要求，通常为室温保存，但夏季气温高，药品要

放在家里凉快一点的地方，避免药品日晒导致高温，影响药品质量。

阴凉和凉暗在温度要求上均为20℃以下，家庭中很难精确控制，我们可以放在冰箱的冷藏室内，注意不要贴壁，以避免结冰，建议单独放在一个盒子内，或放在冰箱门侧。如果需要储存药品，冷藏室温度设置一定要满足药品贮藏要求。

（二）"防晒"——遮光保存

用不透光的容器包装，如棕色容器或用黑纸包裹的无色透明、半透明容器，常见的需遮光保存的药品有维生素C片、硝酸甘油，你会发现它们会用棕色玻璃瓶包装。

（三）"防潮"——密封保存

瓶口密封，防止药品吸潮、风化并能防挥发（如酒精、碘酒）以及异物进入。所有药品打开后都要记得拧好盖子，那是它的"防护罩"，保护好药品，药品才能治愈我们。

三、药品贮藏也需"药以群分"

家庭小药箱要注意药品分类存放，一来方便取用，二来不易混淆（表20-2）。

表 20-2　**药品贮藏分类原则**

分类原则	具体分类
用药人群不同	儿童用药、成人用药
药品用途不同	急救药、常规药
购买来源不同	处方药、非处方药
药品成分不同	化学药品及生物制剂、中成药及药材饮片
给药途径不同	内服药、外用药

特别要注意的是高警示药物如抗肿瘤药物以及需要特殊管理的药物如镇静催眠药，要严格保管，标记清楚，以免拿错、误服而发生危险。药品应放在儿童接触不到的地方，防止误服。

第十一节　药品打开后

很多家长咨询药师说：家里上次用的退烧药、止咳糖浆没用完，但开封有几个月了，还能继续吃吗？药品开封后能保存多久？

一、"有效期至"还有效吗？

儿科药量按照体重计算，从新生儿至14岁儿童体重差别大，剂量差别随之加大，再则有些药品尚未有儿童专用规格，所以绝大部分药品都可能成为多剂量药品，不能一次用完，而启用后剩余的药品还能依据包装上的"有效期至"确定使用期限吗？事实上，药盒上的有效期是指药品未开封时的使用期限，一旦打开包装，药品使用期限会明显缩短。

二、打开后能用多久？

药品开封后的使用期限，主要受药物自身稳定性和外界因素影响，其中外界因素包括空气、光、温度、湿度、酸碱度、微生物、金属离子等。药品开启后，药品接触的环境改变了，已经不再按照有效期的推断方法计算使用期限。比如片剂、颗粒剂、散剂等固体制剂粒度小，吸湿性强，开启后容易吸收空气中的水分而潮解变质。糖浆剂、中药合剂、口服液，混悬剂等液体制剂开启后达不到生产时的十万级空气净化的洁净度要求，容易遇细菌酸败发霉，变质过期。儿科药物常用剂型启用后，在正确的贮藏条件下，未污染时的使用期限见图20-10，家长可参考。

三、药师有妙招

药品开启后储存环境差异大，使用期限差异也随之加大。药师有何妙招，使开启后的药品使用期限最长而不提前变质呢？

（一）对照"贮藏"条件（图20-11）

所有药品必须严格按照贮藏条件保存，否则会在有效期之前变质失效，开启后的药品也是这样。比如大部分益生菌需2～8℃冰箱保存，开启后仍需放冰箱保存；有些药物需遮光保存，开启后也需继续用深色包装遮光。

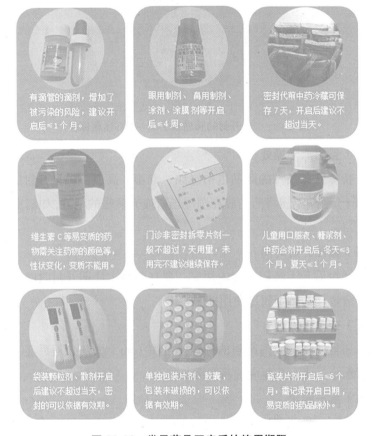

图 20-10　**常见药品开启后的使用期限**

图 20-11　**药品"贮藏"图示**

（二）特殊的胰岛素

　　未开封的胰岛素需要 2 ~ 8℃冰箱保存（图 20-12），但已开启的胰岛素可放在室温阴凉处保存 28 天，不必再放入冰箱冷藏，反复冷热交替容易导致胰岛素变性失效。同样，装上笔芯的胰岛素笔也不能放入冰箱内，而且有被细菌污染的风险。

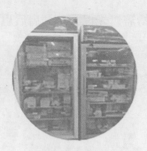

图 20-12   未开封的胰岛素于 2 ～ 8℃冰箱保存

（三）置阴凉干燥处

没有特殊贮藏条件的药品也怕光照、潮湿、高温，一旦开封后，需要放在阴凉干燥处。不能将药品放在潮湿场所或光照强的地方，如浴室、厨房、阳台等。

（四）标注开启时间

药品开封后若无法短时间内用完，要在包装上注明开封时间，以便下次使用时清楚药物是否超过使用期限。

（五）去除干燥剂

药品一旦开封，瓶内所附的棉球（纸团）和干燥剂必须丢弃，否则它们会吸附水分，成为药瓶内的污染源。

（六）清洗滴管

像布洛芬混悬滴剂这种附带滴管的药品，每次用完滴管后需用温开水冲洗干净，晾干后备用。被污染的滴管直接接触药品时，容易造成瓶内药液污染。

四、知其常，识其变

开启后的药品由于季节、气候的变化及每个家庭的贮藏条件各不相同，使用期限可变性大，学会识别药品是否变质显得非常重要。家长们必须查看药品包装上"性状"一项，了解该药品正常的颜色、形状、气味、味道等重要信息（图 20-13）。一切异常情况都视为变质失效，不管是在有效期内，还是刚开启不久，这是判断药品能不能用的重要依据。儿童药常用剂型及变质的特征见图 20-14。

【性状】本品为类白色混悬液，味酸甜。

…分。详见说明书。

图 20-13　药品"性状"图示

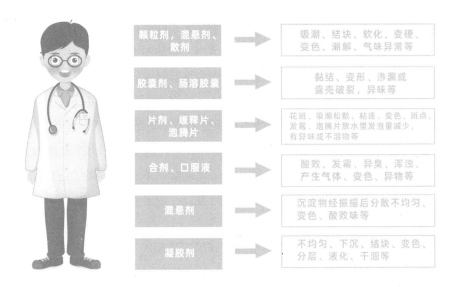

图 20-14　药品变质特征

第十二节　感受正确服药的力量

孩子是每个家庭的希望，家长们对孩子的保护丝毫不敢松懈。当孩子出现不适时，一些家长选择直接就医，一些家长选择适当观察，还有一些家长常常根据经验自行喂药，殊不知儿童用药可没那么简单。如果服药方法不对，就会影响药物的疗效，甚至会产生不良反应，希望大家能正确服药。

一、用药前认真阅读说明书

正确服药首先要做到用药前仔细阅读药品说明书，一定要遵守说明书规定的用法用量或遵医嘱服药。

（1）药品名称：正规的药品说明书都有药品的通用名称、商品名称、英文名称。不同厂家生产的同种药品通用名称相同，但商品名称却不相同，比如我们常说的退烧药"美林""迪尔诺"，其实是商品名称，它们的通用名称都是"布洛芬混悬液"，大家在购买和使用时需要特别注意，避免重复用药。

（2）成分：家长在自行购买使用药品，尤其有联合用药的情况时，一定要注意阅读药品成分，避免重复用药。例如很多治疗感冒的复方制剂中含有对乙酰氨基酚，对乙酰氨基酚和布洛芬是被世界卫生组织推荐的儿童退烧药，整体安全性是可靠的。但是，如果超剂量给予退烧药，会让宝宝承担很大的用药风险，有可能造成重要器官如肝脏或肾脏的损伤。

（3）适应证与用法用量：阅读说明书上的适应证、功能主治及用法用量等信息，在使用非处方药时可以简单判断一下与患儿症状是否相符，对症下药，若自己无法判断病情或用药事宜，则需要咨询专业的医生或者药师，避免造成病情的延误。

（4）不良反应：药品说明书上所列的不良反应不是每个人都会发生，如果出现相关的不良反应，不要惊慌，应该咨询医生及时停药。

（5）禁忌：要注意患儿是否能服用该药，有些药物是有明确禁忌人群或禁忌证的。

（6）有效期：购买使用时需要查看药品是否在有效期内，超过有效期的药品无论是否变质都不可使用，从而避免对身体造成伤害。

（7）性状：如果药物虽然在有效期内，但是性状发生改变，与说明书中不符，也应该避免使用。

（8）注意事项：主要是对服药方法和服药时间的相关要求，例如益生菌散剂会标明冲服时的水温。

（9）贮藏：应该注意药物的保存条件，以免影响药物疗效。

（10）药物相互作用：当患儿同时服用多种药物时，一定要注意阅读药品说明书中的该项内容，避免不合理用药。

二、常用药物正确服用方法

（一）经胃肠道给药制剂的服用方法

（1）片剂：是我们日常最常用的，也是种类最多的剂型。除了普通口服片外，还有含片、咀嚼片、泡腾片、分散片、缓释片、控释片等，而且儿童用量与成人大不相同。片剂服用注意事项见图 20-15。

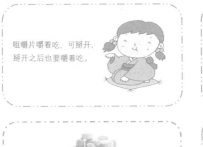

咀嚼片嚼着吃，可掰开，掰开之后也要嚼着吃。

泡腾片一定在水中完全溶解后再服用，如果宝宝太小，普通片、分散片也可以用水溶解后服用。

缓释片、控释片、肠溶片、含片一般不能掰开或碾碎服用。

缓释片、控释片可以掰开的药物都会有刻痕，沿着刻痕整齐掰开服用。

图 20-15　**片剂服用注意事项**

（2）胶囊剂：胶囊有软硬之分，硬胶囊是将一定的药物及适当的辅料制成均匀的粉末或颗粒，填充于空心胶囊中制成的，软胶囊是将液体药物经处理密封于软质囊材中。通常不宜将胶囊拆开服用（图 20-16）。

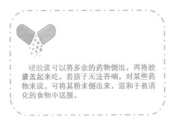

硬胶囊可以将多余的药物倒出，再将胶囊盖起来吃。若孩子无法吞咽，对某些药物来说，可将其粉末倒出来，混和于易消化的食物中送服。

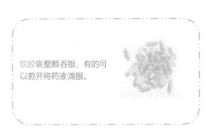

软胶囊整颗吞服，有的可以剪开将药液滴服。

图 20-16　**胶囊剂服用注意事项**

（3）颗粒剂：一般用水冲服，但要注意分辨说明书或包装上标注的是"开水""温开水"还是"凉开水"。某些颗粒剂则有特殊服法，服用前一定要仔细阅读说明书或咨询医生、药师。干混悬剂不能直接吞服，因为干混悬剂一般为细小的粉末，容易呛入气管引起窒息，应用水调化混匀（图20-17）。

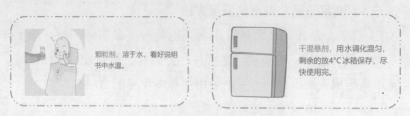

颗粒剂，溶于水，看好说明书中水温。

干混悬剂，用水调化混匀，剩余的放4℃冰箱保存，尽快使用完。

图 20-17　颗粒剂服用注意事项

（4）丸剂与散剂：要分清内外服，并非所有看起来是丸状的都能口服，比如复方丁香开胃贴里面有三颗药丸，曾有粗心的家长误以为是口服的，但其实正确用法是用贴纸每次把一颗药丸固定在肚脐处外用。又比如回春散、小儿葫芦散是口服，而银胡感冒散是外用的（图20-18）。

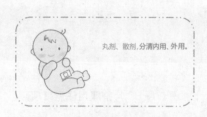

丸剂、散剂，分清内用、外用。

图 20-18　丸剂与散剂服用注意事项

（5）泡腾片：泡腾片在崩解过程中会产生大量的二氧化碳气体，所以在使用中必须先将泡腾片放入适量的温开水中，待其完全溶解后再给孩子服用（图20-19）。

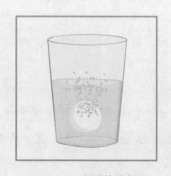

图 20-19　泡腾片崩解图

（二）非经胃肠道给药剂型的服用方法

（1）栓剂：儿科常用的栓剂是肛门栓，使用前请仔细阅读说明书，洗净双手，或使用指套、手套，将栓剂（直肠栓）推入距肛门约2cm处，合拢双腿并保持侧卧姿势15分钟，以防栓剂被挤出（图20-20）。使用栓剂前，最好排出大便。

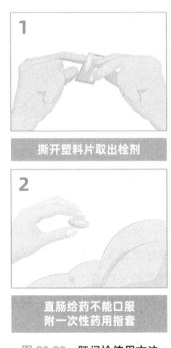

图 20-20　**肛门栓使用方法**

（2）外用肚脐贴：说明书中对贴敷时间有明确说明的，建议按照说明书使用；说明书中对贴敷时间没有明确说明的，建议每次贴敷时间8～12小时，根据宝宝体质调整贴敷时间或遵医嘱使用。如果宝宝对肚脐贴过敏，一般无须特殊处理，停敷3～5天即可恢复，严重者要到医院进行处理。在敷贴肚脐贴之前，可用温水对肚脐周围皮肤进行清洁，既可促进药物吸收，又可以缓解皮肤不适。对于有脐部疾患或者脐部皮肤破溃的患儿禁用肚脐贴。

（3）雾化吸入药（图20-21）：通过雾化装置将液体转变为微小雾滴，通过吸入方式沉积于呼吸道从而起到治疗作用，其直接作用于局部病灶部位，起效快，不良反应少，操作简便，患儿依从性高，在儿科疾病中被广泛应用。

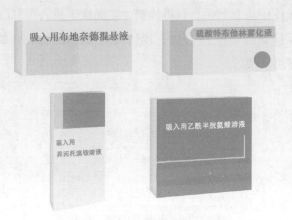

图 20-21 **常用雾化吸入药物**

①雾化吸入前：对于婴幼儿和儿童，为保持平静呼吸宜在安静或睡眠状态下治疗，前 30 分钟内不应进食。

②雾化吸入治疗中：a. 按医嘱将药液配置好放入雾化吸入器内，如采用氧气驱动雾化，应调整好氧流量 6 ~ 8L/min，观察出雾情况，注意勿将药液溅入眼内。b. 采用舒适的坐位或半卧位，用嘴深吸气、鼻呼气方式进行深呼吸，使药液充分达到支气管和肺部。c. 密切关注患者雾化吸入治疗中潜在的药物不良反应。

③雾化吸入后：a. 使用面罩者嘱其及时洗脸，或用毛巾擦干净口鼻部以下的雾珠，以防残留雾滴刺激口鼻皮肤引起皮肤过敏或受损。婴幼儿面部皮肤薄，血管丰富，残留药液更易被吸收，需及时洗漱。b. 年幼儿童可用棉球蘸水擦拭口腔后，再适量喂水，特别是使用激素类药物后，以减少口咽部的激素沉积，减少真菌感染等不良反应的发生。c. 及时翻身拍背有助于使黏附于气管、支气管壁上的痰液脱落，保持呼吸道通畅。

三、儿童服药常见错误

（一）内服药常见错误

（1）拌药：不要把药拌进母乳、糖水、蜂蜜水、果汁、牛奶中让宝宝服用，因为这样做可能会影响药效、降低药物的活性。

（2）碾碎药物：对于胶囊、双层糖衣片、肠溶片、缓释片、控释片等，不能碾碎服用。因此，也不推荐不会吞服的儿童使用上述剂型的药物。

（3）强行喂药：强行喂药甚至捏着宝宝鼻子强行灌药，可能会导致宝宝呛咳，严重时还会使药物进入呼吸道引发窒息，更会给宝宝心理造成阴影，使孩子今后更加讨厌吃药。

（4）一次忘记就加量用药：漏服一次，下次服药时补上漏服的量，即一次服用2倍的用量，这会造成人体短时间内药物浓度过高，药物的毒性会相应增强，甚至还可引起药物中毒。发现时间如在吃药间隔时间的1/2内，一般采取补服办法，可以按量补服，接下来仍可以按照间隔时间服药，但有些药毒副作用较大，或药品说明书中明确提示漏服后不能补服，则不要补服，以免引起不良反应。如果已超过服药间隔1/2的时间，则不必补服，只要下次按时服药即可。当然，这些方法不是对所有的药物都适用，最好在发生漏服时，咨询医生或药师。

（二）外用药常见错误

（1）用大量乙醇退烧：小儿发热时用大量高浓度乙醇擦浴，可致乙醇吸收中毒，引起呼吸困难、昏迷。

（2）滥用贴剂：外用贴剂贴敷时间太长易引起接触性皮炎，特别是新生儿。当贴剂部位出现发红、瘙痒、脱皮、起疱等症状时应立即停止使用。

（3）药物浓度过高：局部外洗药物未按规定比例稀释使用，如外用高锰酸钾片未按规定浓度稀释，易造成局部皮肤灼伤。

（三）不遵守服药时间的要求

（1）一日1次：一般选择在饭后固定的时间点按时服用；"一日2次"则指每12小时服用1次；"一日3次"并不是随着一天三顿饭服，通常是指每8小时服用1次。

（2）顿服：这可不是说每顿饭后都服药，而是指把一天用药量一次性服下，比如阿奇霉素。

（3）饭前服用：即饭前15~30分钟服用。如胃黏膜保护剂宜饭前服用，可保护已损伤的胃黏膜免受食物刺激。抑制胃酸分泌的药也宜饭前服用。

（4）空腹服用：通常是指饭前1小时或饭后2小时服用。一些肠溶片药物需要迅速通过胃到达肠道发挥作用，要空腹用药；中药补益类药物也建议空腹服用。完全空腹则是指清晨的空腹。

（5）饭后服用：即餐后半小时服药。对胃黏膜有刺激性的药物、助消化的药物宜在饭后服用，多数止咳祛痰药对消化道有刺激作用，所以也应饭后服用。

（6）睡前服用：即睡前15～30分钟服用。补钙药一般宜临睡前服用，因为人体血钙水平在午夜至清晨最低，睡前服用可使钙得到充分的吸收和利用。睡前吃抗过敏药物可以减少其不良反应。平喘药也应睡前服用，因为哮喘症状易在凌晨急性发作，睡前服用可预防凌晨突然发病。

第二十一章　用药，你学会了吗？

第一节　物理降温，没那么要紧

宝宝发热，很多妈妈的第一反应是不能乱用抗菌药物和消炎药，应该尽量用物理降温。然而，物理降温没那么要紧，时机选不对，反而会增加宝宝的不适感。

一、发热的分期

根据体温的变化，发热分为体温上升期、体温持续期和体温下降期。

（1）体温上升期：发热开始阶段，此时机体产热＞散热，这是因为发热激活物或致热原导致体温调定点上调，此时体温低于调定点，中枢的调节活动使产热增多、散热减少，临床表现为畏寒、皮肤苍白，重者有寒战表现。

（2）体温持续期：产热和散热在较高水平上趋于相对平衡状态。临床表现为皮肤发红、干燥。

（3）体温下降期：随着发热激活物、致热原的消失，体温调定点降至正常水平。此时体温高于调定点，散热增加而产热趋于正常，皮肤血管进一步扩张，临床表现为大量出汗[1]。

二、什么情况下需要物理降温？

在体温上升期，宝宝本身就觉得冷，畏寒，这时再给宝宝物理降温，会增加宝宝的不适感。而且即使体温降下来，由于调定点没有发生变化，中枢调节功能会使体温继续升高。

在体温持续期和体温下降期，如果宝宝觉得热，这时进行物理降温可以增加宝宝的舒适度，如果宝宝觉得不热，也就没有必要进行物理降温了。相关指南明确指出虽然在对乙酰氨基酚退热基础上联合温水擦浴短时间内退热效果更好些，但会明显增加患儿不适感，不推荐使用温水擦浴退热，更不推荐冰水或乙醇擦浴方法退热[1]。

但是如果是中暑则必须进行物理降温[2]，因为中暑时体温调定点没有变，而是机体的热量太多不能及时散热导致的。

三、如何正确物理降温？

给宝宝进行物理降温时，以提高舒适度为主要目的，需要注意以下几点：

（1）不要用乙醇擦浴：虽然用乙醇擦浴降温的效果比用水更好，但是却不适用于宝宝。因为宝宝的皮肤非常娇嫩，乙醇容易通过皮肤吸收进入血液。所以在给宝宝物理降温的时候，尽量不要选择这种方法。

（2）温水擦浴：用温水擦浴是一种很好的物理降温方法，适合各年龄段的儿童。水的温度一定要适度，一般水温为 32 ~ 34℃，以宝宝的舒适度为主要判断标准。重点擦拭腋窝、肘窝、手心、腹股沟、腘窝，以促进散热。时间不要超过 20 分钟，以免宝宝着凉。

（3）其他物理降温方法：物理降温方法有很多种，如冷湿敷、灌肠降温等，根据宝宝的实际病情，可以咨询医生，以便给宝宝安全舒适的物理降温。

总之，给宝宝物理降温，一般以提高宝宝舒适度为主要目的，宝宝如果在物理降温过程中哭闹，则需要改变方法，或者停止物理降温。

参考文献

[1]罗双红，舒敏，温杨，等 . 中国 0 至 5 岁儿童病因不明急性发热诊断和处理若干问题循证指南 [J]. 中国循证儿科杂志，2016，11（2）：81-96.
[2]全军热射病防治专家组，全军重症医学专业委员会 . 中国热射病诊断与治疗专家共识 [J]. 解放军医学杂志，2019，44（3）：181-196.

第二节 测量体温的技术

一、常见体温计

目前常用的体温计有水银体温计、红外线体温计、电子体温计（图 21-1）。

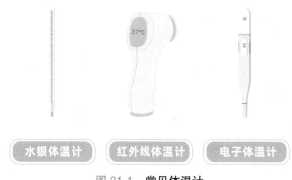

水银体温计　　红外线体温计　　电子体温计

图 21-1　常见体温计

（1）水银体温计：因宝宝比较多动，且不受控，水银体温计易破碎并导致汞暴露，所以不是宝宝测量体温的理想工具。

（2）红外线体温计：疫情期间，公共场合最常见的体温计，测得的耳温与水银或电子体温计测得的肛温差距不大，若差值在 1.8℃以上，则多次测得取平均值可提高测量准确度[1]。

（3）电子体温计：儿童测量肛温和腋温时，电子体温计与水银体温计测量温度相差很小，是替代水银体温计测量体温的理想工具之一[1]。

二、怎么测体温更准确？

我们首先要知道不同个体体温是有差异的，老年人体温稍低，女性月经前和妊娠期体温稍高。即使是同一个人，在不同时间，体温也稍有变动，一般上午温度较低，下午较高，剧烈活动或者进食后体温都稍高，所以固定一个时间测量体温可以更加准确地知道患者的体温变化。

不同部位、不同体温计，测量的体温是不同的，那么都有哪些常见测量体温的方式？又有哪些注意事项呢？

（1）腋温测量：是目前最常用的一种方式。如果是水银体温计，测量前把刻度甩到35℃以下，然后放于腋下（腋窝无汗），把体温计夹紧，5～10分钟后取出、读数，电子体温计时间稍短。人体腋窝温度正常值为36.0～37.4℃。

（2）直肠测温：直肠测温最准确（中性粒细胞减少的患儿禁止直肠测温）。具体步骤如下：①孩子脸朝下躺在操作者的腿上；②将凡士林涂在体温计上；③轻轻将体温计插入孩子的肛门，直到银色提示不可见；④水银体温计留置大约2分钟，电子体温计留置1分钟。直肠温度正常值为36.9～37.9℃。

（3）口温测量：主要用于4岁以上且能配合者。①进食任何冷或热的食物后，需要等待至少30分钟；②用凉水和肥皂清洁体温计，随后将其冲洗干净；③体温计尖端置于孩子舌下并朝向口腔的后方，用嘴唇（而不是牙齿）固定住体温计，确保嘴唇紧密贴合体温计；④水银体温计留置3分钟，电子体温计留置1分钟。口腔温度正常值为36.7～37.7℃。

（4）鼓膜测温：直肠温度（肛温）是最准确的，当无法操作时，经校正的口腔温度或鼓膜温度可替代[2]，其中测量鼓膜温度适用更广，不需要患儿的配合。测量时把耳朵向后拉，耳温枪插入至少保持2秒，准确度可能受出汗或者血管变化的影响。

参考文献

［1］罗双红，舒敏，温杨，等.中国0至5岁儿童病因不明急性发热诊断和处理若干问题循证指南[J].中国循证儿科杂志，2016，11（2）：81-96.

［2］NIVEN D J, GAUDET J E, LAUPLAND K B, et al. Accuracy of peripheral thermometers for estimating temperature：a systematic review and meta-analysis[J]. Ann Intern Med，2015，163（10）：768-777.

第三节 滴耳剂的使用方法

一、滴耳朵前的准备——洗手、温药、轻轻摇（图 21-2）

打开药品前一定先用香皂把手洗干净，防止手部的细菌通过接触，污染药液感染宝宝。如果耳内有脓，还要用湿纸巾清除脓液并保持耳内干爽，以便药液更好地吸收。但别忘了清理后要再次洗手。

然后把药瓶放手心握几分钟，或者放在 40℃ 左右的温水中温一温，让药液温度与体温更加接近。这样可以防止低温药液打破内耳温度平衡，刺激内耳前庭器官引起头晕、恶心。

使用前别忘了把药瓶轻轻摇一摇，让药液更加均匀，这样效果会更好。

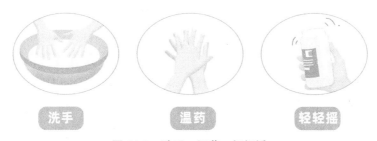

洗手　　　温药　　　轻轻摇

图 21-2　**洗手、温药、轻轻摇**

二、滴耳朵时的要点——偏头、轻拉、缓缓滴

滴耳朵时宝宝可以头歪向一边或侧躺在床上，让外耳道口向上。然后将耳郭向下和向后拉伸以打开耳道，便于药液滴入耳道内。滴的时候，不要将药瓶口伸入或触碰耳道壁，以免耳道壁上的细菌从瓶口进入瓶内污染滴耳剂。

然后按照医生要求的滴数，将药液沿着耳道壁缓缓滴入。并用手指轻轻按压耳屏 3 ~ 5 分钟，帮助药液流入耳内，见图 21-3。

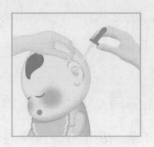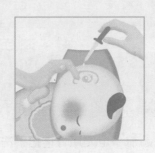

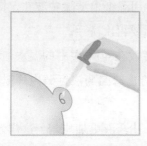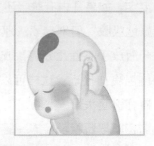

图 21-3　**滴耳朵要点**

三、滴耳朵后别忘记——耳浴之后放好药

　　药液滴入耳朵后，不要马上活动，要保持姿势 5 分钟以上，让药液和耳朵有炎症的部位接触较长时间，即进行耳浴，以发挥更好疗效。用药后要拧紧瓶盖，按照药品说明书要求的贮藏条件保存，记得药物一定远离宝宝，以免宝宝误饮、误食。

　　滴耳剂一旦打开与外界接触，就会因氧化、受潮、微生物污染等加速变质。所以药品打开后不能再按照有效期使用。如果药品没有特殊要求，滴耳剂按照贮藏条件保存，一般在开启后 4 周内尽快使用。

第二十二章　是故事，而不是事故

第一节　酒与药，预见悲剧

一、服用哪些药物的前后不能饮酒?

（一）抗菌药物

服用头孢菌素如头孢哌酮，硝基咪唑类如甲硝唑等后饮酒可引起双硫仑样反应，表现为四肢无力、嗜睡、眩晕、幻觉、头痛、恶心、呕吐、胸闷、全身潮红、虚脱、惊厥，甚至血压下降、呼吸抑制、休克等。轻者可自行缓解，重者应及时采取必要的措施进行救治，因此患者在使用以上两类药物前2日应禁酒，且用药后1周要避免饮酒以及服用含有乙醇的饮料和药品。

（二）解热镇痛药

阿司匹林、布洛芬、双氯芬酸等，如果服用该类药物时大量饮酒，可使胃肠道黏膜受到药物和乙醇的双重刺激，甚至引起消化道溃疡或出血。

（三）吗啡

乙醇与吗啡合用会产生协同作用，可能引起中毒，甚至死亡。

（四）降压药

硝苯地平、肼苯达嗪、地巴唑等与酒同服，很容易出现低血压。

（五）抗心绞痛药

硝酸异山梨酯、硝酸甘油及硝苯地平等药物在服药期间饮酒可引起血管过度扩张，导致剧烈头痛、血压骤降甚至休克。

（六）利尿药

呋塞米、氢氯噻嗪等能通过排尿降低血压，乙醇有扩张血管作用，服用利尿药的同时饮酒，可能出现头晕、直立性虚脱等症状。

（七）降糖药

格列苯脲、二甲双胍、胰岛素等服药期间大量饮酒可引起头昏、心慌、出冷汗、手发抖等低血糖反应，严重者可发生低血糖昏迷。

（八）止血和抗凝药

乙醇可以抑制凝血因子，对抗止血药物的作用，使止血药的作用降低。

（九）镇静催眠药

地西泮、硝西泮、氯硝西泮、三唑仑、巴比妥类及水合氯醛等镇静催眠药，与乙醇合用会引起嗜睡、精神恍惚、昏迷、呼吸衰竭，甚至死亡。

（十）抗癫痫药

长期饮酒可降低苯妥英钠的浓度和疗效，但服药同时大量饮酒可增加血药浓度；服用丙戊酸钠期间饮酒，可增强中枢抑制作用。

（十一）抗过敏药

苯海拉明、氯苯那敏、赛庚啶等与酒同服，可引起嗜睡、精神恍惚、昏迷等。

（十二）抗抑郁药

服用丙咪嗪和多塞平等抗抑郁药期间饮酒，可产生中枢镇定作用。

二、哪些途径会摄入酒精？

（1）白酒、啤酒等酒制品。

（2）酒心巧克力、醉蟹等添加酒精辅料的食物。

（3）复方甘草液、藿香正气水、氢化可的松注射液、细辛脑注射液、尼莫地平注射液、伏立康唑冻干粉、血栓通注射液等含有酒精的药物。

（4）接触酒精的特殊途径：酒精擦浴、滴耳等方式，使酒精通过皮肤吸收。

三、药师建议

不论使用何种药物，在治疗期间均不应饮酒，以保证疗效，避免肝、肾损害等。

第二节　泡腾片，藏不住的危险

大家好，我的名字叫"泡腾片"，我可不是普通的药片，我是不能直接吞服的，不然会出事故的。曾经有一位年轻母亲将我直接放进一个 18 个月大的宝宝嘴里，结果导致该宝宝窒息，终因脑部缺氧死亡。为什么会酿成如此悲剧呢？接下来我会详细地做一下自我介绍。

一、泡腾片是什么？

我是加有泡腾崩解剂的一种片剂，一般个头都比较大，所谓泡腾崩解剂通常是指有机酸和碳酸钠、碳酸氢钠（小苏打）的混合物，遇水可产生大量的二氧化碳气体，使片剂迅速崩解。

二、我的溶解之旅

把我放入水中之后，会发生化学反应，产生大量的二氧化碳，使我迅速崩解和溶化，崩解产生的气体有时还会使我在水中上下翻滚，以加速崩解和溶化。产生的二氧化碳部分溶于水中，饮用时具有汽水般的口感。

三、我优秀，故我在

相比于其他药物剂型，我有很多优点：①我崩解快、服用方便、起效迅速；②我更容易被人体吸收（生物利用度高），能提高疗效；③我口味更佳，是经过了调味的，服用时易于接受；④我尤其适用于儿童、老年人及吞服药丸困难的患者。

四、解锁泡腾片的正确服用方法

将泡腾片放入适量的温开水中，待气泡完全消失，即药物全部溶解后摇匀服下。

五、使用泡腾片需注意什么?

（1）现喝现泡，放置过久，溶解于水中的药物会因氧化而失效。

（2）无须使用高温开水溶解，一般40℃左右的温水即可，水温过高会影响某些药物的疗效。

（3）不能使用茶水或饮料冲泡，以免发生化学反应，生成有害物质或使药效降低。

（4）儿童需在家长看护下服用，切勿让儿童自行服用。

（5）严禁直接口服或含服。

（6）按说明书妥善储存，若密闭不严、受热或受潮，出现不溶物、沉淀、絮状物等，不宜再服用。

第三节　一场由西柚引发的药物冲突

西柚，想必大家都熟悉吧，又名葡萄柚，其外形似橙子，表皮比橙子光滑，味道比橙子浓郁。其果汁酸甜略有苦味，口感舒适。因西柚富含维生素C和天然矿物质钾，具有多种营养保健功效，一直以来都很受人们的喜爱。

然而，并不是任何时候都适合进食西柚。西柚中含有的活性成分可以干扰许多药物的正常代谢，使血液中药物浓度增高，进而引起许多不良反应，如导致头晕、恶心、心悸、心动过速、倦怠乏力、血压降低、卒中（中风）及心脏病发作等。

20世纪90年代首次发现西柚汁与药物发生相互作用。高血压患者同时服用非洛地平5mg和200mL西柚汁后，非洛地平的血药浓度增加了2~4倍，使血压显著下降。轻者表现为头晕、恶心、心慌、乏力，重者则出现休克[1]。

临床观察表明，高脂血症患者用一杯西柚汁吞服一片洛伐他汀，降血脂作用相当于用一杯水吞服12~15片洛伐他汀，因此患者极易发生中毒，出现肌肉痛，甚至横纹肌溶解或肾脏疾病[2]。患者服用抗过敏药特非那定时，如果吃了西柚，轻则出现头昏、心悸、心律失常、心室纤维颤动等，重则可导致猝死。

那么，除了非洛地平、洛伐他汀和特非那定外，还有哪些药物与西柚之间存在相互作用呢？

根据其相互作用程度的不同，可分为三类（表 22-1）：

（1）服用的药物与西柚相互作用显著，必须停吃西柚，或在医生指导下减量或改换相互作用小的药物，尤其是老年患者，因为常需服用多种药物，加之肝肾功能的减退，服用这些药物期间更应加倍小心，避免吃西柚。

（2）服用的药物与西柚相互作用中等，建议去医院咨询医生或药师，以了解所用药物的安全性以及是否需要调整。

（3）服用的药物与西柚相互作用小或可忽略，此时虽然不用避免食用西柚，但仍应关注药物的其他不良反应。

表 22-1　药物与西柚的相互作用

受影响的药物类别	受影响程度		
	显著	中等	小或可忽略
钙通道阻滞剂		非洛地平、尼卡地平、硝苯地平、尼莫地平、尼索地平、伊拉地平	氨氯地平、地尔硫䓬、维拉帕米
他汀降血脂类药[3]	洛伐他汀 辛伐他汀 阿托伐他汀	西立伐他汀	氟伐他汀、普伐他汀
免疫抑制药		环孢素、他克莫司、西罗莫司（雷帕鸣）	
镇静催眠药和抗焦虑药	丁螺环酮	三唑仑、咪达唑仑、地西泮（安定）	阿普唑仑、氯硝西泮、唑吡坦、替马西泮、劳拉西泮
其他精神类药物		卡马西平、曲唑酮、奈法唑酮、喹硫平	氯氮平、氟哌啶醇、氟西汀、舍曲林

参考文献

［1］陆基宗.葡萄柚（西柚）好吃，警惕影响多种"药效"[J].心血管病防治知识（科普版），2017（9）：54-56.

［2］《大众医学》编辑部.别让自己吃"错"药[M].上海：上海科学技术出版社，

2014：166–167.

［3］刘益洋. 关于他汀类药物的四大误解 [J]. 心血管病防治知识（科普版），2015（3）：50–52.

第四节　庆大霉素的耳毒性

一、庆大霉素是什么？

庆大霉素是于 1963 年发现的一种氨基糖苷类抗菌药物。它在临床上的使用很广泛，无论是治疗胃肠炎、上呼吸道感染还是肺炎的处方中，都可能有庆大霉素的影子[1]。

在儿童用药中，最常被滥用的是治疗腹泻和肠炎的口服制剂。普通腹泻不用抗菌药物，就算是明确由细菌感染引起的肠炎，也不是只有庆大霉素一种抗菌药物可以选择，完全可以选择相对来说更安全的青霉素类或头孢类药物。

二、庆大霉素有耳毒性

庆大霉素在任何剂量、任何治疗方案、任何的血药浓度水平下都有可能产生前庭毒性，并不限于传统的肌内注射及静脉注射，腹腔内给药、雾化吸入和滴耳都有发生相关不良反应的可能。

耳毒性的中毒症状为眩晕、耳鸣、耳聋等。耳毒性的听力损伤首先影响高频听力，然后逐渐发展为影响低频听力，并且通常是双侧和不可逆的损伤。长时间的庆大霉素治疗和高血药浓度可增加耳毒性的风险。

三、给宝宝口服为什么会有耳毒性？

一般认为，庆大霉素的毒性反应常见于注射给药，但近年发现，口服庆大霉素也会产生毒性[2]。

传统理论认为庆大霉素对小儿听力的损害是因为庆大霉素吸收进入血

液后造成的。因此从《中华人民共和国药典》到药品说明书都认为，庆大霉素不宜注射，但可以口服。

　　口服庆大霉素的耳、肾毒性少有人注意。这是因为人们一直认为口服庆大霉素很少吸收入血引起全身作用，而只是在胃肠道起局部作用[3]，故忽略其毒性。口服庆大霉素在肠道健康的情况下的确很少吸收，但当肠道发生炎症特别是广泛炎性病变、溃疡性病变和急性痢疾时，消化道只吸收1%～3%，这个浓度不足以杀死各种细菌，而吸收入血的量却会增加，且由于中毒症状是渐进的[4]，患者早期不容易察觉，导致长期用药，当体内药物增加到一定浓度时就有可能产生耳毒性，导致听力下降甚至耳聋[1]。

参考文献

［1］李文娟，张莉萍，马敏庆．大霉素耳毒性的预防及应用[J].临床医药实践，2009，18（9）：643-644.

［2］潘洪秀，王惠娟，季方如．小儿口服庆大霉素片引起的耳聋1例[J].中国药物应用与监测，2007（5）：43.

［3］伦新强．口服庆大霉素安全性分析[J].药物流行病学杂志，2008（1）：47-48.

［4］陈旭．病理状态下庆大霉素肠道和膀胱透膜吸收及毒性研究［D］.济南：山东大学，2011.

第二十三章　其他常见问题

第一节　追问脱敏治疗

近年来，在过敏性鼻炎或过敏性哮喘的治疗中，脱敏治疗是一种非常重要的方法。但因为还是一种比较新的方法，所以很多家长犹豫要不要给宝宝选择脱敏治疗？选择哪种脱敏方法？效果如何呢？

一、何为脱敏治疗？

脱敏治疗是指在明确过敏原诱导过敏性疾病（过敏性鼻炎、过敏性哮喘）的基础上，将该过敏原蛋白做成制剂，然后反复给药，逐步增加过敏原提取物的剂量。使机体在遇到相同过敏原时对其敏感性下降，以减轻症状，甚至不出现临床症状，诱导身体长期耐受[1-2]。医学上叫作过敏原特异性免疫疗法，是针对人特异抗体 IgE 介导的 I 型变态反应性疾病的对因治疗。明白了定义的限定词，我们知道虽然是对因治疗，但不是所有过敏性疾病都可以用这种方法。目前主要有皮下注射免疫治疗和舌下口服免疫治疗。

二、脱敏治疗的优点有哪些？

目前国际上对于过敏性疾病还是没有办法根治，但脱敏治疗是目前唯一可能改变过敏性疾病恶化进程的对因疗法。尽早进行脱敏治疗，通过免疫调节机制让机体适应自然进程，不仅可以使过敏性鼻炎症状明显缓解或消失，减少抗敏药物的使用，还可以阻止过敏性鼻炎向哮喘发展，抑制新的过敏原出现[1]。在脱敏治疗终止后疗效仍能长期持续。

三、脱敏治疗的缺点？

脱敏治疗的费用高，时间久，起效慢，可能发生全身或局部不良反应。只对检测出的过敏原有作用，舌下口服脱敏治疗需要每天服用脱敏药物，皮下注射治疗需要每周注射一次脱敏药物，治疗频率高。加上对短期疗效的期望过高，有些人难以坚持下来[1]。由于儿童年龄小，有时候无法用语言准确表达出来，当发生全身过敏的时候难以及时发现。舌下免疫治疗的安全性高于皮下免疫治疗[3]，加上注射毕竟是有创治疗，因此儿童常用的是舌下免疫疗法。国内目前可供临床使用的舌下含服标准化过敏原制剂仅有粉尘螨滴剂一种，故对花粉、屋尘螨等其他种类过敏原致敏的过敏性鼻炎患者尚不能进行有针对性的免疫治疗。

四、粉尘螨滴剂如何使用？

一般应在过敏症状最轻微时开始治疗。使用时把药瓶倾斜，将液滴滴于舌下，含1～3分钟后吞服。服药10分钟后再正常饮水和进食。每日一次，尽量保持每天同一时间用药，可以选择早饭前用药。若用药后偶尔出现疲劳症状，可将用药时间改为晚上。

五、脱敏治疗多久起效？

过敏性鼻炎治疗1～3个月起效，在治疗初期会有波动，一般使用6～9个月进入稳定期。

六、脱敏治疗安全吗？有不良反应吗？

相对来说，舌下脱敏治疗安全性较高，可以长期使用。在前期使用产生抗敏状态的时候，有的可能会出现过敏反应，或诱发鼻炎和哮喘。所以医生在制定脱敏治疗方案的时候都会考虑使用一些控制哮喘的药物（抗组胺药物、糖皮质激素等）进行辅助治疗，控制症状，给脱敏治疗保驾护航。用药时，有可能出现咽喉口唇瘙痒、血管水肿、局部皮疹，但多数呈自限性，可自我缓解，同时这些症状可用抗组胺药物预防。如果出现腹泻，可将药物在舌下含服 1 ~ 3 分钟后吐掉，一般持续两周后即可正常含服后咽下。

七、脱敏治疗可以与抗过敏药物同时使用吗？

脱敏治疗与常用的抗过敏药物并不冲突，两者的作用位点不同，相辅相成。

八、感冒了还可以脱敏治疗吗？

普通感冒是不影响脱敏治疗的。服用常用的感冒药、消炎药、退烧药的同时也可以进行脱敏治疗，无须中断。如果体温超过 38.5℃ 需要停药。哮喘发作时也要停药。停药一个月以内，可继续进行脱敏治疗，如果有不耐受，降 3 级使用，比如正在使用 10 滴，降 3 级为 4 滴；若停药超过一个月，则重新开始脱敏治疗。

九、脱敏需要忌口吗？

没有食物过敏史的患儿，脱敏过程中不需要忌口，正常饮食，保证营养，不要吃刺激性食物即可。

十、有没有脱敏制剂对花粉、粉尘螨、屋尘螨都有效？

从技术上将不相关的过敏原混合是可以的，但是不同酶组分间存在潜在的相互作用，脱敏制剂的效果需要重新评估，因此暂时还没有舌下混合过敏原免疫疗法。

十一、免疫疗法可以根治过敏性鼻炎吗？

目前，尚没有根治过敏性鼻炎的方法。

在脱敏治疗的过程中，宝宝们需要保持良好的生活习惯，家长们创造并维持良好的生活环境：通过室内经常通风，被褥暴晒，经常清洗空调滤网，减少棉毛类制品（地毯、厚重的窗帘等）的使用，降低周围生活环境中尘螨的浓度。过敏性鼻炎会影响宝宝们的学习、生活、睡眠，家长们需要调整"根治"的期望值，用一个良好的心态面对过敏性鼻炎的免疫治疗。

参考文献

[1]　中国医师协会儿科医师分会儿童耳鼻咽喉专业委员会.儿童过敏性鼻炎诊疗——临床实践指南[J].中国实用儿科杂志,2019,34(3):169-175.

[2]　王智楠.《儿童过敏性鼻炎诊疗——临床实践指南》治疗部分解读[J].中国实用儿科杂志,2019,34(3):192-196.

[3]　中国过敏性鼻炎研究协作组.过敏性鼻炎皮下免疫治疗的安全性[J].中国耳鼻咽喉头颈外科,2017,24(1):1-14.

第二节　第一次听说长高饮料（GABA 饮料）

"孩子上课注意力不集中、记忆力下降、成绩上不去、个子不满意……试试给他喝 γ-氨基丁酸饮料吧！"最近，许多含有 γ-氨基丁酸（γ-aminobutyric acid, GABA）的功能性饮料大肆宣传GABA的神奇功效，声称其"不仅可以缓解疲劳、提升免疫力、改善睡眠、修复细胞、提升精力，还可以提高孩子成绩、促进身体发育，长期服用无不良反应、不形成依赖"，一时间引起了家长们的极大兴趣。那么这种含 GABA 的饮料真的有宣传的那么神奇吗？

一、首先我们来看看 GABA 到底是什么？

GABA 是一种天然存在的非蛋白质氨基酸，是哺乳动物中枢神经系统中重要的抑制性神经递质，约30%的中枢神经突触以 GABA 为递质。其在人体大脑皮质、海马、丘脑、基底神经节和小脑中起重要作用，并对机体的多种功能具有调节作用。当人体内 GABA 缺乏时，会产生焦虑、不安、疲倦、忧虑等。

二、饮料中添加 GABA 是否合法？

日本厚生劳动省在 2001 年正式将 GABA 列为食品。我国原卫生部于 2009 年 9 月 27 日将 GABA 列为新资源食品。2013 年 12 月 31 日我国批准发布首个 GABA 行业标准（QB/T 4587—2013），并于 2014 年 7 月 1 日开始实施。因此，答案是肯定的，食品中是允许添加 GABA 的。

三、GABA 真的有那么多神奇的功效吗？

研究表明，GABA 在人体内参与多种代谢活动，确实具有很多重要的生理功能：延缓神经细胞衰老、降低血压、治疗精神疾病、改善睡眠、抗焦虑、修复皮肤功能等。目前，国内外已经有多家公司推出了富含 GABA 的特色饮料，称可愉悦心情、抵抗抑郁、消除疲劳、焕发青春，这些饮料在工作节奏快的高压人群中十分流行。此外，还有人宣称 GABA 可激发与促进垂体功能，使生长激素分泌增加，能进一步促进矮小或偏矮小儿童长高。因此，一时间家长们都跃跃欲试，希望自己的孩子能够在身高上"更上一层楼"。

然而，事实却是：虽然 GABA 可在体内发挥多种作用，但是口服的GABA 不易透过血脑屏障，因此，口服 GABA 对中枢神经系统的作用值得怀疑。研究表明，GABA 导致的相关睡眠改善效果、缓解疲劳的作用机制尚不明确，可能与副交感神经活化、降低身体核心温度、调节肠神经系统作用有关，但还有待更多大量实验及数据进一步证实。有人说饮用含GABA 的饮料能缓解疲劳，自己喝了 GABA 饮料后确实变得温和而淡定，不再惶然不安，其机制也无从证实，是否与这些饮料中添加的其他成分（如牛磺酸、维生素 B_6）有关也不得而知，因此提醒大家饮用此类饮料时一定要慎重，不可盲目依赖，更不可滥用。

有研究还显示，在生长猪的日粮中添加 50 ~ 100mg/kg 的高剂量 GABA，可显著促进猪体生长激素的分泌，使血液中的生长激素显著提高[1]。即便如此，因在售的含 GABA 饮料中，GABA 的含量极少（不足 100mg），如此低剂量的 GABA 是否能促进人体的生长激素分泌仍存在巨大疑问，是否可以促进孩子生长发育更是无从谈起。

但需要注意的是，有报告指出，使用 GABA 可能会有不良反应，包括嗜睡、皮肤刺痛感、呼吸急促、恶心、头痛、呕吐等，多与剂量过高（单次剂量超过 3000mg）或与其他成分混用相关。

总的来说，关于 GABA，你应该知道：

（1）我国原卫生部于 2009 年 9 月 27 日将 GABA 列为新资源食品，饮料中按规定添加 GABA 是合法的。

（2）广告上宣传 GABA 饮料能缓解疲劳、提升免疫力、改善睡眠、修复细胞、提升精力，其机制尚无确证，是否与这些饮料中添加的其他成分（如牛磺酸、维生素 B_6）有关也不得而知。提醒那些工作节奏快的高压人群谨慎饮用此类饮料。

（3）高剂量 GABA 可促进动物生长激素的分泌，但是市场上销售的含 GABA 的饮料中，GABA 的含量极少，如此低剂量的 GABA 是否能促进人体的生长激素分泌仍存在巨大疑问，不建议儿童通过饮用含 GABA 的饮料来达到增高的目的。

参考文献

［1］FAN Z Y, DENG J P, LIU G H, et al. Effects of γ–Amino butyric acid on the performance and internal hormone levels in growing pigs [J]. Chin J Anim Nutr, 2007, 19（4）: 350–356.

第三节　你会正确使用消毒剂吗？

一、84 消毒液

84 消毒液是一种高效消毒剂，主要成分为次氯酸钠（$NaClO$），为无色或淡黄色液体，且具有刺激性气味，有效氯含量 5.5%～6.5%。对一般物体表面的消毒：1 份"84 消毒液"配比 24 份"水"（浓度为 500mg/L），日常消毒可用专门的抹布蘸取溶液擦地、擦桌子、擦玩具表面等。擦试后等待不少于 15 分钟的时间后再用清水擦拭，去除残留的消毒液。84 消毒液有一定刺激性和腐蚀性，室内大面积消毒后，要开窗通风，且人不要留在房中。

84消毒液虽然好，但是不要同洁厕灵或者酒精混用。洁厕灵含酸，和含氯消毒剂混用，会释放氯气。酒精会和84消毒液中的次氯酸钠发生反应，形成乙酸，消毒液会降低或者失去消毒、杀菌的作用。

二、漂白粉

漂白粉主要成分是次氯酸钙，其有效氯含量为25%～32%，为白色粉末，有氯臭，能溶于水，溶液浑浊并有沉渣，可以用其上清液进行消毒。1%～3%的漂白粉液用于喷洒或擦拭浴室及厕所，消毒12小时；0.5%的漂白粉液用于消毒餐具、脸盆等。使用中要注意急性刺激作用，避免引起咳嗽、流泪、刺激皮肤等，家里如果有哮喘的患者需注意避免接触。

三、75%乙醇（酒精）

以乙醇为主要成分的消毒液，是外科用药及消毒防腐药，适用于一般物体表面消毒、手和皮肤的消毒。

四、碘伏

碘伏是单质碘与聚乙烯吡咯烷酮的不定型结合物。常用于皮肤表面的消毒，刺激性比较小，也可以用于手术切口、黏膜等的消毒。

五、来苏水

主要成分为甲酚、植物油、氢氧化钠的皂化液（含甲酚50%），为无色或黄色液体。使用方法和范围：1%～2%溶液用于手消毒（也可用于处理被细菌污染的桌面）；3%～5%溶液用于器械物品消毒；5%～10%溶液用于环境、排泄物的消毒。对一般致病菌、病毒等杀灭效果较好。

六、过氧乙酸溶液

主要成分为过氧乙酸，用于物体表面、皮肤、黏膜、食具、蔬菜、水果、环境的消毒。黏膜消毒用0.02%溶液，皮肤和污染的物品表面、蔬菜水果等消毒用0.2%溶液，1.5%溶液可用于餐具、织物、体温计等的浸泡消毒。

喷雾或加热蒸发熏蒸用于环境消毒，常用量为 1 ~ 3g/m³（按过氧乙酸计算）。但是过氧乙酸不稳定，忌与碱或有机物质混合，以免发生爆炸。另外对金属等有腐蚀作用，对织物有漂白作用。稀释后的过氧乙酸溶液分解较快，必须临用前配制，稀释液常温下保存不宜超过 2 天。

第四节 孩子生病，什么情况下要去医院？

对于孩子生病，各位父母可以说"同一个世界同一个感受"，都是心疼、焦虑加担心。如果家长具备一些医学知识，当宝宝生病时就知道如何去观察和应对了，就能够清楚什么情况可以在家继续护理观察，什么情况要去医院及时治疗。

宝宝常见的疾病症状有发热、咳嗽、腹泻等，让我们看看发生这些情况时，什么时候该带宝宝去医院吧。

一、让人恐慌的发热

宝宝发热时很多家长都会感到恐慌，担心宝宝得了比较严重的病，以为不及时就医就耽误了病情。当然也有一些家长平时了解一些科普知识，认为发热可以帮助机体消灭细菌和病毒，刚开始不用去医院。那么我们该怎样辨别宝宝发热究竟需不需要立即去医院呢？

首先，看年龄，对于月龄小于 3 个月，体温 ≥ 38℃的小宝宝要特别关注。即使看起来正常或状况良好，也应带其就医。不要自行给小宝宝服退烧药物。

其次，看宝宝的精神状况和伴随症状。如果宝宝精神差、嗜睡、烦躁、易激惹、特别"黏人"、拒绝饮水、尿量减少、出现喘息或呼吸困难、有惊厥抽搐、伴新发的皮疹、皮肤苍白灰暗、伴有心脏病等表现时，都需马上去医院。

最后，任何年龄的儿童，当体温 ≥ 38℃当日不缓解，或者腋温 ≥ 39.4℃持续反复的发热（即使仅持续数小时），都该马上去医院。

另外提示：①发热伴咽喉疼痛，宝宝拒绝吃饭、饮水，可能是咽炎、扁桃体炎；②发热伴呕吐、腹泻，可能是胃肠炎；③发热伴尿频、尿痛，可能是尿路感染；④发热伴耳痛或宝宝经常拽耳朵可能是中耳炎。

二、折磨人的咳嗽

咳嗽是一种防御性反射，可以帮助把气道内存在的异物及痰液排出体外。如果咳嗽过于频繁、剧烈或咳的时间较长就是生病了，引起咳嗽的病因多为细菌或病毒感染、气道内卡有异物、过敏、哮喘等。而对于排痰困难的婴幼儿，当患毛细支气管炎、支气管炎时，还会在咳嗽的同时发生喘息。所以宝宝咳嗽并出现下面的症状时，需要立即就医。

（1）年龄不足 4 个月的宝宝咳嗽。伴有呼吸急促甚至呼吸困难的咳嗽，如鼻翼扇动、出现"三凹征"（锁骨上窝凹陷、胸骨上窝凹陷和肋间隙凹陷）。

（2）被呛着、噎着后发生剧烈咳嗽，即便呛着、噎着发生在数日或数周以前；咳血，或者咳黄色或绿色的黏液；咳嗽并长时间拒绝饮食；咳嗽并发热，出现行为反常；咳嗽剧烈以致引发呕吐；咳嗽超过 2 周且没有任何改善等。

三、烦恼的腹泻

宝宝腹泻最需要警惕的就是脱水，因为轻度脱水会影响情绪、认知，重度脱水有可能危及生命。家长在日常护理过程中，一定要仔细留心孩子的表现，一旦出现以下症状时，需要尽早带孩子去医院。

（1）出现脱水症状：口干、口渴、哭泣无眼泪，婴幼儿持续 4 ~ 6 小时无尿或尿布不湿，儿童持续 6 ~ 8 小时无尿等。

（2）小于 12 月龄且超过数小时不愿吃喝；每次量多的水样便，肉眼可见黏液、血丝或血性腹泻；出现严重腹痛；行为举止异常，无精打采，对外界刺激没有反应等。

总之，生病是宝宝成长中不可避免的小插曲。家长平时多掌握一些专业的科普知识，当宝宝生病时知道如何观察、护理和应对，当需要去医院时能够更好地与医生沟通，共同帮助宝宝使用安全合理的药物与治疗方法，让宝宝尽快地恢复健康。爸妈多懂点，宝宝少受罪！

附录 部分药品极简说明书

沙美特罗替卡松粉吸入剂

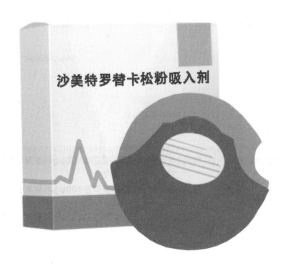

极简说明书

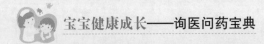

哮喘	世界范围内人类最常见的慢性疾病之一		
	以反复发作性的喘息、呼气性呼吸困难、胸闷或咳嗽等为主要症状		
	气道慢性炎症性疾病		
	常用药物	控制药物——抗炎药物	
		缓解药物——控制药物	

常用哮喘控制药物： 沙美特罗(选择性长效β₂受体激动剂)和丙酸氟替卡松(合成吸入性糖皮质激素)

适应证

用于可逆性、阻塞性气道疾病的规律治疗。

规 格

1. 50μg/100μg（沙美特罗/丙酸氟替卡松）

2. 50μg/250μg（沙美特罗/丙酸氟替卡松）

推荐剂量

*尚无4岁以下儿童的使用资料

≥4岁且<12岁的儿童	每次1吸（50μg 沙美特罗和100μg丙酸氟替卡松），每日2次
≥12岁的青少年	每次1吸（50μg 沙美特罗和100μg丙酸氟替卡松），每日2次
	每次1吸（50μg 沙美特罗和250μg丙酸氟替卡松），每日2次

禁 忌

1. 对本品中任何活性成分或赋形剂有过敏史者禁用。

2. 本品中含乳糖，对乳糖及牛奶过敏者禁用。

不良反应

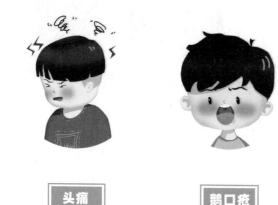

头痛　　　　　　　鹅口疮

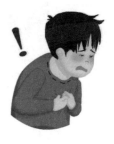

心悸

注意事项

1. 本品不适于缓解哮喘急性发作，缓解哮喘急性发作需要使用快速短效的支气管扩张药（如沙丁胺醇）。建议患者随身携带能够快速缓解哮喘急性发作的药物。

2. 必须每天使用才能获得理想效果，即使无症状时也要使用。未经医生允许不要突然停药，否则可能会引起病情恶化。

3. 仅供经口吸入使用，请勿经鼻吸入。

4. 用药后可能出现支气管异常痉挛并出现喘鸣加重，应立即用快速起效的吸入性支气管扩张药进行治疗。

阿奇霉素

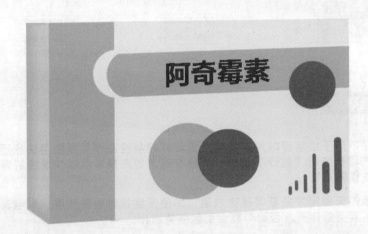

极简说明书

抗感染药物

大环内酯类抗菌药

适应证

适用于敏感细菌所引起的支气管炎、肺炎等下呼吸道感染;皮肤和软组织感染;急性中耳炎;鼻窦炎、咽炎、扁桃体炎等上呼吸道感染。

药物剂型

阿奇霉素片		阿奇霉素干混悬剂	
白色片或薄膜衣片	每片含125mg/250mg/500mg阿奇霉素	颗粒或粉末,气芳香,味甜	每袋含100mg阿奇霉素

用法用量

阿奇霉素片		阿奇霉素干混悬剂	
		体重<15kg的儿童	每日10mg/kg,连用3日
	每日500mg,连用3日	体重15~25kg的儿童	每日200mg,连用3日
			首日200mg,第2~5日100mg
体重>45kg的儿童		体重26~35kg的儿童	每日300mg,连用3日
	首日500mg,第2~5日250mg		首日300mg,第2~5日150mg
		体重36~45kg的儿童	每日400mg,连用3日
			首日400mg,第2~5日200mg

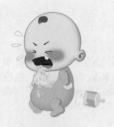

呕吐

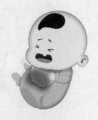

腹痛

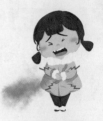

腹泻

注意事项

- 不得与含铝或镁的抗酸剂同服。

- QT间期延长者服用本品时，有发生心律失常和尖端扭转型室性心动过速的风险。

- 出现任何变态反应（如过敏）征象时，应立即停用，并与医生联系。

- 治疗初期感觉好转，但仍应按照医生指导精确服药。

禁忌

1. 对阿奇霉素、红霉素，及其他大环内酯类或酮内脂类药物过敏的患者禁用。

2. 使用阿奇霉素后有胆汁淤积性黄疸/肝功能不全病史的患者禁用。

贮藏

密封干燥处储存

极简说明书

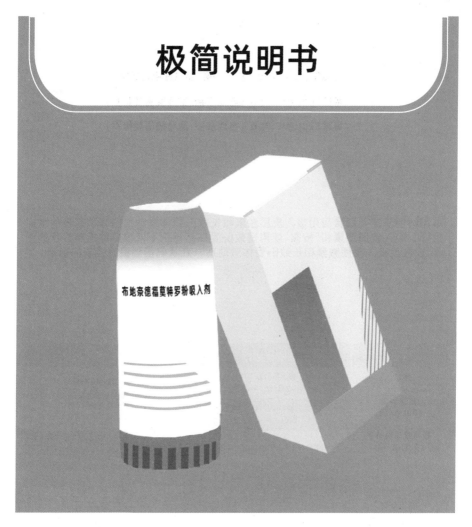

布地奈德福莫特罗粉吸入剂

规 格

1.	每吸80μg/4.5μg（布地奈德/富马酸福莫特罗）
2.	每吸160μg/4.5μg（布地奈德/富马酸福莫特罗）
3.	每吸320μg/9.0μg（布地奈德/富马酸福莫特罗）

适应证

本品适用于需要联合应用吸入皮质激素和长效β₂受体激动剂的哮喘患者的常规治疗：吸入皮质激素和"按需"使用短效β₂受体激动剂不能很好地控制症状的患者;或应用吸入皮质激素和长效β₂受体激动剂，症状已得到良好控制的患者。

用法用量

剂型	维持治疗	维持、缓解治疗
布地奈德(80μg/吸) 富马酸福莫特罗(4.5μg/吸)	青少年(12~17岁) 1~2吸/次，一日2次 儿童(≥6岁且<12岁) 2吸/次，一日2次 不推荐6岁以下的儿童使用本品 *在常规治疗中，当一日2次可有效控制症状时，应逐渐减少剂量至最低有效剂量，甚至一日一次给予本品	青少年(12岁及12岁以上) 推荐的维持剂量为每日2吸 可以早晚各吸入1吸 也可以在早上或晚上一次吸入2吸 12岁以下的儿童 不建议使用本品维持、缓解治疗
布地奈德(160μg/吸) 富马酸福莫特罗(4.5μg/吸)	青少年(12~17岁) 1~2吸/次，一日2次	青少年(12岁及12岁以上) 推荐的维持剂量为每日2吸 可以早晚各吸入1吸 也可以在早上或晚上一次吸入2吸
布地奈德(320μg/吸) 富马酸福莫特罗(9.0μg/吸)	青少年(12~17岁) 1吸/次，一日2次 *本品有多种规格，请仔细核对后选择合适规格	

不良反应

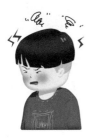

头痛

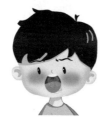

鹅口疮

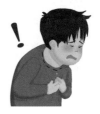

心悸

禁　忌

- 对布地奈德、福莫特罗或吸入乳糖(含少量牛乳蛋白质)有过敏反应的患者禁用。
- 运动员慎用。

注 意 事 项

使用后应进行彻底漱口，防止念珠菌感染。

本品作为常规维持治疗，另配快速起效的支气管扩张药作为缓解，建议患者随身携带另配的快速支气管扩张药。

在停用本品时需要逐渐减少剂量，不能突然停止使用。

即便无症状，也应按处方要求吸入维持剂量的本品。

不能在哮喘急性发作、症状明显加重或急性恶化的时候开始本品治疗。

用药后可能出现支气管异常痉挛并出现喘鸣加重，应立即用快速起效的吸入性支气管扩张药进行治疗。

长期使用本品的青少年应密切关注其生长情况。

布洛芬混悬滴剂

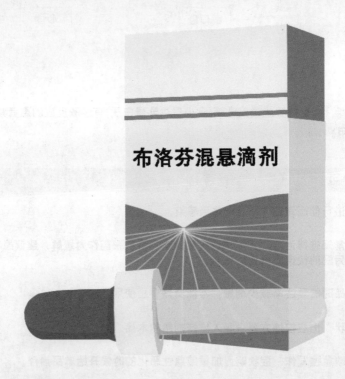

布洛芬混悬滴剂

极简说明书

适应证

用于婴幼儿退烧，缓解由于感冒、流感等引起的轻度头痛、咽痛等。

药品规格

15mL：0.6g

用法用量

*需要时每6~8小时可重复使用，每24小时不超过4次，每次5~10mg/kg，或参照表格使用。

年龄	体重（kg）	剂量（次）
6个月以下	—	遵医嘱
6~11个月	5.5~8.0	1滴管（1.25mL）
12~23个月	8.1~12.0	1.5滴管（1.875mL）
2~3岁	12.1~15.9	2滴管（2.5mL）

不良反应

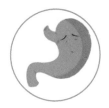

轻度胃肠道不适

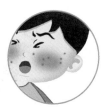

皮疹

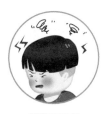

头痛

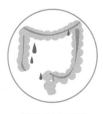

胃肠道出血

禁忌

1. 有活动性消化道溃疡/出血者禁用。
2. 对本品过敏者禁用。
3. 服用阿司匹林或其他非甾体抗炎药后诱发哮喘、荨麻疹或过敏反应的患者禁用。
4. 心功能不全及原发性高血压患者慎用。

注意事项

患者服药初期应注意监测凝血酶原。

连续服用3天发热不退，应咨询医生。

药品放在儿童不能接触的地方。

除非有医生的指导，否则使用期间勿再使用含布洛芬或其他的解热镇痛药物。

地奈德乳膏

极简说明书

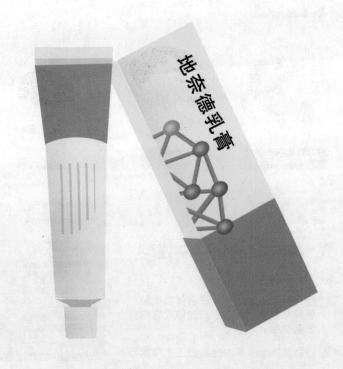

常见皮肤病				
湿疹	接触性皮炎	荨麻疹	特应性皮炎	感染性皮肤病

常用皮肤病乳膏

- 外用（弱效）糖皮质激素类乳膏 ➝

> **无须谈激素色变**
>
> 外用糖皮质激素类药物具有高效、安全的特点

- 适用于轻度及重度皮损（包括儿童皮肤病），可以短时较大面积使用，必要时可长期使用。

适应证

对皮质类固醇治疗有效的各种皮肤病，如接触性皮炎、神经性皮炎、脂溢性皮炎、湿疹等皮肤炎症或皮肤瘙痒。

药物剂型

白色乳膏

*每克乳膏含有0.5mg地奈德

药理作用

- 抗炎、抗过敏、止痒、减少渗出。
- 减少和防止组织对炎症的反应，消除局部非感染性炎症引起的发热、发红及肿胀，从而减轻炎症的表现。
- 具有防止和抑制初次免疫应答的免疫抑制作用。

用法用量

均匀涂抹于患处，每日2~4次。

儿童使用时应在有效的前提下选择最低剂量。

银屑病及其他顽固性皮肤病可采用本品"封包治疗"。

"封包治疗"

采用无渗透作用的薄膜或其他材料，对涂敷药品的患处表面进行封闭式包裹。

不良反应

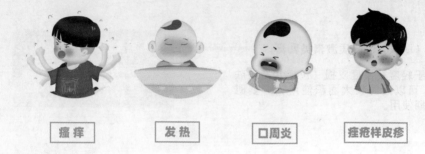

| 瘙痒 | 发热 | 口周炎 | 痤疮样皮疹 |

注意事项

1. 在尿布覆盖区域使用糖皮质激素治疗的儿童不宜使用紧束的尿布或塑料裤。

2. 儿童使用外用糖皮质激素的吸收率更高，故发生不良反应的风险比成人高。

3. 除患有适应证中疾病的患者，其他皮肤病患者不宜使用本品。

4. 皮肤治疗区域的封闭式包裹、覆盖应在医生指导下进行。

贮藏

密封，在凉暗（避光并不超过20℃）处保存

| **指尖单位是一种简单有效的估计外用药用量的方法** | → | 从一个5mm内径的药膏管中，挤出一段软膏，使药物从示指指尖覆盖到第一指间关节，此时的药量约为0.5g，可以供双侧手掌均匀涂抹一遍，据此可以推算相应皮损的用药量。 |

对乙酰氨基酚混悬滴剂
极简说明书

发 热	发热不是某种疾病，而是一种症状，适度发热有助于机体对抗感染。
	常认为腋温超过37.5℃/肛温超过38℃为发热。

适应证

- 儿童普通感冒或流行性感冒引起的发热。
- 用于缓解轻至中度疼痛，如头痛、关节痛等。
- 推荐人群：3月龄及以上，腋温≥38.2℃，或因发热出现不适感和情绪低落的儿童。

使用方法

服用前应充分摇匀
开启时需用力摁下后打开

用法用量

1~3岁，体重10~15kg	一次1~1.5mL
4~6岁，体重16~21kg	一次1.5~2mL
7~9岁，体重22~27kg	一次2~3mL
10~12岁，体重28~32kg	一次3~3.5mL

*若持续发热或疼痛，可间隔4~6小时重复用药一次，24小时不超过4次。

不良反应

偶见皮疹、药热、中性粒细胞减少，长期大量用药可导致肝肾功能异常。

药品规格

15mL:0.6g

注意事项

1. 不可与其他含有解热镇痛药的药品同服（如某些复方感冒药）。
2. 用药过量可能会导致肝损伤。
3. 药品放在儿童不能接触的地方。
4. 退烧连续使用不超过3天，镇痛不超过5天，症状未缓解及时咨询医生或药师。
5. 对阿司匹林过敏者慎用。

禁 忌

严重肝肾功能不全者禁用

对对乙酰氨基酚或制剂中其他成分过敏者禁用

磷酸奥司他韦颗粒

极简说明书

磷酸奥司他韦颗粒

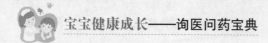
用法用量

人群		治疗剂量（5天）	预防剂量（7天）
成人		75mg，每日2次	75mg，每日1次
≥12个月儿童（体重）	≤15kg	30mg，每日2次	30mg，每日1次
	16~23kg	45mg，每日2次	45mg，每日1次
	24~40kg	60mg，每日2次	60mg，每日1次
	>40kg	75mg，每日2次	75mg，每日1次

儿童常见不良反应

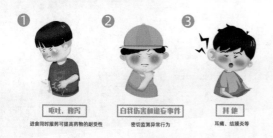

① 呕吐、腹泻
进食同时服药可提高药物的耐受性

② 自我伤害和谵妄事件
密切监测异常行为

③ 其他
耳痛、结膜炎等

注意事项

尽早使用
—— 在流感出现48小时内

不能取代流感疫苗
—— 建议流感季到来前接种流感疫苗

普通感冒与流感的区别

项目	普通感冒	流感
病原体	鼻病毒、冠状病毒等普通感冒病毒，少数细菌、支原体	甲、乙、丙、丁型流感病毒
传染性	不强，呼吸道传播	强，飞沫或接触传播
流行性	无季节性，散发	冬春多发，传播迅速
症状	局部呼吸道症状重（极少发热，鼻塞、咳嗽、咽喉痛等症状明显）	全身症状重（经常高热，全身疼痛明显，偶见呼吸道症状）
病程（天）	5~7	5~10
并发症风险	较低	可并发肺炎、心肌炎、中耳炎等

孟鲁司特钠

极简说明书

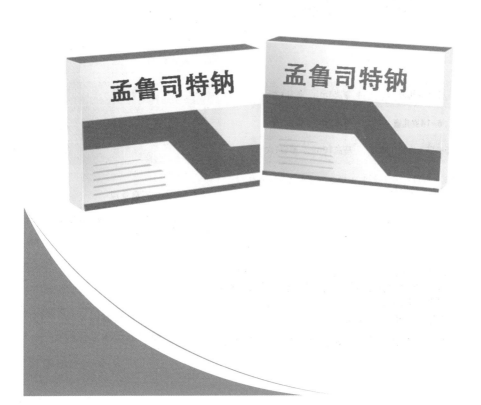

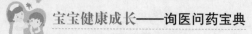

哮喘	世界范围内人类最常见的慢性疾病之一		
	以反复发作性的喘息、呼气性呼吸困难、胸闷或咳嗽等为主要症状		
	气道慢性炎症性疾病		
	常用药物	控制药物——抗炎药物	
		缓解药物——控制药物	

本品为常用哮喘控制药物，白三烯受体拮抗剂

适应证

- 适用于哮喘的预防和长期治疗，包括预防全天的哮喘症状，治疗对阿司匹林敏感的哮喘患者以及运动诱发的支气管收缩。
- 适用于减轻过敏性鼻炎引起的症状。

禁忌

对本品中任何成分过敏者禁用

用法用量

1~5岁儿童	每次4mg，每日1次
6~14岁儿童	每次5mg，每日1次
15岁以上儿童及成人	每次10mg，每日1次

*哮喘患者应在睡前服用;过敏性鼻炎患者可依据自身情况在需要时服用。

药物剂型

孟鲁司特钠颗粒	含孟鲁司特钠4mg
孟鲁司特钠咀嚼片	含孟鲁司特钠4mg
	含孟鲁司特钠5mg
孟鲁司特钠片	含孟鲁司特钠10mg

不良反应

本品一般耐受性良好，不良反应轻微，通常无须终止治疗。

注意事项

1. 由于孟鲁司特钠对光敏感，故孟鲁司特钠颗粒可直接服用，或与软性食物/奶粉等混合后尽快服用。
2. 不应用于治疗急性哮喘发作。
3. 不应用本品突然替代吸入或口服糖皮质激素。

贮藏

密封避光 在阴凉干燥处保存

妥布霉素滴眼液

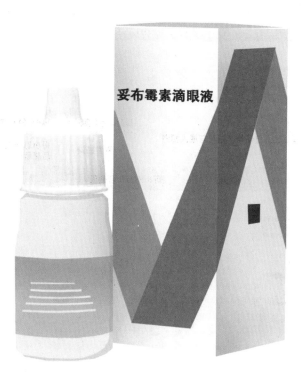

妥布霉素滴眼液

极简说明书

细菌性角膜炎	一种儿童常见的，影响视力的感染性疾病。
	可表现为揉眼或频繁眨眼。如未得到及时、有效治疗，可转为慢性炎症，累及角膜，导致视力下降。
	妥布霉素滴眼液通过作用于外眼及附属器而发挥作用。

常用滴眼液：氨基糖苷类抗菌药物	适应证：敏感细菌所致的外眼及附属器局部感染

用法用量

1岁以上儿童使用剂量可与成人相同	轻度及中度感染	每4小时一次，每次1~2滴
	重度感染	每小时一次，每次2滴，病情缓解后减量使用，直至病情痊愈
可与眼膏联合使用		

使用方法

 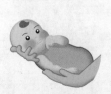 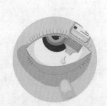 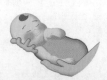

使用滴眼液前，要先洗手，防止眼睛被细菌感染。

滴眼时，患儿采取坐位或仰卧位，头稍后仰，眼睛睁开向上注视。

家长将患儿下眼睑向下拉，形成小囊，轻轻挤压瓶底，一次释放一滴。

使用滴眼液后，要让患儿闭上眼睑，保持2分钟，同时用手指按住鼻泪管，防止药液顺着鼻泪管流入鼻腔、进入口腔，引发全身吸收。

洗　　　**仰**　　　**滴**　　　**闭**

*全过程应避免滴管接触眼睑、眼周或其他部位。不使用时应保持药品/滴管的密闭。

注意事项

1. 仅供眼部使用，不用于注射或口服。

2. 在用药过程中发生过敏反应应立即停止使用。

3. 在治疗眼部感染期间不要佩戴隐形眼镜。

4. 与其他眼部药物联合治疗时，两种治疗应间隔5~10分钟。

不良反应

> 主要为眼局部的毒副作用与过敏反应，
> 如眼睑发痒与红肿、眼部充血、流泪增多等。

贮 藏

有效期为24个月	置于8~20℃环境中密封保存	开盖28天后禁止使用

维生素AD滴剂（胶囊型）

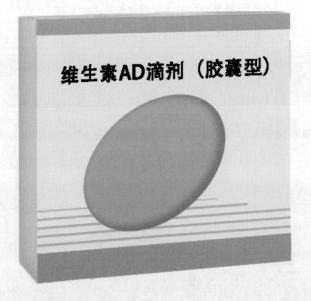

维生素AD滴剂（胶囊型）

极简说明书

适应证

用于预防和治疗维生素A及维生素D缺乏症	常用于佝偻病的预防和治疗
	常用于夜盲症的预防和治疗
	常用于小儿手足抽搐症的预防和治疗

药品介绍

1. 胶囊制剂，内容物为黄色至橙红色的澄清油状液体，无败油臭或苦味。
2. 复方制剂，含维生素A和维生素D₃，辅料为精制植物油和维生素E。
3. 维生素类非处方药。

药物剂型

绿色胶囊	维生素A 1500单位，维生素D₃ 500单位
粉色胶囊	维生素A 2000单位，维生素D₃ 700单位

使用方法

- 服用前，将滴嘴在开水中浸泡30秒，使胶皮融化。
- 开口后将内容物滴入婴儿口中。

推荐剂量

1岁以下儿童服用小规格制剂(绿色胶囊)，一次一粒，一日一次。

1岁以上儿童服用大规格制剂(粉色胶囊)，一次一粒，一日一次。

不良反应 *长期过量服用可致慢性中毒

皮肤瘙痒	头痛	呕吐	便秘

  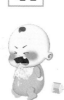 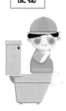

禁忌 慢性肾功能障碍者禁用。
高钙血症者禁用。
高磷血症伴肾性佝偻病者禁用。

贮藏 遮光干燥处保存，温度不超过20℃。

右旋糖酐铁口服溶液

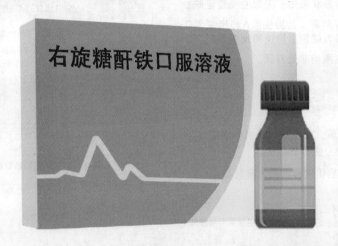

极简说明书

缺铁性贫血	由于体内铁的储存不能满足正常红细胞生成的需要，引发的贫血称为缺铁性贫血。
	常见症状为：面色苍白、眼睑泛白、乏力、食欲下降等。也可能出现口腔炎、呕吐、腹泻等症状。

适应证： 用于慢性失血、营养不良、妊娠、儿童生长发育等引起的缺铁性贫血。

用法用量　*饭后服用

体重＜5kg	每日1支(25mg)，分3次服用
体重5~9kg	每日2支(50mg)，分3次服用
体重＞9kg	每次2~4支(50~100mg)，每日1~3次

不良反应

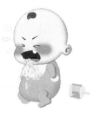 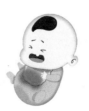 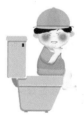

恶心、呕吐　　　　上腹疼痛　　　　轻度便秘　　　　黑便

禁 忌

1.	对本品过敏者禁用。
2.	肝肾功能严重损害，尤其是伴有未经治疗的尿路感染者禁用。
3.	铁负荷过高、血色病或含铁血黄素沉着症者禁用。

相互作用

与维生素C同服可促进本品的吸收。
与磷酸盐类、四环素类及鞣酸同服可阻碍本品的吸收。
本品可减少左旋多巴、卡比多巴、甲基多巴及喹诺酮类药物的吸收。

注意事项

- 确诊为缺铁性贫血后方可使用。服用1个月后应复查，如铁恢复正常即可停药。
- 建议与维生素C同服，有较好的增效作用。
- 不应与浓茶同服。
- 儿童须在成人监护下服用。
- 过敏体质者慎用。
- 非缺铁性贫血(如地中海贫血)患者禁用。
- 运动员慎用。
- 酒精中毒、肝炎、急性感染、肠道炎症、胰腺炎、胃与十二指肠溃疡、溃疡性肠炎患者慎用。